Einführende Bemerk

Ich möchte den Leser darauf hinweisen, daß die Personen, mit denen ich während der Entstehung dieses Buches Interviews geführt habe, nicht notwendigerweise mit meinen Schlußfolgerungen übereinstimmen.

Ich stieß auf viele Wissenschaftler, die ihren eigenen Weg gingen und habe dann Momentaufnahmen gemacht, die ich nach meinen eigenen Vorstellungen angeordnet habe.

Für ihre spezifische Hilfe in Forschungsfragen möchte ich Carla Valentine, Deborah Widel, Stace Aspey, Robin Babou und Cheri Woods meinen besonderen Dank aussprechen.

Mein Dank gilt auch Tamma Adamek, die mir beim Entwurf des Buchs geholfen und das Manuskript getippt hat.

Schließlich möchte ich den etwa hundert Personen danken, die mir Information zur Verfügung gestellt, mir bei der Entschlüsselung von Fachartikeln geholfen, die AIDS-Forschung auf Bundesebene kommentiert und mir Namen und Hinweise geliefert haben.

Es gibt eine Fülle von Büchern über wissenschaftliche Themen, die ihre Thesen mit Hilfe von Tierversuchen belegen. Bei der Lektüre medizinischer Fachliteratur wird einem relativ schnell bewußt, daß es in vielen Fällen ein leichtes wäre, einerseits die Ergebnisse von Tierversuchen heranzuziehen, die mit den eigenen Schlußfolgerungen übereinstimmen, und andererseits ebensoviel widersprüchliches Material zu vernachlässigen. Wenn ich im folgenden spezifische Ergebnisse von Tierversuchen zitiere, dann tue ich dies aus vor allem aus einem Grund, nämlich um genau jenen Prozeß aufzuzeigen bei dem die Befunde, die nicht mit der Lehrmeinung übereinstimmen, ins Abseits geschoben werden.

Es gibt Wissenschaftler, die die Ansicht vertreten, daß eine Infragestellung des Human-Immunodeficiency Virus (im folgenden HIV oder HI-Virus) als die Ursache von AIDS mit einer Befürwortung von Promiskuität und sexueller Zügellosigkeit gleichzusetzen wäre und den Tod von Millionen Menschen bedeuten würde. Eine solche Haltung ist absurd. In Wahrheit haben die bekannten Geschlechtskrankheiten, zusammen mit den massiven Antibiotikagaben, die wiederholte Ansteckungen mit sich bringen, eine ausgesprochen immunsuppressive Wirkung. Man muß also beileibe kein glühender Verfechter der herrschenden Lehrmeinung in der AIDS-Forschung sein, um sich für »Safer Sex« zu entscheiden.

Anmerkung des Verlages: Wir schreiben in diesem Buch das Wort »AIDS«, das – wie aus dem Buch hervorgeht – keinerlei Bedeutung hat, da es üblicherweise undifferenziert für eine große Zahl von Symptomenkomplexen gebraucht wird, der Einfachheit halber ohne Anführungstriche, sehen den Begriff aber relativiert in »Anführungstrichen«.

Die Fußnoten zu den einzelnen Kapiteln befinden sich am Ende des Buches (ab S. 359).

Alltägliches . . .

Ich bin wieder zu meinem Arzt gegangen und habe ihm erzählt, daß es mir besser geht. Die Tests haben einen Anstieg der T-Lymphozyten ergeben. Ich hatte mehr Energie.

Mein Arzt hingegen meinte, ich leide wahrscheinlich an AIDS-Demenz und bilde mir deswegen diese Besserung nur ein.

Ein AIDS-Patient in Los Angeles, 1988

Das folgende kurze Gespräch fand zwischen einem Professor für Rechtswissenschaft und einem Arzt statt und befaßte sich mit einem freiwilligen Teilnehmer an einer experimentellen Arzneimittelstudie über Verhaltenskontrolle, die in einem Gefängnis im amerikanischen Bundestaat Maryland durchgeführt wurde.

Professor für Rechtswissenschaft: Versteht der Teilnehmer die möglichen Wirkungen des Arzneimittels?

Arzt: Ja, wir haben ihm das Ganze erklärt. Wir wollen jedes Mißverständnis ausschließen.

Professor für Rechtswissenschaft: Worin bestehen eigentlich die Arzneimittelwirkungen?

Arzt: Das wissen wir nicht. Das ist ja genau das, was wir herausfinden wollen.

Wiedergegeben in »Kind and Usual Punishment«, von Jessica Mitford (Alfred A. Knopf, 1974).

Vorwort

In diesem mutigen Buch wird mit einigen Mythen der Wissenschaft und Medienwelt aufgeräumt. In »Fehldiagnose: AIDS« erfährt der Leser endlich grundlegende Dinge über die wahren Ursachen von AIDS – eine Botschaft, die zu berechtigten Hoffnungen Anlaß gibt. Die »Heilung« folgt ganz natürlich auf den Fuß.

Jon Rappoport hat die Äußerungen von Seiten der Wissenschaft, Politik und der Medien zur AIDS-Frage eingehend untersucht und stellt eine Erklärung vor, die ganz erheblich von den bisherigen Thesen abweicht. Das Virusmodel als alleinige auslösende Ursache entspricht nicht den wissenschaftlichen Tatsachen. AIDS wird nun als ein multifaktorelles, multikausales Geschehen deutlich sichtbar. Der multikausale Ansatz stellt für die internationalen pharmazeutischen Konzerne, die gigantischen nationalen Forschungsinstitutionen sowie für die aufstrebenden Nobelpreisaspiranten eine Bedrohung dar. Aus dem Material, das Jon Rappoport zusammengetragen hat, geht hervor, daß wir uns sowohl in gesellschaftlicher als auch in wissenschaftlicher Hinsicht auf dem falschen Weg befinden. Wie die Krebsepidemie ist auch die AIDS-Epidemie ein Hinweis auf eine uns bevorstehende Katastrophe.

Was Jon Rappoport uns zu berichten hat, ist wenig erbaulich, und wird anfänglich gewiß nicht auf große Gegenliebe stoßen. Aus den Elfenbeintürmen der Wissenschaft wird man in diesem Zusammenhang sicher von »irrigen Ansichten« und dergleichen tönen. Sie können jedoch sicher sein, daß Jon Rappoport »seine Hausaufgaben gemacht« hat. Durch sein unermüdliches und gründliches Recherchieren vor und hinter den Kulissen der Wissenschaft ist es dem Autor gelungen, die Schwachstellen der gängigen AIDS-Theorien aufzuzeigen. Was Rappoport hier berichtet, besitzt auch das Gewicht, um in der Wissenschaft gehört zu werden. Wie so oft ist die Wahrheit unbequem und wird gewiß nicht überall gerne gehört werden. Dieses Buch wirft ein Licht auf Gewinnsucht und Machtgelüste sowie auf die Vetternwirtschaft, die sich in unseren staatlich geförderten Forschungsinstituten breitgemacht hat, ein Mißstand, für den auch unsere Politiker eine Verantwortung tragen.

Die Vorstellung, daß AIDS das Ergebnis des Zusammenwirkens vieler verschiedener Faktoren des »modernen« Lebens darstellen könnte, leuchtet ohne weiteres ein. Es ist auch durchaus plausibel, daß das Hervortreten eines solchen Krankheitssyndroms gegen Ende des zwanzigsten Jahrhunderts auf das Zusammenspiel von Faktoren zurückzuführen sein könnte, wie eine in der Geschichte der Menschheit noch nie dagewesene sexuellen Promiskuität, den hemmungslosen Gebrauch von synthetischen Arzneimitteln, der enormen Verbreitung von Geschlechtskrankheiten, grassierender Fehl- und Unterernährung (auch in den Vereinigten Staaten, wo der Konsum von denaturierten, industriell verarbeiteten Nahrungsmitteln weit verbreitet ist), wobei die massive Impfung breiter Bevölkerungsschichten noch ein weiteres dazu beiträgt. Der multifaktorelle, multikausale Ansatz wird durch die Beweise gestützt, die darauf hinweisen, daß AIDS in den Bevölkerungsgruppen auftritt, in denen diese Kofaktoren sich besonders häufen. Der Umstand, daß man nun verschiedene relevante Viren identifiziert hat, gibt der Theorie, derzufolge der Virus die alleinige Ursache sein soll, den endgültigen Todesstoß, denn **eine** Krankheit, die durch **verschiedene** Erreger hervorgerufen wird, hat es (schulmedizinisch gesehen) bislang noch nie gegeben.

Die Wahrheit ist zwar meist einfach, doch die AIDS-Virustheorie begibt sich in den Bereich von wissenschaftlicher Verdunkelung. Unsere einseitige, fast zwanghafte Orientierung an das im Tierversuch gewonnene Material liefert uns ein falsches Bild von AIDS und den Arzneimitteln, mit denen die Therapie am betroffenen Menschen durchgeführt werden soll, wobei man die Tatsache bedenken sollte, daß die Physiologie des Menschen von der Physiologie aller anderen Lebewesen abweicht. Auf der ganzen Welt gibt es heute kaum mehr als 200 Wissenschaftler, die die fortgeschrittene Fachsprache und die Symbole der »esoterischen Virologie« verstehen. Von diesen »Hohepriestern der Virologie«, in sterilen und isolierten Tempelbezirken lebend und arbeitend, haben wir ihre Interpretation des »höheren Wissens« von der Natur erhalten. Von diesen wenigen »Hohenpriestern« sind wiederum Millionen von Ärzten in aller Welt darüber unterrichtet worden, was es mit der Krankheit namens AIDS auf sich hat. Sie haben uns mit ihren exotischen Symbolen und dem Instrumentarium ihrer Laboratorien geblendet. Darüber sind wir jedoch blind geworden für die vielfältigen lebenserhaltenden Wechselwirkungen, die zwischen dem Menschen und seiner Umwelt bestehen. Es ist jedoch genau jener Zusammenbruch des dynamischen Gleichgewichts von lebenswichtigen Wechselwirkungen zwischen Mensch und Umwelt, der für eine primäre, zugrundeliegende Schwächung des Immunsystems verantwortlich ist. In der AIDS-Frage ist nun jedoch eine kritische Masse, ein Wendepunkt erreicht worden und Jon Rappoport hat diese Entwicklung aufgezeichnet.

Wer dieses Buch liest, wird verstehen, warum der AIDS-Virus im Grunde genommen einen relativ harmlosen, opportunistischen Erreger darstellt, der von einer vorn Menschen selbst geschaffenen Situation profitiert. Sie werden auch das wahre Ausmaß der immunschädigenden Einflüsse, denen wir alle ausgesetzt sind, besser verstehen und deswegen auch begreifen, daß die AIDS-Epidemie und die anderen Epidemien, die ihr folgen werden, nicht eher ein Ende nehmen werden, bis die Menschheit die jetzige Situation grundlegend und durchgreifend ändert. Wer die Wahrheit erfährt, kann umdenken und sich von der publizistischen Gehirnwäsche befreien.

Dr. Laurence E. Badgley – Juli 1988

Einführung

Während der Entstehung dieses Buches sind mir viele Wissenschaftler begegnet, die ihre Ansichten nicht zu Protokoll geben wollten. Sie hatten die Befürchtung, daß sie mit einer deutlichen Bekundung ihrer erheblichen Bedenken gegen die Art und Weise, in der AIDS in den Vereinigten Staaten erforscht und der Bevölkerung erklärt wird, ihre Stellung und Forschungsgelder aufs Spiel setzen würden.

Wird die gewaltige Maschinerie, die nun aufgefahren ist, die als AIDS bezeichnete Seuche aufhalten können? Ich bin der Ansicht, und bestätige hiermit die schlimmsten Befürchtungen der oben erwähnten Wissenschaftler, daß jede der wichtigen Annahmen über dieses Syndrom, diese Krankheit, falsch ist oder erheblich revidiert werden muß.

Die Zahl der Patienten, die von der Schulmedizin abgewandert sind und sich ein anderes Bild von ihrer Krankheit machen, ist enorm angestiegen. Zahlreiche AIDS- Patienten suchen selbst nach Heilungsmöglichkeiten, organisieren ihre eigenen Studien und geben dabei meist wesentlich weniger Geld aus, als dies bei einer schulmedizinischen Behandlung der Fall wäre.

In der Zwischenzeit sind unsere medizinischen Autoritäten dabei, eine neue Definition von AIDS zu liefern. Ein einziger Virus, HIV, wird herangezogen um eine riesige Anzahl von Symptomen zu erklären, die nicht miteinander übereinstimmen, ein Unterfangen, das unweigerlich zum Scheitern verurteilt ist. Wir haben es hier mit dem peinlichsten Fall von zweitklassiger wissenschaftlicher Arbeit zu tun, der in den letzten Jahrzehnten an den Tag gekommen ist.

Ich bin überzeugt, daß jeder einigermaßen kritische Student, der Biologie als Hauptfach belegt, in einer Woche aus einer entsprechenden Bibliothek ausreichende Belege aus Fachzeitschriften zusammentragen könnte, um aufzuzeigen, daß das tatsächliche klinische Bild von AIDS mit dem vom NIH (National Institutes of Health, vergleichbar unserem Bundesgesundheitsamt) gezeichneten Bild nicht übereinstimmt.

Mit anderen Worten, durch eine andere personelle Besetzung der obersten Etagen unserer Forschungszentren hätten wir sozusagen über Nacht ein erheblich anderes Bild von AIDS als dasjenige, das uns heute präsentiert wird. In der Wissenschaft entscheidet nicht immer die schlichte Wahrheit, sondern oft die jeweilige personelle Konfiguration.

AIDS ist beileibe nicht das erste Beispiel für diese traurige Wahrheit, doch wird AIDS wahrscheinlich als der Skandal in der Geschichte der amerikanischen (und deutschen) Schulmedizin eingehen, der den größten Schaden angerichtet und die meisten Opfer gefordert hat.

Die NIH, jene Organisation, die damit beauftragt ist, eine Heilung für AIDS zu finden, ist in mancher Hinsicht wie jedes andere Großunternehmen organisiert. Die wichtigsten Personalgruppen sind produktions-, erfolgs- und wettbewerbsorientiert. Die Akteure in den Chefetagen sind bemüht, ihre Vorherrschaft zu erhalten und den Anders- und Querdenkenden den Geldhahn abzudrehen, und gleichzeitig ihre eigenen Erfolge werbewirksam in der Öffentlichkeit zu vermarkten. Für die Fälle, in denen dies mit der Verbreitung von Halbwahrheiten verbunden ist oder ein Mangel an Substanz übertüncht werden muß, gibt es ja schließlich kompetente PR-Fachleute.

Der vorangegangene Absatz stellt eine grundsätzliche Überlegung dar, die ich im Frühjahr 1987 angestellt hatte, als meine Recherchen in der AIDS-Frage noch ganz am Anfang standen. In der Zwischenzeit habe ich jedoch keinen Grund gehabt, dieses Bild zu verwerfen.

In diesen Tagen erleben wir, wie das Bild, das unsere staatlichen Organisationen so werbewirksam inszeniert haben, zu verblassen beginnt. Bei den verantwortlichen Führungskräften macht sich Unbehagen breit. Jenseits ihres Zugriffs zieht das Ende einer Scharade herauf.

Jon Rappoport, Los Angeles 1988

ERSTER TEIL

DIE UNBEWIESENE AIDS-EPIDEMIE

1. AIDS im Fernsehen

Seien wir mal ganz ehrlich, das meiste was wir über AIDS wissen haben wir im Fernsehen gesehen. Doch da die Informationen über AIDS wissenschaftlicher Natur und die meisten von uns keine Ärzte sind, können wir das Gebotene kaum kritisch beurteilen. Deshalb müssen wir darauf vertrauen, daß das, was wir im Fernsehen über AIDS sehen und hören, auch der Wahrheit entspricht.

Hierin liegt aber ein verhängnisvoller Fehler.

Durch die häufige Wiederholung ist das Wort AIDS inzwischen zu einem scharfen Schwert geworden, ja sogar zu einem Todesurteil.

Stellen Sie sich vor, daß Sie sich nun eine Reihe von Bildern anschauen, die ich zusammengestellt habe. Sie sehen eine Reihe von Afrikanern, stark abgemagerte, heruntergekommene Menschen, die sich mit langsamen, steifen Bewegungen auf einer staubigen Straße fortbewegen. Die Menschen fassen sich an den Händen. Mit tastenden Bewegungen zieht das Häuflein Elend an Ihnen vorüber.

Am unteren Bildrand werden große, rote Buchstaben allmählich eingeblendet: AIDS. Nun hören Sie eine Ansage, die etwa so lauten könnte: »Jetzt erblinden bereits die ersten Opfer der grausamen Seuche. Informieren Sie sich. Es könnte Ihr Leben retten.«

Natürlich zeigen die Bilder »River Blindness« (Onchocercose) und nicht AIDS. Doch wie würde ein Publikum wohl reagieren, das monatelang einer solchen, in unserem Fall fiktiven, Anzeigenkampagne ausgesetzt wäre?

Wenn Sie mit Bildern vom Tod und Sterben arbeiten können, ist es ein Leichtes, PR-Leute zu finden, die eine erschütternde Botschaft rüberbringen können. Und dieses Sterben können Sie dann mit jeder Ursache in Verbindung bringen.

Jetzt wollen wir uns aber einen ganz anderen Spot vorstellen.

Vor einem schwarzen Hintergrund steht ein Mann, der eine kleine Flasche in der Hand hält. »Diese Flüssigkeit heißt Amylnitrat. Sicher hören Sie diesen Namen heute zum ersten Mal. Diese Substanz wird auch *Poppers* genannt. Drei Jahre lang habe das Zeug etwa viermal in der Woche geschnüffelt. Ich habe AIDS. Den Anblick meiner Hautschäden möchte ich Ihnen ersparen, doch sollten Sie wissen, daß die ersten fünfzig AIDS-Patienten alle dieses Zeug geschnüffelt haben. Natürlich ist kein Verbot dagegen erlassen worden, außer in den Bundesstaaten New York, Wisconsin und Massachusetts. Unsere Bundesregierung lehnt jede Maßnahmen gegen sogenannte Poppers ab. Sie sind also nach wie vor frei verkäuflich. Ich würde Ihnen aber dringend davor abraten.«

So einen Spot werden Sie nicht im Fernsehen zu sehen bekommen! Wie viele von uns sich leicht vorstellen können, werden diejenigen, die Werbe- und PR-Kampagnen gestalten, nicht bezahlt, um sich von der Qualität des Dargestellten ein genaues Bild zu machen. Ihr beruflichen Anforderungen und besonderen Fähigkeiten bestehen darin, ein überzeugendes Bild, ein Image aufbauen zu können und nichts anderes.

Nehmen wir an, wir würden in der AIDS-Frage mit Informationen »gefüttert«, die zuallererst auf ungenaue wissenschaftliche Arbeiten beruhen und aus Quellen stammen, die sehr wichtige Tatsachen über jene Hysterie, die wir als AIDS bezeichnen, geflissentlich übersehen haben.

Wenn dies der Fall wäre, müßten wir das Ausmaß an Verdrehungen und Verfälschungen der wahren Sachverhalte als gewaltig bezeichnen. Spekulationen würden als Wahrheit präsentiert, und erhebliche Auslassungen und Unterschlagungen wären an der Tagesordnung.

Dies ist in der Tat unsere jetzige Situation.

Wie ich später noch detaillierter ausführen werde, sind unsere Medien keine Instanzen, die die Vorgehensweise und Ergebnisse der Wissenschaft analysieren. Auch die Berichterstatter der wichtigsten Zeitungen in den Vereinigten Staaten nehmen, (obwohl einige von ihnen auch Ärzte sind), ihre Informationen direkt von den Pressesprechern der großen staatlichen Gesundheitsbehörden und Institutionen. Gewiß sind diese Presseleute engagierte und fleißige Leute, doch werden sie wiederum nur mit Informationen versorgt, die sie von den Leitern der Forschungslaboratorien erhalten. Die Pressearbeiter geben keine Urteile über die Genauigkeit des Materials ab, das sie an die Reporter weitergeben.

Dies sei nur zu Ihrem besseren Verständnis erwähnt.

Es bedarf keiner besonderen Phantasie, um sich vorzustellen, daß falsche Informationen, die sozusagen an der Quelle des Stroms in den Fluß gelangen, also über die Mattscheibe ins Wohnzimmer des Bürgers flimmern, katastrophale Folgen haben können. Was den »Endverbraucher« auf diesem Weg erreicht, hat durch den Gang durch die Medieninstanzen jenen Tonfall von beiläufiger Autorität erlangt, den eben jene Instanzen so vorzüglich zu erzeugen verstehen. Schließlich beherrschen sie ja ihr Handwerk.

Ich möchte noch ein weiteres Beispiel anführen. Sie kennen sicherlich jene Darstellungen des HI-Virus – des angeblichen AIDS-Virus – wie es gerade die T-Lymphozyten unseres Immunsystems vernichtet. Nun, die meisten Menschen sind der Ansicht, daß es sich hierbei um Photos oder wenigstens um Punkt-für-Punkt erstellte Computersimulationen von etwas handelt, das sich mit Sicherheit im menschlichen Körper abgespielt hat und eindeutig beobachtet worden ist.

Ich befragte einen maßgeblichen Molekularbiologen, ob dies der Wahrheit entspräche. »Keineswegs«, erwiderte er, »dies sind vollständige Simulationen. Damit will ich nicht sagen, daß es sich um bewußt falsche Darstellungen handelt, doch ist das, was Sie sehen, eine reine Erfindung. Es gibt in der Tat keine Beweise, daß die HI-Viren in der dargestellten Art und Weise die Zellen angreifen.«

Ich glaube, daß die Wahrheit über AIDS, wenn sie einmal endlich ans Licht gelangt, wesentlich erfreulicher ist, als das, was man uns bislang berichtet hat. Wenn Sie dieses Buch gelesen haben, werden Sie ein Urteil darüber fällen können. Im großen und ganzen wird, hinter dem Medienspektakel, hinter der Hysterie, den Laboratorien und den mit ihren Theorien verheirateten Wissenschaftlern, ja sogar hinter dem menschlichen Leiden ein Licht am Horizont allmählich sichtbar.

Ich möchte die in den Medien vertretene Darstellung von AIDS wie folgt umreißen:

1. AIDS ist eine hochansteckende Krankheit. Der Virus hat sich über den Großteil der Welt verbreitet.
2. AIDS führt unweigerlich zum Tod.
3. Wir haben es möglicherweise mit einer Seuche von gewaltigem Ausmaß zu tun.

Ich werden im folgenden Beweise vorbringen, die jeden dieser Standpunkte widerlegen.

2. Todesursache unbekannt?

In einem Haus in der Vermont Avenue in Los Angeles liegt ein 25-jähriger Mann, der an AIDS stirbt. Sein Gesicht ist kreidebleich. Mit Kissen gestützt und in einer Decke gehüllt, sitzt er in einem Stuhl und schaut fern.

Draußen, hinter dem Haus, unterhalte ich mich mit seinen Eltern. Sein Vater, ein kleiner, kräftig gebauter Mann, der den Großteil seines Lebens als Barmann in Sacramento gearbeitet hat, erzählt mir, daß irgend etwas nicht in Ordnung ist.

Nicht in Ordnung! Jeder weiß, daß sein Sohn stirbt. Was sollte nicht in Ordnung sein, abgesehen von dieser traurigen Wahrheit?
Die Mutter pflichtet ihrem Mann bei.

»Ich glaube einfach nicht, daß es AIDS ist«, sagt der Vater. »So lautet die Diagnose, aber wenn Sie mich fragen, hat das Ganze mit den Drogen zu tun, die er während seiner Zeit in Vietnam eingenommen hat.«

Ich wende mich seiner Mutter zu. Sie fährt fort: »Er war ganz in Ordnung, bis er nach Hause kam. Ich meine, ehe er eingezogen wurde, war er vollkommen gesund. Nach dem Krieg ging es mit dem Gewichtsverlust los. Er war in einem erbärmlichen Zustand. Eine Zeitlang schien er sich erholt zu haben, fand eine Arbeit, aber dann wurde er wieder schwächer.«

»Was ist mit dem AIDS-Virus«, erwidere ich, »man hat doch diesen Virus bei ihrem Sohn festgestellt?«

Sein Vater fixiert mich. »Hier sind keine Viren am Werk. Es ist eins von den verdammten Pestiziden oder das Heroin.«

Der Mann spricht diesen Satz mit einer so absoluten und ruhigen Überzeugung aus, daß mir der Gedanke, es mit einem Mann zu tun haben, der nicht zugeben will, daß sein Sohn homosexuell ist, nicht einen Augenblick in den Sinn käme. Davon abgesehen, ist es natürlich nicht das erste Mal, daß solche Gespräche eine merkwürdige Wende nahmen.

Ich denke an einen anderen Mann in San Francisco, der ebenfalls im Sterben lag und zusehends verfiel. Er wurde von seiner Schwester, einer Lehrerin gepflegt. Eines Abends, nach dem Essen, sagte sie mir: »Ich habe über eine Stunde lang mit seinem Arzt gesprochen und ich glaube nicht, daß dieser Arzt weiß, was AIDS ist. Was er erklärt, ergibt einfach keinen Sinn.«

Sie zieht eine Reihe von Artikeln aus medizinischen Fachzeitschriften heraus und zeigt mir angestrichene Textstellen. Sie baut eine Argumentation auf für AIDS als eine falsch angewandte Bezeichnung für Syphilis, jene Krankheit, die man als den Affen unter den Krankheiten tituliert hat, und die über die Jahrhunderte viele Erscheinungsbilder angenommen hat. Sie zeigt mir schließlich eine Liste von illegal hergestellten Drogen mit den jeweiligen Nebenwirkungen. Die Symptome erinnern mich durchaus an AIDS.

Ich erinnere mich auch an einen Mann, der mir in Venice, Kalifornien, begegnet ist, bei dem man gerade die Diagnose AIDS gestellt hatte. Über einen gemeinsamen Freund nahm er Kontakt mit mir auf und ließ ausrichten, daß er mir Informationen für das Buch, an dem ich gerade arbeitete, liefern wollte.

»Ich habe keine Symptome«, sagte er. »Der Test für den HI-Virus ist positiv und mein Arzt will mir AZT verordnen. Er sagt, daß ich AIDS habe.«

Das Ganze klingt grotesk.

Ich frage: »Wie kann der Arzt nur mit einem einzigen Bluttest AIDS diagnostizieren? Fühlen Sie sich krank?«

»Ich fühle mich bestens«, antwortet mir der Mann. »Mein Arzt sagt mir aber, da ich neulich Kopfschmerzen hatte, daß der AIDS-Virus wahrscheinlich im Gehirn ist.« Mein Gegenüber lacht. »Es ist ja verrückt.«

Am selben Abend gehen wir zusammen essen. Ich erfahre, daß mein Gesprächspartner drei oder vier Personen kennt, denen man allein aufgrund des positiven Testbefunds AZT verordnet hat, wobei keine dieser Personen irgendwelche Krankheitssymptome gezeigt hatte.

AZT ist ein Arzneimittel mit erheblichen Nebenwirkungen. Es schädigt das Knochenmark und verursacht Blutarmut. Personen, die AZT einnehmen, leiden oft unter einer so starken Anämie, daß Bluttransfusionen erforderlich sind. Warum sollte ein Mensch, der keinerlei Krankheitssymptome aufweist, ein solches Mittel einnehmen?

Einige Reporter in New York hatten mir bereits von Menschen mit positiven Testergebnissen, jedoch ohne Symptome berichtet, die ebenfalls mit AZT behandelt wurden.

Ich denke an jene Frau, die ich in San Diego getroffen hatte. Man hatte die Diagnose AIDS bei ihr gestellt. Sie war drogensüchtig gewesen und hatte vor kurzer Zeit aufgehört, Heroin zu spritzen und mit Drogen zu handeln.

Unsere Begegnung fand vor einer absurden Kulisse statt – wir fuhren in einer Einschienenbahn über das riesige Zoogelände von San

Diego. Sie wandte sich mir zu und sagte: »Sie dürfen nicht alles glauben, was in den Zeitungen über AIDS geschrieben steht.«

Ich fragte sie, ob sie Nadeln mit anderen geteilt hatte.

Sie schüttelte ihren Kopf. »Ich bin doch nicht dumm. Versorgen Ärzte im Krankenhaus etwa mehrere Patienten mit derselben Nadel, ohne sie vorher zu desinfizieren? Vergessen Sie diese Geschichte, nach der AIDS unter Drogensüchtigen durch das Herumreichen einer Nadel verbreitet wird. Was herumgereicht wird, das sind die Drogen. Warum untersucht keiner, was alles in den Drogen steckt?«

»Wie zum Beispiel?« fragte ich.

Die Frau sah mich an. »Bleiben Sie dran«, gab sie zurück, »Sie werden schon dahinterkommen.«

Alle oben zitierten Gespräche fanden im Frühjahr 1987 statt, als ich gerade mit den Arbeiten an diesem Buch begonnen hatte.

Im Juli des selben Jahres traf ich mich mit einem Arzt, der AIDS-Patienten in New York versorgte. Er machte gerade Urlaub in Los Angeles und wurde mir bei einer Konferenz über AIDS vorgestellt.

Er stellte mir zunächst einige Fragen über mein Buch und über die Artikel über die möglichen Ursachen von AIDS, die ich veröffentlicht hatte.

Nach dem Essen, im Foyer des Hotels, in dem die Konferenz stattfand, übergab er mir eine Mappe, die einen Computerausdruck enthielt.

»Überprüfen Sie die Zitate«, sagte er, »da haben Sie schon einmal einen guten Anfang für Ihr Buch.« Mehr wollte er jedoch nicht sagen, winkte kurz und verschwand aus der Tür.

Auf dem Parkplatz draußen öffnete ich die Mappe und stellte fest, daß der Ausdruck aus langen Liste von Zitaten aus Fachzeitschriften über die AIDS-Blutuntersuchungen bestand. Wie sich herausstellte, bezog sich eine Reihe der Zitaten auf die Unzuverlässigkeit dieser Untersuchungsmethoden.

Später gelang es mir auch, Studien aufzuspüren, die den Wert dieser Untersuchungen in Frage stellten.

An diesem Punkt angelangt beschloß ich, mich wieder den schulmedizinischen Informationen über AIDS zuzuwenden. Ich las eine Reihe von Broschüren, die von den amerikanischen Gesundheitsbehörden »National Institutes of Health« (NIH) und den »Centers for Disease Control« (CDC) herausgegeben wurden. Diese beiden Organisationen waren für einen erheblichen Teil der Forschung und der Statistiken über AIDS verantwortlich. Aus ihren Informationsschriften und einigen Gesprächen, die ich mit Wissenschaftlern, die die gängigen Lehrmeinungen vertraten, geführt habe, stellte ich eine Art von Musterdialog in Frage und Antwort über AIDS zusammen. Alles schön schwarz und weiß. Vor dem Hintergrund dieses Musterdialogs findet die Diskussion über AIDS in diesem Buch statt.

AIDS-Patienten sterben. Was sind die eigentlichen Ursachen?

Infektionen und Krankheiten verschiedener Art.

Zum Beispiel?

Pneumocystis-carinii-Pneumonie.

Was ist denn daran so ungewöhnlich?

Der Grund warum diese Menschen an Pneumocystis-carinii-Pneumonie erkranken ist eben neu, nämlich ein bestimmter Virus.

HIV?

Ja, der AIDS-Virus.

Wie wirkt dieser Virus?

Er schädigt das Immunsystem, das normalerweise in Lage wäre, auf Erreger zu reagieren und diese zu vernichten.

Das heißt also, daß das Immunsystem nicht mehr imstande ist, mit gewöhnlichen Krankheiten fertigzuwerden.

Richtig, harmlose oder relativ ungefährliche Erreger wie der Pneumocystis-carinii können dann zu einer großen oder gar tödlichen Gefahr werden.

Und das ist AIDS.

Ja.

Welcher Teil des Immunsystems wird vom HI-Virus geschädigt?

Die T-Lymphozyten. Der Zusatz T weist darauf hin, daß diese Zellen in der Thymusdrüse gebildet werden.

Nimmt AIDS unweigerlich einen tödlichen Ausgang?

Es sieht so aus.

Kann man den Verlauf der Krankheit verlangsamen?

Wir haben ein Arzneimittel, mit dem die Ausbreitung des HI-Virus aufgehalten werden kann. Das Mittel heißt AZT.

Greift der HI-Virus auch andere Teile des Immunsystems an?

Ja, die sogenannten Makrophagen. Diese Zellen bilden den ersten Verteidigungswall gegen Krankheiten. Sie bewegen sich im ganzen Organismus und fressen körperfremde Erreger.

Der HIV-Virus greift auch das Rückenmark und das Gehirn an. Bei Personen, die an einer solche Infektion des Gehirns leiden, tritt oft die sogenannte AIDS-Demenz auf.

Verfallen diese Menschen wirklich in einen Zustand von Demenz?

Früher oder später, ja.

Was ist ARC?

ARC ist eine Abkürzung für das sogenannte AIDS-Related-Complex (AIDS-bezogener Komplex). Es handelt sich um eine Vorstufe von AIDS. Zu den charakteristischen Symptomen gehören Nachtschweiße, Fieber, Durchfall, Drüsenschwellungen und allgemeines Krankheitsgefühl.

Erkranken die meisten Menschen mit ARC auch an AIDS?

Ja, viele von ihnen, etwa 50 %, möglicherweise mehr.

Welche Symptome treten bei der AIDS-Demenz auf?

Zu den Frühsymptomen gehören geistige Desorientierung, das Vergessen von Namen oder Verabredungen und eventuell eine Schwäche der Beine. Daraus entsteht schließlich ein Vollbild von geistiger Unfähigkeit und Geistesverwirrung.

Ich habe von einer afrikanischen Form von AIDS gehört, die als »slim disease« bezeichnet wird.

Die sogenannte »Slim-Krankheit« und AIDS sind ein und dasselbe. In Afrika und in der Dritten Welt im allgemeinen ist starker Gewichtsverlust eines der Hauptsymptome von AIDS.

Es handelt sich aber dennoch um AIDS, oder? Der HI-Virus schwächt daß Immunsystem, so daß es zum Auftreten von anhaltendem Fieber, Durchfall und Gewichtsverlust kommt.

Ja, so ist es.

Tritt das »Slim-Disease«-Syndrom auch in den Vereinigten Staaten als Komponente von AIDS auf?

Auf jeden Fall. Wir nennen es »Wasting Syndrom«. Dabei kommt es zu erheblichen Gewichtsverlusten. Das »Wasting Syndrom« gehört zur Gruppe von jenen Infektionen und Krankheiten, die einen sicheren Hinweis auf AIDS liefern.

Also kann man sagen, daß die »Slim-Krankheit«, AIDS und ARC alle in irgendeiner Weise Teile von einem und demselben Krankheitsbild sind?

Das ist richtig.

Bedeutet ein positiver Testbefund, daß der Betroffen auch AIDS hat?

Nein. Ein solcher Befund bedeutet, daß der Körper mit dem Virus Kontakt gehabt hat, dem Virus ausgesetzt war. Manche sprechen von »HIV-infiziert«, was aber technisch falsch ist. Später jedoch, möglicherweise erst in vielen Jahren, kann es zum Auftreten von AIDS kommen.

Welche genauen Symptome zeigen das vollentwickelte AIDS-Bild an, d.h. der tödlich verlaufenden Krankheit?

Bis vor kurzem gingen wir von folgendem aus: einem positiven Befund bei der Untersuchung auf das Vorhandensein des HI-Virus, zusammen mit einer oder mehreren Infektionen oder Krankheiten von der Liste der sogenannten AIDS-Indikatoren-Krankheiten. Die zwei häufigsten dieser Krankheiten sind die Pneumocystis-carinii-Pneumonie und das Karposi-Sarkom, eine Form von Krebs, das die Blutgefäße befällt.

Gibt es denn weitere AIDS-Indikatoren-Krankheiten?

Viele, etwa dreißig an der Zahl.

Wird ein positiver Testbefund immer noch als erforderlich erachtet, um die Diagnose AIDS zu stellen?

Nicht mehr notwendigerweise. Ab September 1987 gilt die Diagnose auf AIDS bei Vorhandensein einer der Indikatoren-Krankheiten, auch ohne eindeutigen, positiven Testbefund.

Etwa sechs Monate später, nachdem ich dieses kleine Frage-und-Antwort Gespräch zusammengestellt hatte, war ich ein regelmäßiger Gast bei einer Spätsendung von KPFK, einer Radiostation in Los Angeles. Roy Tuckman, Moderator einer Sendung namens »Something's Happening« hatte mich eingeladen, über drei, vier Stunden mit auf Sendung zu sein, und wir erhielten viele Anrufe von den Zuhörern.

Eines Tages brachte der Sender während der Morgennachrichten einen etwa zweiminütigen Kommentar von mir. Einen Tag später bekam ich einen Anruf von einem Mann, der die Sendung gehört hatte und mir einiges über AIDS in San Francisco, die Szene in den Homosexuellen-Saunas der Siebzigerjahre und die Drogen, die während jener Zeit populär waren, erzählen wollte.

Seine Argumentation stimmte mit einem Punkt überein, den ich bei der ganzen AIDS-Diskussion als zentralen Faktor erachtete. Demzufolge können Drogen, für sich allein, als verunreinigte Substanzen oder deren Kombinationen Symptome hervorrufen, die wir als AIDS bezeichnen, ganz ohne Virus.

Es waren seine Informationen, zusammen mit einer Reihe von ähnlichen Berichten, die meine Nachforschungen abgerundet haben. Ich konnte nun eine Gegenposition zum offiziellen Standpunkt formulieren. Diese lautet wie folgt:

- Es gibt keine festumrissene Krankheit, die man als AIDS bezeichnen könnte. Das, was als AIDS bezeichnet wird, ist keine bestimmte, einzelne Krankheit.
- Der Nachweis, daß der HI-Virus eine bestimmte Krankheit hervorzurufen vermag, ist bislang noch nicht erbracht worden.

- Die AIDS-Behandlung mit AZT kann zu gefährlichen Nebenwirkungen führen.
- Es gibt bislang keine schlüssigen Beweise dafür, daß wir es mit einer ansteckenden Epidemie zu tun haben, die **durch einen Virus verursacht wird.**
- Die AIDS-Blutuntersuchungen, die bis Mai 1988 angewandt worden sind, müssen als unzuverlässig bezeichnet werden. Zudem darf man nicht vergessen, daß die Untersuchung dem Vorhandensein eines Virus gilt, dessen Rolle als Ursache einer Krankheit noch nicht bewiesen wurde.
- Die Anstrengungen zur Entwicklung eines AIDS-Impfstoffs zielen ebenfalls darauf ab, eine Infektion durch den HIV-Virus zu vermeiden, dessen Gefährlichkeit unbewiesen ist.
- Die verschiedenen AIDS-Definitionen mit denen auf der ganzen Welt Diagnosen erstellt werden, sind nutzlos und vage. Mit ihrer Hilfe kann man fast jedem die Etikette »AIDS« anhängen. Ihre jetzige Handhabung läuft auf eine Art Terror hinaus. Durch semantische Taschenspielertrick kann man die Zahl der AIDS-Fälle gewaltig vermehren, was der Vermarktung von gewinnträchtigen Arzneimitteln Tür und Tor öffnet.
- Die offiziellen Symptome von ARC, der Vorstufe von AIDS, wie auch von AIDS, der AIDS-Demenz und der »Slim« Krankheit – ganz gleich welche Etikette Sie bevorzugen – können alle auf die Wirkungen von chemischen Arzneimitteln und Straßen-Drogen oder auf frühere Krankheitsformen zurückgeführt werden.
- Es gibt keine Beweise für die Existenz einer bestimmten, festumrissenen Krankheit, die man als AIDS bezeichnen könnte.
- Das wiederholte Auftreten von Geschlechtskrankheiten wie Gonorrhoe und Syphilis, zusammen mit massiven Gaben von Antibiotika, können ebenfalls eine erhebliche immunsuppressive Wirkung entfalten. Die Ablehnung von HIV als Krankheitsursache ist keineswegs einer pauschaulen Befürwortung von sexueller Promiskuität gleichzusetzen.
- Das Etikett AIDS hat zweifelsohne eine verheerende psychologische und emotionale Wirkung, und das, obwohl es bei näherer Betrachtung so gut wie gar nichts bedeutet. Das nächstbeste Synonym wäre Immunschwäche (»Human Immune Suppression«), für die es natürlich Hunderte von Ursachen geben kann.

Während ich mit der Aufstellung dieser Positionen befaßt war, habe ich selbstverständlich mit einer Anzahl von Wissenschaftlern und Ärzten gesprochen. Überraschenderweise waren es viele, die mit dem offiziellen AIDS-Szenario nicht einverstanden waren. Einige der Interviews die ich geführt habe, werden in späteren Kapiteln angeführt.

In diesem Buch möchte ich die Beweise für die oben angeführten Thesen liefern. Ich meine, daß es schon lange an der Zeit wäre, in diesen Fragen neue Perspektiven aufzuzeigen.

Was ist denn AIDS wirklich, nachdem man jene so furchteinflößende Etikette entfernt? Nun, wie ich bereits gesagt habe, können wir nicht von einer einzigen und festumrissenen Krankheit sprechen. Es ist jede Form von schwerer Immunsuppression, von jeder möglichen Ursache, die das Auftreten von opportunistischen Infektionen ermöglicht.

Diese Infektionen sind bisweilen recht ungewöhnlich, da die verantwortlichen Mikroorganismen unter normalen Umständen als gutartig zu bezeichnen sind. Ist das Immunsystem aber erst einmal nachhaltig geschwächt, treten diese Erreger in den Vordergrund und zeitigen verheerende Wirkungen. Wir finden ein solches Muster bei allen Formen von großer Abwehrschwäche. Dies ist immer schon so gewesen und ist also beileibe nicht Neues. Zunächst kommt es zu einer Immunschwäche und verminderter Abwehrleistung und dann treten Infektionen auf.

Überall auf der Welt wo man das Auftreten von AIDS festgestellt hat, sind Wissenschaftler bislang eine gründliche, basisorientierte Untersuchung der bestehenden, zugrundeliegenden immunsuppressiven Faktoren schuldig geblieben.

Nehmen wir die Bevölkerungsgruppen der Homosexuellen in den Vereinigten Staaten, in Los Angeles, New York und San Francisco. Die bisherigen Versuche, die sogenannte »Sauna-Szene« zu verstehen, sind bestenfalls halbherzig gewesen. Eine gründliche und detaillierte Untersuchung der unglaublichen Bandbreite von immunsuppressiven Drogen und Arzneimitteln (sowohl medizinisch verordnete als auch illegal beschaffte Drogen und pharmazeutische Präparate), die in historisch noch nie dagewesenen Mengen und Kombinationen in jener Szene konsumiert wurden, hat bislang noch nicht stattgefunden.

In Afrika sind völlig andere, traditionsbedingte Elemente wie auch immunsuppressive Faktoren, die der jüngsten Vergangenheit entspringen, am Werk gewesen. Eines der wirklichen Verbrechen der zweitklassigen wissenschaftlichen Forschung, die dort geleistet wird, besteht darin, daß noch keine gründlichen und umfassenden Recherchen in den zentralafrikanischen Staaten durchgeführt worden sind.

Wie Sie später sehen werden, sind viele Symptome dessen, was als

AIDS bezeichnet wird, nichts anderes als Reaktionen auf chemische Gifte oder Symptome von bereits bekannten Krankheiten.

Dennoch will die Mehrheit der Menschen glauben, daß AIDS überall auf der Welt ein einheitlicher Krankheitszustand ist, der durch einen einzigen Faktor, den Virus, hervorgerufen wird.

In der Zwischenzeit hat das Todesurteil: »**Sie haben AIDS**« schon die gleiche Wirkung wie die Sakramente ein Priester des Mittelalters, der eine gefallene Seele auf den Aufenthalt in der Hölle vorbereitet. Bei dem ganzen Rummel, der in der AIDS-Frage veranstaltet wird, geht die verheerende psychosomatische Wirkung dieses Todesurteils unter.

Dann gibt es auch die Hysterie über die »**Möglichkeit**«, sich mit einer unweigerlich zum Tode führenden Krankheit anzustecken. Eine solche Hysterie wäre dann verständlich, wenn eindeutig und fundiert bewiesen wäre, daß wir es bei AIDS mit einer Epidemie zu tun haben, die durch einen einzigen Faktor ausgelöst wird. Dies ist aber nicht der Fall. Aus Berichten sind eine große Anzahl von Menschen bekannt, die als AIDS-Kranke diagnostiziert wurden, jedoch »bereits vorher« an einer erheblichen Immunschwäche gelitten haben, welche wiederum nichts mit einem Virus zu tun hatte, sondern mit Drogen- und Arzneimittelmißbrauch oder anderen bekannten Krankheiten.

Es sind auch verschiedene »synthetische Formen von AIDS« bei Fixern aufgetreten, und bei keinen dieser Formen wäre ein Virus erforderlich, um die schweren Immunschäden dieser Personen zu erklären. Alle pathologischen Symptome könnten ebensogut auf die Wirkung von chemischen Substanzen zurückgeführt werden. Eines der bemerkenswertesten dokumentierten Beispiele hierfür ist jener zehnjährige Zeitraum, in der PharmChem Laboratories in Menlo Park, Kalifornien, Proben von illegal gehandelten Drogen aus aller Welt untersuchte. Unter den vielen Ergebnissen ihrer Arbeit gehört die Entdeckung, daß eine Droge mit dem Namen MPPP, eine synthetische Substanz die als Heroinersatz verkauft wurde, ein Nebenprodukt mit dem Namen MPTP enthielt.

Eine einzige Injektion von MPTP kann schon zum Ausbruch der Parkinson-Krankheit führen. Im Jahr 1985 wurde am Santa Clara Valley Medical Center in San Jose, Kalifornien, eine MPTP-Parkinson Klinik eröffnet, da man eine wachsende Anzahl von Patienten zu versorgen hatte, die durch diese Droge geschädigt worden waren.[1]

Ich habe nachgefragt, ob bei diesen Patienten auch Gewichtsverlust beobachtet worden war. »Allerdings«, sagte mir der Sprecher der Klinik, »in manchen Fällen sogar recht dramatisch, mit Gewichtsverlusten bis vierzig oder fünfzig Pfund.«[2] In der Literatur über AIDS werden solche Gewichtsverluste als »wasting syndrome« bezeichnet. Nach der gegenwärtigen CDC-Definition von AIDS kann man aufgrund dieses Syndroms die Diagnose AIDS stellen. Zu den anderen MPTP-Symptomen gehören Muskelschmerzen und Müdigkeit, zusammen mit Prä-AIDS-Symptomen.

Selbstverständlich käme ein normaler Arzt, der einen drogensüchtigen Patienten untersucht, wohl kaum auf den Gedanken, daß dessen starker Gewichtsverlust auf eine bestimmte chemische Substanz zurückzuführen ist. Der Arzt müßte also zunächst einmal wissen, daß MPPP als Heroinersatz gehandelt wird, und zum anderen müßte ihm bekannt sein, daß jene Substanz mit MPTP verunreinigt wird. Man bedenke, wie wenige Menschen um diese Zusammenhänge wissen.

Warum haben wir bislang eigentlich so wenig über MPTP und andere chemische Substanzen gehört?

Die medizinische Forschungsmaschine ist darauf ausgerichtet, Symptome zu sammeln, diese unter einen bestimmten Hut zu bringen, die verantwortlichen Erreger zu finden und schließlich die chemischen Substanzen zu entwickeln, die diese Erreger vernichten. Sie ist nicht darauf ausgerichtet, eine tiefgreifende Analyse der schädlichen Wirkungen der Drogen durchzuführen, die sich in vielen Fällen nicht so erheblich von den pharmazeutischen Präparaten unterscheiden. Und in manchen Fällen wiederum werden die vom Arzt verordnete Medikamente ja auch als Drogen mißbraucht.

Vor zwei Sommern habe ich einen Mann in New York besucht, bei dem man gerade die Diagnose AIDS gestellt hatte. Die Liste der Arzneimittel und Drogen, die er im Verlauf seines Lebens eingenommen oder verordnet bekommen hatte, umfaßte mehrere Seiten. Er hatte große Angst, jedoch nicht vor der möglichen kumulativen Wirkung dieser Substanzen auf seine Gesundheit. Angst hatte er vor einem Virus – oder genauer gesagt vor dem »AIDS-Todesurteil«, das man gerade über ihn gefällt hatte.

Obwohl er bisher nur eine einzige, leichte Lungenentzündung gehabt hatte, erzählte er mir, er habe das Gefühl, keine Möglichkeit zur Genesung zu haben. Die Würfel wären gefallen, sozusagen. Er war sich darüber im klaren, daß die Behandlung mit AZT sein Immunsystem erheblich schädigen würde, wollte aber dennoch nicht darauf verzichten. »Was soll ich denn sonst tun«, waren seine Worte.

Seit der Diagnosestellung litt er an Schlafstörungen. Er hatte Angst, seinen Freunden mitzuteilen, daß er an einer »tödlichen« Krankheit leide. »Ich bin so gut wie tot«, sagte er, »vielleicht sollte ich nach Holland fahren, wo Euthanasie legal ist.«

Eine Woche nachdem wir uns getroffen hatten, erhielt ich einen Brief von dem Mann, aus dem ich folgendes zitieren möchte:

»Ich fühle mich bereits als 'institutionalisierter' Fall, obwohl ich nur einmal in meinem Leben in einem Krankenhaus war. Ich sehe mich jetzt in einer, oder irgendeiner Anstalt enden, wo alle sehr nett zu sind, mir tröstliche Worte über das Sterben zuflüstern und versuchen, es mir leicht zu machen. Ich sage bewußt 'institutionalisiert' da ich mein ganzes Leben lang Medikamente und Drogen genommen habe. Ich habe sie von Dealern gekauft, und meine Ärzte haben sie mir verschrieben. Mehr weiß ich nicht. Wie soll denn AIDS anders geheilt werden als durch die Einnahme eines anderen Präparats? Ich habe mich ja bisher immer auf irgendwelche chemischen Substanzen verlassen.«

Damit der Leser nicht auf den Gedanken kommt, daß ich hier eine moralisierende Haltung in Hinblick auf Arzneimittel und Drogen einnehme, möchte ich ihnen wenigstens *teilweise* einen Eindruck von dem verschaffen, was dieser Mann über einen Zeitraum von zehn Jahren regelmäßig konsumiert hat.

Im Jahr 1972 hatte der Mann begonnen, »Poppers« zu nehmen, das sind Amylnitrat-Verbindungen, die inhaliert werden. Es handelt sich hierbei um eine Substanz, die alles andere als unbedenklich ist. Poppers waren von etwa 1972 an in der »Sauna-Szene« als eine orgasmussteigernde und muskelentspannende Droge im Schwange gewesen. Ein Forscher erzählte mir, das karzinogene Potential dieser Nitritverbindungen seien **eine Million mal** größer als das der zur Konservierung von Schinken verwendeten Nitrite. Über einen Zeitraum von sieben Jahren hatte dieser Mann riesige Dosen von Poppers eingenommen, und zwar durchschnittlich dreimal wöchentlich. Diese Konzentrationen wird man niemals in wissenschaftlichen Studien am Menschen reproduzieren können, denn dies wäre unethisch und müßte als Körperverletzung angesehen werden.

Zwei Jahre erhielt er seine Poppers vom Arzt, nicht etwa wegen eines diagnostizierten Leidens, sondern als reine »Gefälligkeit« sozusagen. Nach dieser Zeit wechselte er zu illegal hergestellten Verbindungen, die jedoch noch toxischer waren, als die pharmazeutisch reinen Präparate, die ihm sein Arzt verschrieben hatte.

Im Verlauf eines »normalen« Wochenendes in der Sauna hat er, zusammen mit den Poppers, erhebliche Mengen von MDA genommen, eine speedähnliche Droge mit einer sexuell anregenden Wirkung.

Er nahm MDA zwei- oder dreimal pro Nacht am Freitag und Samstag und ein- oder zweimal am Sonntag.

An einem durchschnittlichen Wochenende kam aber auch ein regelmäßiger Konsum von Quaaludes dazu, ein Präparat das ab dem Jahr 1981 mit einer Verbindung namens o-Toluidin, ein Gehirngift, verunreinigt wurde. Desweiteren meist noch vier oder fünf Valium; zehn bis zwanzig Linien Kokain, LSD, zehn bis fünfzehn Joints mit Marihuana (gelegentlich mit dem gefährlichen Pestizid »Paraquat« gewürzt). Zur Vorbeugung gegen Bakterien und Erreger, die durch Geschlechtsverkehr übertragen werden, dienten Antibiotika; ein bis zwei Liter Whisky rundeten diese Mischung noch ab.

Diese Lebensweise hielt er fast neun Jahre aufrecht.

Während der Woche setzte er sich täglich zwei Heroin-Schüsse. In Zeiten, in denen Heroin nicht verfügbar war oder er Bedenken gegen mögliche Verunreinigungen hatte, konsumierte er Percodan (ein Hustenmittel, das Kodein enthält) wie Bonbons. Von seinem Arzt erhielt er auch Amphetamine. Es gab vier oder fünf Phasen in denen er diesen den Vorzug über das Heroin oder Percodan gab. Danach erlitt er Phasen des »Ausgebranntseins« mit starker körperlicher Erschöpfung und emotionaler Leere.

Aufgrund von häufigen Geschlechtskrankheiten nahm er ständig Antibiotika ein, ganz gleich ob gerade eine Infektion vorlag oder nicht. Auf ärztliche Verordnung hin erhielt er Tetrazykline, um der Möglichkeit einer etwaigen Infektion zu begegnen. Die Probleme, die eine solche medikamentöse Therapie mit sich bringen, werden in einem nachfolgenden Kapitel beschrieben, aber an dieser Stelle möchte ich anmerken, daß man mit einem Medikamentenmißbrauch dieser Art das Gleichgewicht der physiologisch wichtigen Bakterien und der feindlichen Bakterien völlig zerstören wie auch eine große Anzahl von Antibiotika-resistenten Erreger züchten kann.

Aufgrund seiner häufigen entzündlichen Infektionen wurden unserem Mann ebenfalls Kortikosteroide verordnet. Eine amerikanische Studie[3] hat festgestellt, daß Kortikosteroide zusammen mit anderen Verbindungen eine außerordentlich starke immunsuppressive Wirkung entfalten und auf diesem Weg das Auftreten einer Pneumocystis-carinii-Pneumonie nach sich ziehen können, eines der Hauptsymptome von AIDS (32.000 Fälle von Pneumocystis-carinii-Pneumonie seit 1980).

Über einen Zeitraum von sechs Jahren nahm er zeitweise Steroide ein, um seine Muskulatur aufzubauen.

Dies ist zwar keine vollständige Aufzählung, aber Sie bekommen einen Eindruck.

Anfang 1988 bekam ich einen Brief, aus dem ich folgendes zitieren möchte: »Wissen Sie, ich finde es schon merkwürdig, daß ich zwar mit einigen Ärzten über meinen früheren Arzneimittel- und Drogenkonsum gesprochen habe, keiner der Ärzte jedoch ernsthaft daran dachte, daß dies für meine AIDS-Erkrankung oder was immer ich zum Teufel habe, verantwortlich sein könnte.«

Im gleichen Brief teilte er mir mit, daß er die AZT Therapie abbrechen mußte, da zu viele Bluttransfusionen erforderlich geworden waren. Man bedenke auch, daß bei Bluttransfusionen Erreger und Keime direkt in die Blutbahn gelangen können, unter Umgehung der normalen Schutzmechanismen des Immunsystems.

Wir werden später darauf eingehen, daß AZT das Knochenmark schädigt und so eine schwerwiegende, negative Wirkung auf das Immunsystem entfaltet, eben jenes System, das bei AIDS-Patienten in seiner Funktion bereits gestört ist.

Etwa drei Monate später erhielt ich wieder einen Brief von diesem Mann. Er hatte in der Zwischenzeit wieder eine Pneumocystis-carinii-Pneumonie durchgemacht.

Er befand sich nun bei zwei Ärzten in Behandlung, von denen einer ihm die Reise nach Holland nahelegte, aufgrund der legalen Euthanasie dort, obwohl er immer noch nicht bettlägerig war und einer Halbtagsarbeit nachging.

Ein Sterbebegleiter befaßte sich nun auch mit ihm. Diese ganzen Bemühungen wurden ihm allmählich zuviel und er schrieb dazu, »vielleicht werde ich einfach weggehen und versuchen auf eigene Faust gesund zu werden. So verwunderlich dies auch klingen mag, finde ich es eigentlich noch verwunderlicher, daß ich nicht eher auf den Gedanken gekommen bin. Vielleicht ist es nun zu spät für mich, aber ich möchte es herausfinden. Alle Menschen um mich herum haben eine fatalistische Einstellung zu AIDS. Es ist wie eine Art von Massenhypnose. Alle erwarten, daß ich sterben werde, und zwar recht bald. Das einzige was noch fehlt ist das Datum, das genaue Datum. Ich werden von lauter wohlmeinenden Menschen in einen Todestanz eingelullt. Sie wollen mir das ganze möglichst schmerzlos gestalten, werden aber reizbar, wenn ich ihnen erzähle, daß ich gegen meine Krankheit kämpfen will. Sie glauben gar nicht, wie mir das ganze mir zum Hals heraushängt. Es gibt etwas in mir, das förmlich schreien möchte. Das, was sich abspielt, ist eine Ungerechtigkeit. Ich habe ja daran teilgenommen, aber jetzt wo es hart wird, wollen mich alle aufgeben. Ich habe das Gefühl, daß mir jetzt gerade die Augen über die Auswirkungen der letzten zehn Jahre aufgehen, und da will ich mich nicht einfach hinlegen und nichts tun.«

Ich habe einen Arzt in New York aufgesucht, der auch AIDS-Patienten betreute, es war der gleiche Mann, der mir Informationen über die AIDS-Tests übergeben hatte. Ich legte ihm die Liste der Arzneimittel und Drogen vor, die dieser Mann im Verlauf von zehn Jahren genommen hatte.

Dann zeigte ich ihm auch eine Liste seiner Symptome. Als erstes, die »Prä-AIDS« Symptome: Durchfall, Drüsenschwellungen, Nachtschweiße, intermittierendes Fieber, Depressionen. Dann fügte ich die Infektionen hinzu, auf deren Grundlage die Diagnose AIDS gestellt worden war: Pneumocystis-carinii-Pneumonie, Candida-Infektionen der Mundhöhle (eine Pilzinfektion), Staphylokokkeninfektionen, verschiedene Hautausschläge und entzündliche Störungen.

Ich fragte den Arzt nun, ob diese Symptome ausschließlich auf den Arzneimittel- und Drogenkonsum dieses Mannes über einen Zeitraum von zehn Jahren zurückzuführen sein könnten.

Er antwortete: »Ich möchte das folgende nicht zu Protokoll geben, aber Sie können es selber herausfinden, indem Sie die Nachschlagewerke über Arzneimittelwirkungen lesen und mit den Menschen sprechen, die diese illegal hergestellten, verunreinigten Drogen einnehmen. Ich finden bei diesem Mann nichts, das nicht auf die Arzneimittel und Drogen zurückzuführen sein könnte, in Verbindung mit häufigen Geschlechtskrankheiten.«

»Mit anderen Worten«, erwiderte ich, »dies alles ist auch ohne Virus, den HI-Virus, durchaus denkbar?«

Der Arzt starrte mich an und nickte schweigend, als wolle er sich nicht durch den Ton seiner Stimme der medizinischen Häresie schuldig machen.

3. Kann ein Gefängnisexperiment AIDS verursachen?

Seit sein Arzt im Jahr 1983 die Diagnose AIDS gestellt hatte, führt Ken ein Tagebuch. Nachdem er zwei Pneumocystis-carinii-Pneumonien durchgemacht hatte, beschloß Ken, seinen Arzt zu verlassen und begann sich selber zu behandeln.

»Berichten Sie Ihren Lesern, daß ich schwarz bin«, sagte er mir geradeheraus bei unserem ersten Treffen vor einem Jahr, »und erzählen Sie Ihnen auch, daß das Auftreten von AIDS in der schwarzen Bevölkerung etwa zweimal so häufig als in der weißen Bevölkerung ist.« [1]

Im Jahr 1983 beschloß Ken Heilpflanzen einzusetzen, »um seinen Organismus zu entgiften.«

So begann er, sich mit einer ganzen Reihe von alternativen Heilweisen auseinanderzusetzen. Wie eine ganze Anzahl von anderen Personen, bei denen die Diagnose AIDS gestellt worden war und die ich sprechen konnte, hat auch Ken es abgelehnt, sich bei einem Arzt in dauerhafte Behandlung zu begeben, auch nicht bei einem Ganzheitsmediziner. Bei den AIDS-Überlebenden, die ich getroffen habe, scheint diese unabhängige Geisteshaltung und die Selbstbehandlung der einzige gemeinsame Nenner zu sein.

Der 27-jährige Ken hatte »im Showgeschäft« in Los Angeles gearbeitet, bis er im Jahr 1984 so schwach geworden war, daß er nicht mehr arbeiten konnte. Er unterzog sich einer Reihe von Behandlungen mit Akupunktur, experimentierte mit Heilpflanzen aus dem Südwesten der Vereinigten Staaten und begann nach sechs Monaten mit einer Kur mit hochdosiertem Vitamin C. Er hatte auch das Lezithinpräparat AL 721 (das keine Zulassung von der FDA [amerikanische Arzneimittelzulassungsbehörde] erhalten hatte) eingenommen. Er nimmt auch gelegentlich Bäder mit einer stark verdünnten Menge von Wasserstoffsuperoxid.

Sein Tagebuch scheint liest sich wie ein Bericht über die offensichtliche Genesung von einer Krankheit. Er läuft täglich anderthalb Kilometer, geht zweimal die Woche zum Schwimmen und spielt Golf. Er ist nicht mehr im »Showgeschäft« tätig, sondern geht einer anderen Ganztagsarbeit nach.

»Ich weiß, daß die Behandlungen denen ich mich unterzogen habe, ein bißchen verrückt klingen«, erzählte er, »doch für mich ist einzig ihre positive Wirkung wichtig. Ich würde sie niemandem anderen empfehlen. Ich kann nicht wissen, was einem anderen Menschen helfen würde. Aber ich fühle sehr stark, daß das, woran ich gelitten hatte, verschwunden ist und daß AIDS keine tödliche Krankheit, also keine tödliche Krankheit sein muß.«

Der folgende Eintrag in Ken's Tagebuch hat mein besonderes Interesse geweckt.

»Versuche eine Studie über Menschen zu finden, bei denen das Testergebnis positiv war. Personen, die noch keine Symptome zeigen. Beobachte diese Menschen und stelle fest, was passiert wenn sie ihre Lebensweise ändern.«

Die Lebensweise, die er angesprochen hatte, war starker Drogenmißbrauch und eine Promiskuität, die Hunderte oder gar Tausende von Partnern mit sich brachte, wodurch das Risiko, sich wiederholt mit den bekannten Geschlechtskrankheiten anzustecken natürlich ein entsprechend hohes ist.

Ich habe in der Literatur nachgeforscht, und konnte keine Studie dieser Art finden, eine erstaunliche Tatsache, denn:

a) AIDS ist angeblich eine Krankheit, die zu einer schweren Immunsuppression führt;

b) Wenn Menschen, bei denen das Auftreten von AIDS zu befürchten ist, die Faktoren, die das Immunsystem schwächen, aus ihrer Lebensweise eliminieren, wäre die Frage wohl zulässig, ob sie sich dann einer besseren Gesundheit erfreuen und ob das Auftreten von schwächenden Krankheiten vermieden werden kann.

Zu diesem Thema hat es bislang noch keine Studie von Seiten der orthodoxen Wissenschaft gegeben. Die weitverbreitete Untergangsstimmung in der AIDS-Frage stammt zum großen Teil von Studien einer ganz anderen Art, so wie diejenige, die zum jetzigen Zeitpunkt bereits seit Jahren an der San Francisco City Clinic läuft. Die Studienteilnehmer stammen aus zwei Gruppen, was auf eine erhebliche Vorselektion hinausläuft. Sie hatten entweder an den Versuchen mit einem Impfstoff gegen Hepatitis B (Serumhepatitis) teilgenommen, die 1980 in San Francisco stattgefunden hatten, oder es handelte sich um Personen, die in den späten Siebzigerjahren die Kliniken in San Francisco wiederholt zur Diagnose und Therapie von Geschlechtskrankheiten aufgesucht hatten. Bei der zweiten Gruppe konnte man ein gewisses Ausmaß an Immunschwäche aufgrund ihrer wiederholten Geschlechtskrankheiten und der damit verbundenen massiven Antibiotikagaben voraussetzen.

Beim Lesen von Ken's Tagebuch begann sich ein interessantes Bild von Drogenmißbrauch herauszuschälen. Interessant insofern, als relativ wenig zum Vorschein kam. Ein mäßiger Konsum von Kokain in den späten Sechzigerjahren, Schmerztabletten gegen Rückenschmerzen während derselben Zeit sowie Alkohol bei geselligen Anlässen.

Doch dann stieß ich auf folgenden kryptischen Eintrag: »Anstaltsbehandlung, anderthalb Jahre.« Da weder Datum, noch irgendein Namen angegeben wurde, fragte ich Ken danach. Er war sehr großzügig gewesen, indem er mir seine Aufzeichnungen öffnete. Die Vergangenheit habe er abgehakt, ich könnte mir das ganze ruhig durchlesen – doch über diesen Punkt wollte er nicht so ohne weiteres reden.

Schließlich meinte er: »Schau her, ich war in einem Knast, in dem mit einigen der Häftlinge so Versuche gemacht wurden. Bringt Dich das auf eine Idee?«

Mehr wollte er zunächst nicht sagen. Nach etwa einer Woche gab er mir einen Stapel von Artikeln und Büchern, die ich mit nach Hause nehmen sollte. Eines der Bücher war *Kind and Usual Punishment* von Jessica Mitford (Alfred A. Knopf, 1974), ein bekanntes Buch, das bestimmte Aspekte der Haftbedingungen in amerikanischen Gefängnissen analysiert, einschließlich der Frage von medizinischen Experimenten.

Ken hatte auch einige Beiträge aus amerikanischen Homosexuellen-Zeitungen beigelegt. Ein Artikel trug die Überschrift: »Ist die Atascadero-Haftanstalt ein Dachau für Homosexuelle?« [2]

Am 9. Oktober 1970 machte die Ausgabe von *Medical World News* das publik, was viele schon seit Jahrzehnten wußten. An Menschen, deren Sexualverhalten für abweichend befunden wurde, sind in amerikanischen psychiatrischen Anstalten Experimente durchgeführt worden.

Der in *Medical World News* erschienene Artikel »Den Teufel austreiben« schildert den Einsatz eines Arzneimittels mit dem Namen »Succinylcholine« am Atascadero Krankenhaus, Kalifornien, für geistesgestörte Häftlinge sowie an der California Medical Facility in Vacaville. Diesem Artikel zufolge ist dieses Arzneimittel bei einer Anzahl von nicht gewalttätigen Patienten angewandt worden, ohne daß man sie jedoch darüber informiert oder ihr Einverständnis erhalten hätte, ferner bei Häftlingen mit »abweichendem Sexualverhalten« oder auch bei Insassen, die auf die Gruppentherapieprogramme des Krankenhauses nicht angesprochen hatten. Ich zitiere aus dem Artikel:
»Über 100 Männer...haben Succinylcholine in Dosen zwischen 20 und 40 mg erhalten. Diese Gaben...reichen aus, um eine allgemeine Lähmung und einen Atemstillstand von bis zu zwei Minuten auszulösen.«

In einem Zustand von hochgradiger Angst, in der die Patienten glaubten sterben zu müssen, redeten die Anstaltsärzte auf sie ein, daß sie ihr Verhalten ändern müßten.

Mr. Arthur Nugent, Chefpsychiater in Vacaville, teilte der Zeitschrift *Medical World News* folgendes mit: »Das Kommunikationssystem unter den Häftlingen funktioniert hervorragend, und sogar die hartgesottensten unter ihnen haben gelernt, diese Droge zu fürchten und hassen. Ich kann sie nur allzugut verstehen, denn ich würde mich um alles in der Welt nicht dieser Behandlung unterziehen wollen.«

Diese und andere Experimente wurden später von John Lastala aufgeführt in seinem im *Advocate* erschienenen Artikel »Ist die Atascadero-Haftanstalt ein Dachau für Homosexuelle?« In einem Interview mit einem namentlich nicht genannten Häftling weist Lastala kurz darauf hin, daß »Häftlinge, die sich sexueller Vergehen schuldig gemacht hatten, unter Androhung von lebenslänglichen Gefängnisstrafen unter Druck gesetzt wurden, ihr Einverständnis für Eingriffe zu geben, die sie in einem Zustand zurückließen, in denen sie niemandem, am wenigsten sich selbst etwas Wert sein konnten.«

Lastala führt den Fall eines vierundzwanzigjährigen homosexuellen Häftlings in Vacaville an, der nach verschiedenen Versuchen, die vermutlich zusammen mit Arzneimittelherstellern durchgeführt worden waren, in einen ernsten physischen Zustand geriet »mit Geschwüren an den Beinen«. Desweiteren litt er an Depressionen und war selbstmordgefährdet.

Lastala's Informant berichtete, daß das »Succinylcholine« durch ein Mittel mit dem Namen »Prolixin« ersetzt worden war. Dieses Präparat wurde bisweilen in der Abteilung 14 verabreicht, in die Häftlinge eingewiesen wurden, die man bei homosexuellen Handlungen ertappt hatte. Den Berichten zufolge wurden die Häftlingen geschlagen, ihre Köpfe geschoren und in Isolationszellen gesteckt. Der Aufenthalt in dieser Abteilung dauerte meist zwischen drei und sechs Monate.

Der Häftling erzählte John Lastala, daß Prolixin auch schwere Atemnot erzeugt und einen Zustand von verändertem Bewußtsein, bei dem es unmöglich ist, sich auf einen Gedanken zu konzentrieren. »Die Ärzte **erzählen** einem, daß man stirbt....man fühlt sich völlig willenlos, bricht in Schweiß aus. Dann wird einem gesagt, daß sie einem das Antidot verweigern werden, wenn man jemals wieder bei sexuellen Handlungen ertappt wird.«

Schätzungen zufolge haben vor 1972 etwa 8% aller Häftlinge in Atascadero diese Art von Arzneimitteln bekommen.

Der gleiche Häftling erzählte auch von einem Verfahren zur »vollständigen Eliminierung von Erektionsreaktionen.« Hierbei wurden elektrische Drähte am Penis des Häftlings angebracht. Dieser wurde dann vor einem Bildschirm gesetzt und bekam Bilder mit sexuellen Handlungen zu sehen. Eventuelle Erektionen haben dann elektrische Stromstöße ausgelöst.

Diese Praktiken wurden im Jahr 1970 von William Chambliss, einem Soziologen von der Universität von Kalifornien in Santa Barbara, bestätigt. Als Mitglied eines Komitees von drei Personen, das von einer bundesstaatlichen Behörde für geistige Gesundheit zur Überprüfung des Anstaltsbetriebs eingesetzt wurde, besuchte er Atascadero.

Nach seinem Besuch schrieb Chambliss unter anderem: »Ich weiß nicht wie die Patienten und das Personal sich benehmen, wenn sie nicht in der Anstalt sind, aber nach ihrem Verhalten in der Anstalt zu urteilen, würde ich mich wesentlich sicherer fühlen, wenn die Patienten abends nach Hause gingen und das Personal in der Anstalt eingesperrt bliebe.«

Ich habe kürzlich mit Chambliss gesprochen, und er hat mir einige seiner Erlebnisse in der betreffenden Anstalt geschildert.

»Da gab es zum einen die Gewalttäter und dann die Insassen, die wegen Vergehen wie Voyeurismus und Exhibitionismus dorthin gekommen waren. Ich habe selbst vielleicht 50 Patienten gesehen, die wie Zombies herumsaßen. Diese Personen hatten Präparate erhalten, die ihr Verhalten verändern sollten.«

Chambliss fuhr fort: »Der Chefpsychologe erzählte mir folgendes, wobei er seine Bemerkungen immer wieder durch kleine Kicherer unterbrach: 'Wir haben ein Programm mit einer Therapie, die Abneigung und Widerwillen erzeugen soll. Wir nehmen diese Leute, nun denn, sie stellen sich freiwillig zur Verfügung, denn sie wollen ja weg von hier, also wir bringen Drähte am Penis an, und zeigen ihnen Bilder von ihrem Fehlverhalten. Wenn Sie Erektionen bekommen, geben wir ihnen solange Stromstöße, bis keine Erektionen mehr auftreten'.«

William Chambliss fügte noch folgendes hinzu: »Wir haben einen Bericht verfaßt, der diese Praktiken aufs schärfste verurteilt hat, und in Atascadero wurden daraufhin einige Leute gefeuert. Doch sollten wir nicht glauben, daß diesem Treiben damit ein Ende bereitet wäre oder daß ähnliche Praktiken nicht in anderen Anstalten fortgesetzt würden. Diese Methoden sind institutionalisiert. Sie sind ein Teil des Systems ....und sie können neue Leute finden, die sie fortsetzen.«

In ihrem Buch *Kind and Usual Punishment* weist Jessica Mitford auf einen Prozeß hin, der im Jahr 1962 wegen Arzneimittelversuchen geführt wurde, die in Vacaville stattgefunden hatten. Der Kläger hatte an Schmerztoleranzstudien teilgenommen, wobei ein Mittel mit dem Namen »Varidase« getestet wurde. Beim Kläger war eine Muskelerkrankung aufgetreten, die fast zum Tode geführt hätte. Sein Körpergewicht sank von 140 auf 70 Pfund. Neunzehn andere Teilnehmer hatten an Frösteln, Schweißausbrüchen, scharfen Bauchschmerzen, Erschöpfung, raschem Gewichtsverlust, Kopfschmerzen und Schwäche gelitten.

Fast überflüssig der Hinweis, daß man diese Symptome nun als AIDS oder Prä-AIDS Symptome einstuft. Es ist beileibe nicht einfach, etwas über den Großteil der Experimente, die in diesem Land beim Militär oder in Haftanstalten durchgeführt werden, zu erfahren. Wenn man jedoch auf eine solche Liste von Symptomen stößt, wird man unweigerlich ein wenig nachdenklich.

Es ist ebenfalls bekannt geworden, daß Versuche mit Pestiziden mit Organophosphatverbindungen innerhalb der kalifornischen Strafvollzugsanstalten durchgeführt worden sind. Jessica Mitfort hat auf diese Tatsache hingewiesen. Gewichtsverlust, das sogenannte AIDS »wasting syndrome« kann also ebensogut durch die toxische Wirkung dieser chemischen Verbindungen entstehen. In anderen Versuchen in Haftanstalten sind Herzversagen, der Verlust einzelner Finger aufgrund verminderter Durchblutung, Pilzinfektionen und neurologische Schäden entstanden.

Jessica Mitfort berichtet, daß die NIH im Jahr 1973 eine Studie an der Anstalt »Maryland House of Correction« finanziert hat, bei der Cholera- und Typhuserreger sowie Viren, die Lungen- und Durchfallerkrankungen hervorrufen, den Insassen injiziert wurden.

Ken fragte mich, wie mir die Lektüre über die medizinischen Versuche mit Häftlingen gefalle.

»Welche Mittel hat man Dir verabreicht?«, wollte ich wissen.

»Willst Du nicht wissen, warum ich eingesessen bin?«, gab er zurück. »Es war kein Gewaltverbrechen. Aber mehr sage ich dazu nicht....sie gaben mir ein Mittel, den Namen will ich nicht nennen. Aber ich verlor 35 Pfund. An manchen Tagen habe ich gedacht, daß ich ein bißchen verrückt werde. Ich bin krank geworden.«

»Hattest Du Infektionen?«, wollte ich wissen.

»Einige Pilzinfektionen. Es hat lang gedauert, bis die wieder weggingen.«

»Du weißt sicherlich, daß Pilzinfektionen heute auf der Liste der bei AIDS auftretenden Krankheiten stehen, ebenso wie der Gewichtsverlust. Also hätte man bei Dir auch ohne die Pneumocystis-carinii-Pneumonie die Diagnose AIDS stellen können.«

Etwa eine Woche nach diesem Gespräch sprach ich mit meinem anonymen Arztfreund in New York. Ich schilderte ihm die Symptome, die bei Ken aufgetreten waren.

»Es könnte sich durchaus um Varidase gehandelt haben«, bestätigte er. »Dieses Mittel könnte die genannten Symptome hervorrufen. Die Studie könnte sich aber auch mit der Wirkung größerer Konzentrationen von Pestiziden mit Organophosphatverbindungen befaßt haben.«

Zu diesem Zeitpunkt wurde es mir klarer, daß das, was gemeinhin als AIDS bezeichnet wird, nicht nur durch chemische Verbindungen, ohne Virusbeteiligung, hervorgerufen sein konnte, sondern daß das grundlegende Muster der sogenannten AIDS-Immunschwäche, gefolgt von verschiedenen Infektionen, auch **durch eine Reihe von Ursachen** entstehen könnte.

Als ich dies meinem Arztfreund erzählte, sagte er: »Das ist ja Blasphemie. Die Leute werden sich mit dieser Vorstellung nicht anfreunden können.«

»Warum nicht?«

»Nun, zum einen wollen sie, daß der HI-Virus der Faktor ist, der bei allen Menschen **alle** Formen von Immunschwäche hervorruft. Sie wollen, daß AIDS die eine, große Horrorstory ist.«

Meine späteren Gespräche mit Wissenschaftlern und Ärzten haben diese Aussagen bestätigt.

»Schauen Sie einmal«, sagte ich, »wenn Sie eine ellenlange Liste von Krankheiten haben, von denen jede einzelne ihnen die Diagnose AIDS einbringen kann, wie soll man dann wissen, ob die berichteten Zahlen von AIDS-Fällen im Laufe der Zeit überhaupt etwas zu bedeuten haben? Es könnte sich hierbei um eine Anhäufung von Zuständen und Symptomen handeln, die viele verschiedene Ursachen haben.«

»Darf ich Sie in der Welt der Wirklichkeit willkommen heißen«, lautete seine ironische Antwort. »Sie wird leider nicht durch allzuviele Menschen bewohnt.«

»Aber hören Sie«, sagte ich, »unsere Topwissenschaftler behaupten, sie hätten **bewiesen**, daß der HI-Virus für alle berichteten AIDS-Fälle und für alle AIDS-Symptome in der Welt verantwortlich ist.«

Der Arzt lachte. »Wenn Sie mich danach fragen, wie man beweist, daß ein Erreger eine bestimmte Krankheit hervorruft, so ist das eine ganz andere Frage.«

»Was soll das heißen?«

»Das heißt erstens, daß Forscher sich untereinander streiten, was man als gute Beweise für die Rolle eines Erregers als Ursache einer Krankheit betrachten kann. Diesen Streit aber möchten sie nach wie vor unter Ausschluß der Öffentlichkeit führen. Nach außen hin will man das Gesicht wahren und signalisieren, daß alles unter Kontrolle sei.«

»Aber die Lage ist doch gar nicht unter Kontrolle?«

»Was glauben Sie denn. Machen Sie weiter, untersuchen Sie die Beweise dafür, daß der HI-Virus AIDS oder irgendetwas anderes hervorruft. Schauen Sie mal, wo Sie das hinführt.«

Genau das habe ich getan.

Doch vorher versuchte ich andere Situationen zu definieren, in denen die Symptome von AIDS durch chemische Substanzen oder zumindestens ohne den Virus verursacht sein konnten. Ich habe sie dann auch gefunden.

4. Durch Chemikalien verursachtes AIDS

Wieder einmal diskutierte ich mit dem New Yorker Arzt über die sogenannten AIDS-Symptome.

»Es gibt andere Arzneimittel, die Sie beachten sollten«, erzählte er mir eines Tages. »Zum Beispiel Preludin und Atabrine. Preludin ist eine Art von Speed und war eine Zeitlang in der 'Sauna-Szene' im Schwange. Wenn Sie sich die Nebenwirkungen anschauen, meinen Sie eine Mischung von Prä-AIDS, AIDS und Slim-Symptomen vor sich zu haben.«

Ich habe dann tatsächlich die Nebenwirkungen der erwähnten Arzneimittel nachgeschlagen. In jedem gängigen Arzneimittelverzeichnis[1] können Sie nachlesen, daß Preludin die folgenden Nebenwirkungen hat: Schwäche, Müdigkeit, Krankheitsgefühl, Verwirrtheit, Kurzatmigkeit, Durchfall, Magenschmerzen, Hautausschläge, Knochenmarkdepression (wichtige Bestandteile des Immunsystems entstehen im Knochenmark), starke Schweißabsonderung, Frösteln, Fieber, Appetitlosigkeit.

Atabrine ist ein Antiparasitikum, das Mitte der Siebzigerjahre verordnet wurde, als Darmparasiten unter den Homosexuellen in San Francisco immer mehr zu einem ernsten Problem wurden. Die Symptome auf der Liste der Nebenwirkungen kommen einem schon bekannt vor: Durchfall, Bauchschmerzen, Hautausschläge, Hepatitis, aplastische Anämie (ein Zustand herabgesetzter Immunleistung, in dem es zum Auftreten von opportunitischen Infektionen kommt) sowie Dermatitis.

»Sehen Sie«, sagte mir der Arzt mit seiner tiefen Stimme, »Mediziner, die eine Menge AIDS-Patienten sehen, wissen, daß sehr viele dieser Menschen bestimmte Arten von Infektionen bekommen. Sie haben Hautprobleme, Ausschläge, entzündliche Infektionen, hartnäckige Pilzinfektionen sowie andere bakterielle Infektionen. Es sind müde, abgeschlagene Patienten, mit Fieber, Durchfall, Kurzatmigkeit und Schwäche. Sie haben Magenschmerzen und wollen nicht essen. Die häufigsten Krankheiten sind Pneumocystis-carinii-Pneumonie und Kaposi-Sarkom. Wir sehen solche Patienten immer wieder und beobachten ihren Kräfteverfall. Aber kein Mensch denkt ernsthaft daran, daß diese Symptome in der Hauptsache durch verschiedene chemische Verbindungen hervorgerufen sein könnten. Und niemand erwägt die Möglichkeit, daß diese Symptome bei unterschiedlichen Individuen auch durch **unterschiedliche Kombinationen** von chemischen Faktoren oder durch vorangegangene Krankheiten wie Syphilis verursacht sein könnten. Nun, es gibt schon einige Individuen, die so denken, aber die Jungs mit dem großen Geld, die Leute, die in diesem Land über die Vergabe von finanziellen Mitteln für die AIDS-Forschung entscheiden, haben wenig Interesse, in diese Richtung zu forschen.«

»Meiner Meinung nach kann man nicht sagen, daß diese chemischen Faktoren bloß eine interessante Richtung für die Forschung darstellen«, sagte ich. »Wenn man eine Krankheit oder ein Syndrom wie AIDS so definiert, daß es an die vierzig Symptome umfaßt, wenn alle diese Symptome durch Nebenwirkungen synthetischer Arzneimittel hervorgerufen werden können und viele der Erkrankten diese Arzneimittel auch genommen haben, ist es doch kriminell, die offenkundige Schlußfolgerung nicht zu ziehen.«

Ich sprach mit einem anderen Homosexuellen aus San Francisco. Er berichtete, daß eine Droge Namens MDA bei vielen Schwulen beliebt war. Zu der erotisierenden Wirkung dieser Droge kam auch noch eine Amphetamin-Komponente hinzu.

»Auf MDA konnte man die ganze Nacht tanzen«, erzählte er mir, »oder in die Saunaclubs gehen. Einziger Nachteil war die Erschöpfung danach. Wenn man die Droge in größeren Mengen konsumierte, wie es viele taten, nahm man MDA vielleicht drei- oder viermal am Freitagabend, ebenso oft am Samstagabend, einmal Sonntagabend und vielleicht noch einmal unter der Woche. Das summierte sich natürlich, und das Ergebnis war oft eine starke Erschöpfung.«

»Noch etwas kam hinzu. Wenn man größere Mengen MDA nahm, bekam man keine Erektion, obwohl die sexuelle Erregung stark war. Also ging man zum Beispiel in der Sauna dazu über, den passiven, anal-rezeptiven Part zu spielen. Wenn man auch sonst keine Neigung hierzu hatte, das MDA drängte einen förmlich in diese Richtung. Dabei hatte man Verkehr so oft es nur ging.«

»Anfang 1981, noch ehe es die Bezeichnung AIDS gab, fiel mir auf, daß meine homosexuellen Bekannten, die im Sterben lagen, entweder MDA-Konsumenten, MDA-Dealer oder Freunde von MDA-Dealern waren. Dies war vielen Leuten aufgefallen. Diese Menschen waren einfach verbraucht, sie verfielen zusehends bis sie starben.«

Frage: Man hat mir gesagt, daß eine häufige Kombination von Drogen während einer Nacht im Saunaclub aus Poppers, MDA, Quaaludes und Valium bestand.

Antwort: Valium? Das haben wir zum Entspannen, nach dem Sex eingenommen.

Frage: Sie haben mir erzählt, daß verunreinigte Quaaludes um 1980 im Umlauf waren.

Antwort: Es gab Leute, die diese Dinge während der ganzen Siebzigerjahre verfolgt haben. Es gab Laboratorien, an die man Arzneimittel und Drogen zur Analyse einsenden konnte, und die Befunde waren nicht gerade ermutigend. Das war 1980. Die Quaaludes enthielten Nebenprodukte und Reagenzien. Mit anderen Worten, die Chemiker in den Untergrundlabors haben angefangen, schlecht zu arbeiten. Bei der schrittweisen Reinigung der Wirkstoffe haben sie nicht mehr alle Nebenprodukte eliminiert.

Frage: Quaaludes waren ganz offensichtlich eine Droge mit starker sexueller Wirkung.

Antwort: Die Sexdroge schlechthin. In der Sauna-Szene haben die Drogen ihre Opfer gefordert. Mitte der Siebziger Jahre wurden Darmparasiten ebenfalls zu einem weitverbreiteten Problem. Es waren schwere Parasiten, schrecklich, und viele Homosexuelle wurden befallen.

Frage: Welche Mittel wurden gegen die Parasiten eingesetzt?

Antwort: Verschiedene. Lomatil, Flagyl, Atabrine oder Diiodoquin. Die schwersten Nebenwirkugen wurden bei Flagyl und Atabrine beobachtet. Eine ganze Reihe von Menschen haben schreckliche Krankheitsgefühle und Depressionen bekommen. So ein Gefühl von »Was hat es für einen Sinn weiterzumachen.« Irgendwann hörten die Leute auf, diese Mittel zu nehmen.

Die Wirkung dieser antiparasitischen Mittel ist sehr aufschlußreich, um es vorsichtig auszudrücken. Von Flagyl ist bekannt, daß es zu einer plötzlichen und starken Vermehrung der Candidapilze im Körper führen kann. Dies könnte vielleicht das »mysteriöse Auftreten« von Candidiasis bei Homosexuellen erklären, das in der Zwischenzeit als ein wichtiges Symptom für die Diagnose von AIDS gilt.

Lomatil, das bei Durchfall eingesetzt wurde, kann auch Durchfall verschlechtern, wenn die Patienten Salmonellen im Organismus haben. In der Tat fand sich dieser Erreger bei vielen dieser Patienten, und Salmonellenerkrankungen wurden ja später als eine auf AIDS hinweisende Krankheit (Indikatorenkrankheit) eingestuft. Anhaltender Durchfall entzieht dem Körper Flüssigkeit und verursacht damit auch starke Verluste an Elektrolyten, was wiederum Symptome wie Desorientierung und Verwirrtheit hervorrufen könnte, die man der sogenannten AIDS-Demenz zuordnet. Desweiteren ruft Lomotil auch Reaktionen des Zentralnervensystems hervor, wie Krankheitsgefühl, Depressionen und Taubheit der Extremitäten. Bei Patienten, die Barbiturate, Tranquilizer oder Alkohol konsumieren, bewirkt Lomatil eine Verschlechterung von bestehenden Depressionen.

Der obige Katalog von Symptomen stimmt mit dem, was als Prä-AIDS oder AIDS betrachtet wird, ganz gut überein. Eine Fehldiagnose wäre nur allzu leicht zu stellen.

Diiodoquin, das andere pharmazeutische Präparat, das bei Darmparasiten eingesetzt wurde, hat eine beachtliche Vorgeschichte unter einer ganzen Reihe von Namen hinter sich, wobei die wichtigsten Diiodohydroxyquin, Iodoquinol und Vioform sind.

Der Forscher Roulette Smith [2] erwähnt, daß Diiodohydroxyquin in den Vereinigten Staaten bei Flüchtlingen aus Haiti eingesetzt wurde, als man bei einigen Personen Parasiten diagnostiziert hatte. Er weist ebenfalls darauf hin, daß dieses Präparat in großen Mengen in Zaire und Angola verkauft worden ist. Natürlich ist AIDS bei allen drei Völkern diagnostiziert worden. Als Nebenwirkungen kann Diiodohydroxyquin Hautausschläge, Durchfall und Kopfschmerzen hervorrufen, und es gibt einige Hinweise darauf, daß es eine toxische Wirkung auf die DNA hat und krebserregend wirkt. Smith berichtet auch über ein weit verbreitetes, antiparasitisches Mittel Namens Clioquinol, das seiner Ansicht nach dem Diiodohydroxyquin ähnlich ist und in Japan am Auftreten einer schweren und weitverbreiteten Nervenkrankheit mit der Bezeichnung SMON beteiligt war. Zwischen 1962 und 1978 wurden 8000 bis 11000 Fälle diagnostiziert. Diese »Krankheit« forderte mindestens 700 Todesopfer. Zu den Symptomen von SMON zählen Bauchschmerzen, Durchfall, Lähmungen, Blindheit, Muskel- und Nervendegeneration und Schwäche der Beine (dieses Symptom wird gegenwärtig als Frühsymptom der AIDS-Demenz gewertet).

Die japanische Regierung hat eine eingehende Untersuchung von SMON und dessen Ursachen durchgeführt, und im Jahr 1978 kam ein japanisches Gericht zu dem Schluß, daß SMON auf den Gebrauch von Clioquinol zurückzuführen sei. Der Pharmariese Ciba-Geigy, der diese Verbindung unter verschiedenen Namen in über 200 Produkten in Japan vermarktet hatte, mußte Zahlungen an 1500 Opfer sowie an die Familien leisten, in denen Personen an SMON gestorben waren. Berichten zufolge hat Ciba-Geigy im Jahr 1970 alle 200 Produkte vom japanischen Markt zurückgezogen. Im darauffolgenden Jahr wurden weniger als 40 SMON-Fälle registriert.

Bislang hat die schulmedizinische AIDS-Forschung keinerlei Information über diese antiparasitischen Pharmazeutika herausgegeben, und man muß leider feststellen, daß die Epidemologen die Tatsache nur ungern anerkennen, daß manche Menschen vor Ort, wie jener Mann, dessen Interview in diesem Kapitel wiedergegeben ist, mehr über das wissen, was ihnen Schaden zufügt, als die Vertreter der Wissenschaft.

In den darauffolgenden Wochen gelang es mir noch mehr Beweise für sogenannte AIDS-Fälle, die durch chemische Substanzen hervorgerufen sein konnten, zu sammeln. Ich wurde mir immer sicherer, daß es, abgesehen von einer großen Gruppe von Symptomen meist allgemeiner Natur, keinen zentralen Kern von AIDS gab, keinen zentralen Faktor, der all diesen Symptomen eine besondere Bedeutung verlieh. Mit jeder weiteren chemischen Substanz, die ich als Ursache eines weiteren »AIDS-Symptoms« finden konnte, habe ich ja eine schlüssige Erklärung vorgestellt. Den Wissenschaftlern, die mir den Vorwurf machten: »Sie haben doch bloß Ursachen von individuellen Symptomen gefunden, nicht jedoch von AIDS«, entgegnete ich: »Nein, nein, Sie haben ja mit der Sache angefangen. Sie haben eine riesige Anzahl von Symptomen angesammelt, die nicht miteinander zusammenhängen, und das ganze als AIDS bezeichnet.«

Diese Bemerkung war nie sehr beliebt.

5. Amylnitrat – Poppers

Kurze Zeit nach unserem Telefongespräch erhielt ich einen Brief von meinem Arzt-Bekannten in New York.

»... Man wird sicher argumentieren, daß chemische Substanzen und Pharmazeutika nicht die Ursache von AIDS sein können, da diese Stoffe keine immunsuppressive Wirkung haben, sondern lediglich gesundheitsschädlich sind. Man wird auch sagen, daß man genau weiß, wo und wie der HIV das Immunsystem angreift. Das ist blanker Unsinn.[1]

Bei den Immunreaktionen des Menschen handelt es sich nicht bloß um ein paar Rädchen, die ineinandergreifen. Die Immunleistung hat zum Beispiel auch mit der Funktion der Haut zu tun und hängt ebenfalls mit dem Nervensystem zusammen. Wenn die Funktionen dieser Systeme gestört sind, ist auch die Immunleistung herabgesetzt, was Infektionen Tür und Tor öffnet. Das sind ganz offensichtliche und bekannte Tatsachen.

Sie sollten also die Idee nicht akzeptieren, nach der AIDS einen ganz speziellen Angriff auf einen ganz speziellen Teil des Immunsystems darstellt – und man natürlich genau weiß, wie das alles vor sich geht. Das ist die Fassade, die man derzeit aufrechterhält. In Wahrheit weiß man das alles nicht. Man weiß so gut wie nichts.«[2]

Die nächste Droge, ein pharmazeutisches Präparat, auf das ich gestoßen bin, war manchen AIDS-Forschern schon bekannt. Es war allgemein anerkannt, daß Nitrite als Inhalationsmittel, auch als »Poppers« bezeichnet, eine gesundheitsschädliche Wirkung entfalteten, aber wie und warum? Es hatte den Anschein, als könne man jahrelang darüber diskutieren, ohne eine Antwort zu finden.

Obwohl das Fernsehen und die Presse uns unablässig über die neuesten HIV-Mutmaßungen informieren, steht die Rolle der Amyl-, Isobuty- oder Butylnitrite überhaupt nicht zur Diskussion. Dies liegt sicher auch daran, daß die Pressesprecher der großen amerikanischen Gesundheitsorganisationen NIH und CDC nicht gerade viel zu diesen Themen zu sagen haben. Man konzentriert sich ganz auf HIV. Kein Wunder also, daß die Berichterstattung in den Medien sich stark an der offiziellen Richtung orientiert, trotz der Tatsache, daß wohl mehr für eine Verbindung zwischen Poppers und AIDS spricht als zwischen HIV und AIDS.

In der Schwulenszene ist die Anwendung von Nitriten in Form von Inhalationslösungen als orgasmussteigernde und muskelentspannende Mittel während des Verkehrs, besonders beim Analverkehr, weit verbreitet gewesen. In der Zwischenzeit haben die Bundesstaaten Wisconsin, New York und Massachusetts den Verkauf dieser Präparate bereits verboten. In Kalifornien gestattet der Gesetzgeber den Verkauf nur in Verbindung mit besonderen Gefahrenhinweisen am Ort des Verkaufs.

Der millionenschwere Amylnitrit-Industrie ist es gelungen, durch eine geschickte Umstellung ihrer Produkte, zum Beispiel als Duft- und Riechstoffe für das Raumklima gut im Geschäft zu bleiben.. Dabei hat man sich weder vor recht eindeutigen Produktnamen wie »Hard Ware« gescheut, noch vor Werbeslogans wie »Noch nie zuvor hat ein Duft soviel Beachtung gefunden!« In einer Anzeige in der Ausgabe des *Advocate* vom Mai 1985 ist eine Flasche »Hard Ware« abgebildet, wobei der folgende Gefahrenhinweis gut lesbar am Flaschenhals auszumachen ist: WARNUNG: INNERLICHE EINNAHME KANN ZUM TODE FÜHREN. VERURSACHT HAUTREIZUNGEN UND SCHWERE AUGENREIZUNGEN. ENTFLAMMBAR.

Dr. Harry Haverkos, ein Nitrit-Forscher, der früher bei den CDC und heute am National Institute for Drug Abuse tätig ist, äußerte sich hierzu wie folgt: »Das bewiesene krebserregende Potential von Nitrosaminen in Speck dürfte wahrscheinlich eine Millionstel der Dosis von inhalierten Poppers ausmachen.«

Auf Antrag des kalifornische Kongreßabgeordneten Mel Levine fand eine staatliche Untersuchung der Gefahren von Poppers statt. Acht Monate später, im Dezember 1987, erschien der offizielle Bericht. Dieser kam zu dem Schluß, daß weder Schritte gegen die Herstellerfirmen noch irgendwelche Auflagen zur Einschränkung der entsprechenden nitrithaltigen Produkte erforderlich wären.

Bereits zu einem wesentlich früheren Zeitpunkt, am 6. Mai 1985, schrieb Dr. James Curran, Leiter der AIDS-Abteilung an den CDC an Hank Wilson, Leiter des Komitees zur Kontrolle von Poppers in San Francisco:[3]

»Einige der Studien (über Nitrite), die Sie zitieren, sind nicht mehr aktuell, während andere auf dem neuesten Stand sind. Sie haben diese Studien geschickt zusammengestellt ... Es ist möglich, daß der starke Konsum von Nitriten oder ein anderer Faktor, der damit verbunden ist, in einer bislang noch undefinierten Weise zur Entstehung des Kaposi-Sarkoms bei bereits mit HIV-infizierten oder AIDS-kranken Personen beitragen kann.

Ich stimme mit Ihnen überein, daß man dieses Material einem breiteren Publikum zugänglich machen sollte, und ich erkenne die aktive Rolle, die Sie in dieser Angelegenheit gespielt haben, an. Andererseits reicht das bislang vorliegende Material nicht aus, um eine totale »Anti-Poppers-Kampagne« zu rechtfertigen.

Wir möchten selbstverständlich darauf hinweisen, daß es kein Beweismaterial für die absolute Unbedenklichkeit des Konsums von Nitriten gibt. Homosexuelle sollten erwägen, den Einsatz dieser Substanzen solange zu reduzieren, bis mehr Material über die möglichen Risiken vorliegt.

Wir bedanken uns für Ihre Interesse in dieser Angelegenheit.«

Drei Jahre sind nun vergangen, seit Dr. Curran diesen Brief verfaßt hat. Abgesehen von den geringen Geldmitteln, die seitdem in die Nitritforschung geflossen sind, kann von einer Verbreitung von aufklärender Information über Poppers, die Dr. Curran vorgeblich befürwortete, keine Rede sein. Die Gesundheitsbehörden haben keinerlei ernstzunehmende Maßnahmen ergriffen, um vor dem Gebrauch von Amylnitraten zu warnen. Das oben zitierte wortgewandte Schreiben steckt offensichtlich die Grenzen des behördlichen Engagements in dieser Frage ab.

In der September/Oktober Ausgabe von *Pharmacotherapy* aus dem Jahr 1984 legte G.R. Newell diese aufschlußreiche Kurzfassung der Poppers-Geschichte vor: Flüchtige Nitrite wurden bereits vor 100 Jahren in der Form von Amylnitriten zur Behandlung von Angina pectoris eingesetzt. Trotz der anerkannten Toxizität wurde diese Form als unbedenklich betrachtet. Während der Sechzigerjahre waren Amylnitrite frei verkäuflich ... und der Mißbrauch als Rauschmittel nahm ständig zu.[4] Mit der Wiedereinführung der Rezeptpflicht im Jahr 1969 tauchten die ersten illegal hergestellten Poppers in Form von Mischungen mit unreinem Butyl und Isobutyl auf, wobei manche dieser Präparate auch Amylnitrit enthielten. Bei Laborversuchen haben diese Verbindungen eine starke immunsuppressive Wirkung auf menschliche Lymphozyten gezeigt, und ihre Nebenprodukte, die durch den Stoffwechsel in Nitroverbindungen umgewandelt werden, haben bei vielen Tierarten eine starke krebserregende Wirkung. Der Mißbrauch von flüchtigen Nitriten in Form von Inhalationsmitteln ist bei Homosexuellen weit verbreitet, wobei man diese Verbindungen als mögliche Kofaktoren beim Kaposi-Sarkom betrachtet, das im Zusammenhang mit AIDS auftritt.

In ihrem Buch *Death Rush, Poppers and AIDS* stellen die Autoren Lauritsen und Wilson interessantes Grundlagenmaterial zu diesem

Thema vor. Sie berichten, daß die Ärztin Dr. Sue Watson 1982 einen Brief über die Gefahren des Mißbrauchs von Amylnitriten an die medizinische Fachzeitschrift *Journal of the American Medical Association* geschickt hat, der jedoch nicht veröffentlich wurde. Daraufhin schickte Dr. Sue Watson einen Brief an *Advocate*, die größte amerikanische Zeitschrift für Schwule, aus dem wir folgendes zitieren:

»Unsere Studien haben gezeigt, daß Amylnitrite eine starke suppressive Wirkung auf einen Teil des Immunsystems entfalten, das den Menschen normalerweise vor Kaposi-Sarkom, Pneumocystis-carinii-Pneumonie, Herpes-Viren, Candida-Erkrankungen und einer Reihe von anderen opportunistischen Infektionen schützt. Die Forschungsergebnisse weisen darauf hin, daß Personen, die von Amylnitrit in Form von Inhalationsmitteln Gebrauch machen, ein erhöhtes Risiko eingehen, an AIDS zu erkranken ... Mit der Veröffentlichungen dieses Schreibens im *Advocate* möchte ich Homosexuelle auf die gesundheitlichen Gefahren von Amylnitrit aufmerksam machen. Ich hoffe, daß Sie diesen Brief im Nachrichtenteil abdrucken werden.«

Dieser Brief wurde weder beantwortet noch vom *Advocate* veröffentlicht.

Hank Wilson, Vorsitzender des in San Francisco ansässigen Komitees zur Kontrolle von Poppers, gelang es jedoch, eines anderen Briefes habhaft zu werden, der ebenfalls an die Zeitschrift *Advocate* gerichtet war, allerdings stammte dieses Schreiben aus der Feder von Joseph Miller, Präsident von Great Lakes Products, Inc. Diese Firma stellt Nitrite her, die als Raumluft-Duftstoffe und über Anzeigen in den Schwulenblättern vermarktet wurden. Da die CDC nichts gegen derlei Nitritverbindungen unternommen und diese in der Tat durch ihre doppeldeutige Politik von schädlichen Wirkungen freigesprochen hatte, konnte Miller die folgenden gönnerhaften Zeilen zu Papier bringen:

»Als größter Anzeigenkunde in der Schwulenpresse möchten wir den großen Anzeigenraum, den wir jeden Monat kaufen, als Plattform benützen, um den Schwulen von Amerika unsere besten Wünschen für eine gute Gesundheit zu übermitteln.«

Die oben zitierten Autoren Wilson und Lauritsen berichten, daß Joseph Miller am 1. April 1983 eine Pressemitteilung mit folgender Überschrift herausgegeben hatte: »Nach Studien der amerikanischen Regierung besteht kein Zusammenhang zwischen Nitrit-Duftstoffen und AIDS!« In dieser Pressemitteilung konnte man lesen, daß James Curran, der stellvertretende Direktor des Zentrums für Infektionskrankheiten (an den CDC), Joseph Miller im November 1982 zu einem

Besuch bei den CDC eingeladen hatte und diesem bei dieser Gelegenheit von Seiten der CDC mitgeteilt wurde, daß »es keinen Zusammenhang zwischen nitrithaltigen Duftstoffen und AIDS gibt.«

Millers Pressemitteilung brachte schließlich folgende Erklärung: »Obwohl seine (Millers) Firma den Mißbrauch von HARDWARE oder QUICKSILVER als Inhalationsmittel nicht empfiehlt, bringen Mr. Miller und seine Firma ihre Erleichterung darüber zum Ausdruck, daß die staatlichen Untersuchungen klar belegen, daß ein Mißbrauch keine gesundheitlichen Risiken mit sich bringt.«

Wilson und Lauritsen berichten weiter, daß James Curran von den CDC sechs Monate später, am 27. September, einen Brief an Mr. Miller und an die Zeitschrift *Advocate* abgeschickt hat, wobei letztere den Brief nie abgedruckt hat. In diesem Schreiben hat Mr. Curran sein Treffen mit Miller bei den CDC nicht geleugnet, brachte aber sein Mißfallen über den Versuch von Mr. Miller, die gesundheitlichen Gefahren von Poppers zu übertünchen, unmißverständlich zum Ausdruck: »Von einem möglichen Zusammenhang mit AIDS abgesehen sind andere gesundheitliche Risiken durch den Mißbrauch dieser Pharmazeutika dokumentiert worden. Ihre Pressemitteilung und die im *Advocate*[5] erschienenen Anzeigen sind irreführend und geben ein falsches Bild von CDC-Befunden und ihren Implikationen ... Während es wenig wahrscheinlich ist, daß man Nitrite als die Hauptursache von AIDS betrachten wird, ist ihre Rolle als Kofaktor bei einigen der Krankheiten dieses Syndroms noch nicht ausgeschlossen worden. Ich bestehe ausdrücklich darauf, daß Sie von einem weiteren Mißbrauch und Fehlinterpretationen der CDC-Befunde Abstand nehmen.«

Es besteht eine hohe Wahrscheinlichkeit, daß die ersten fünf, die ersten fünfzig, ja die ersten hundert AIDS-Fälle alle einen erheblich Mißbrauch von nitrithaltigen Inhalationslösungen betrieben haben.[6]

Wie andere Rauschmittel waren Poppers keinesfalls rein. Wir zitieren hierzu wieder Wilson und Lauritsen: »Im Jahr 1981 haben die Stanford Medical Laboratories Proben von Poppers verschiedener Herkunft untersucht. Dabei fand man neben anderen Verunreinigungen Kerosin, Salzsäure und Schwefeldioxid.«

Eine Anzahl von Studien hat insbesondere einen Zusammenhang zwischen nitrithaltigen Präparaten und dem Auftreten des Kaposi-Sarkoms ergeben. Die überwältigende Mehrzahl der Personen, bei denen die Diagnose AIDS aufgrund des Auftretens eines Kaposi- Sarkoms gestellt wurde, sind Homosexuelle. Es ist eine unbestrittene Tatsache, daß es in Teilen der Schwulenszene einen starken Konsum der genannten nitrithaltigen Präparate gegeben hat, und daß der Konsum dieser Mittel in so hohen Dosen außerhalb dieser Kreise eine relative Seltenheit ist.

Es erhebt sich also die Frage, auf welche Weise nitrithaltige Inhalationslösungen zur Entstehung des Kaposi-Sarkoms beitragen könnten.

Die eine Antwort lautet, daß krebserregende Verbindungen (Nitrosamine) dann entstehen, wenn die Haut mit Nitriten in Verbindung kommt. Eine andere Erklärung wäre, daß es sich beim Kaposi-Sarkom nicht um eine Krebsform handelt, die die Blutgefäße befällt, sondern daß die Schäden durch eine Schwäche und Insuffizienz der Blutgefäße entstehen. Diese Insuffizienz ist keine maligne Entartung, sondern das Auftreten vieler Schäden an vielen Stellen aufgrund der gefäßerweiternden Wirkung der Nitrite. Diese wiederholte Einwirkung, und dazu noch in extrem hohen Dosen, könnte eine mechanische Insuffizienz der Gefäße verursachen, was wiederum zu Gewebschäden und Blutungen führt.

Wenn betroffene Personen an dem Kaposi-Sarkom sterben, was nicht oft vorkommt, sind es die inneren Blutungen dieser Gewebs- und Gefäßschäden, die zum Tode führen.

6. Drogen und AIDS: Ein Interview mit dem Verwalter einer AIDS-Klinik

Jack True ist Hypnotherapeut und hat seit 1982 Interviews mit ungefähr 600 AIDS-Patienten geführt. In den letzten anderthalb Jahren war er in der Verwaltung der Natural Therapies Medical Clinic in Santa Monica, Kalifornien, tätig.

Mr. True ist eine von mehreren Personen, mit denen ich über Hintergrundprofile von AIDS-Patienten gesprochen habe.[1] Da die veröffentlichten Studien dieser Art meist wichtige Faktoren auslassen, erhält man die wertvollste Information von Menschen wie Jack True. Seine Aussagen stimmen mit den Beobachtungen anderer Personen überein, mit denen ich über diese Fragen gesprochen habe.

Frage: Welches sind die häufigsten Faktoren, die sie bei Ihren Befragungen von AIDS-Patienten seit 1982 festgestellt haben?

Mr. True: Bei **allen** Personen, mit denen ich zu tun hatte, war ein erhebliches Ausmaß an Streß im Spiel, also Streß im Beruf, in ihren Beziehungen, auch in ihrem Freizeitverhalten. Im großen und ganzen sind es Menschen, die man als »Partygänger« bezeichnen könnte. Leute, die das Nachtleben lieben, erhebliche Mengen Drogen konsumieren – Rauschmittel und Pharmazeutika – und dazu auch promisk sind.

Frage: Welchen Anteil hatten hier die Homosexuellen?

Antwort: Etwa 70% der Personen war homosexuell, 15% bisexuell und 10% heterosexuell.

Frage: Welche Faktoren haben Sie bei den heterosexuellen Personen am häufigsten angetroffen?

Antwort: Drogenkonsum, verschiedene Rauschmittel und Pharmazeutika. Der Faktor Promiskuität spielte keine so große Rolle. Bisweilen ja, aber insgesamt nicht so stark.

Frage: Sind Sie der Ansicht, während ihrer bisherigen Zeit an der Klinik einen repräsentativen Querschnitt von AIDS-Patienten gesehen zu haben?

Antwort: Ich habe sehr wenige ungebildete Personen gesehen. Die meisten waren Menschen mit beruflichen Qualifikationen, also Ingenieure, Buchhalter, Psychologen, Menschen aus der Unterhaltungs- und Showbranche oder aus der Gastronomie ... Die zehn Fälle, die ich Ihnen zitiere, sind die Norm für das, was ich gesehen habe. Der erhebliche Konsum an Drogen und Pharmazeutika ist auf jeden Fall vertreten, ja er sticht förmlich als Schlüsselfaktor ins Auge. Dabei findet man sozusagen verschiedene Richtungen. Bei einem waren es mehr Schmerzmittel, beim anderen große Mengen Antibiotika, beim nächsten diverse Rauschmittel und Drogen, die in großen Mengen über einen längeren Zeitraum eingenommen wurden. Mit dem Wort AIDS setzt man gewissermaßen noch einen drauf und erzielt eine suggestive Wirkung, die diese Menschen noch zusätzlich schwächt.

Das folgende ist eine Zusammenfassung von zehn repräsentativen Fällen, die mir von Mr. True berichtet worden sind.

1. Fall: Dreißigjähriger, weißer, bisexueller Mann, verheiratet, Kinder. Leidet an Candida- und Pilzinfektionen. Ein sehr unruhiger, angespannter Mensch. Es kam heraus, daß er in Phoenix einen homosexuellen Liebhaber hatte. Dies war nur über seinen Bruder bekannt geworden, der versucht hatte, ihn als AIDS-Fall zu registrieren und einsperren zu lassen. Er hatte hauptsächlich viel Alkohol getrunken und Kokain geschnupft. Da er nur zögerlich Dinge über sich preisgibt, ist es schwer, an alle krankheitsrelevanten Faktoren heranzukommen. Vor kurzem erzählte er zum ersten Mal von einem fünfjährigen Aufenthalt in einer anderen Stadt, wo er regelmäßig in Sauna-Clubs verkehrte. Spielen hier also wiederholte Geschlechtskrankheiten auch eine Rolle?

2. Fall: 27 Jahre alt, weiß, homosexuell, gebildet. Arbeitete drei Jahre lang als Angestellter in einem Sauna-Club in New York. Begann sich im Alter von 17 Jahren zu prostituieren. Leidet seit drei Jahren an Kaposi-Sarkom. Als Angestellter in der Sauna wurde er für die Vermittlung von Zimmer an Kunden meist mit Drogen bezahlt. Hat seit früher Jugend viele Drogen genommen, unter anderem Angel Dust, Kokain, Marihuana, Poppers, Beruhigungsmittel, Quaaludes, MDA, LSD und große Mengen Antibiotika. Ist in die SM-Szene hineingeraten, auf der Masochismus-Seite, und hat sich auf immer brutalere Spiele eingelassen, um überhaupt etwas zu empfinden, da sein Körper durch die vielen Drogen bereits so abgestumpft war. Lebt fast ausschließlich von Fast Food.

3. Fall: Ein 32-jähriger, weißer Homosexueller. Leidet seit etwa einem Jahr an Kaposi-Sarkom. Sieht sehr gut aus, aber »ein einziger

kleiner Pickel bringt ihn völlig aus der Fassung.« Seine Hauptdroge waren Steroide, die er über einen längeren Zeitraum eingenommen hatte, um seine Muskeln aufzubauen. Hat auch große Mengen Eisen eingenommen. Schließlich machte er eine Pneumocystis-carinii-Pneumonie durch. Er hatte fünf Jahre lang jeden Tag Marihuana geraucht und ständig MDA und Poppers in den Sauna-Clubs genommen. Analrezeptiv. Nimmt seit zwölf Jahren prophylaktisch Antibiotika, damit er keine Pickel bekommt. Ein Arzt in New Jersey hat ihm diese zuerst verschrieben, zusammen mit Kortison und Hormonsalben.

4. Fall: 52 Jahre alt, weiß, homosexuell. 1986 wurde in London die Diagnose Prä-AIDS gestellt. Führt das übliche Geschäftsleben voller Streß. Bei ihm kann man nicht von starkem Drogenkonsum sprechen, aber es kommt einiges zusammen: Alkohol, Marihuana, regelmäßig Schlaftabletten, Schmerztabletten, stimmungsaufhellende Pharmazeutika, gelegentlich Speed. Bevorzugt den aktiven Part. Hat eine Vorgeschichte von entzündlichen Störungen und Harnröhrenbeschwerden.

5. Fall: 34 Jahre alt, homosexuell. Hat eine Pneumocystis-carinii-Pneumonie durchgemacht. Absolvierte regelmäßig 18-Stunden-Arbeitstage. War nie besonders gesund. Erheblicher Drogenkonsum und zwanzig bis dreißig Tassen Kaffee täglich. Früher Speed, Valium, Marihuana, Thorazin und auch Alkohol. Hatte Syphilis und Gonorrhoe durchgemacht, letzteres häufig, und entsprechend große Mengen Antibiotika eingenommen.

6. Fall: 34 Jahre alt, bisexuell, männlich. Gewichtsverlust, abgemagert, lebt ausschließlich von Fast Food, fixt Heroin, auch Kokain und nimmt andere Drogen. Er hat eine lange Vorgeschichte von Gonorrhoe, welche momentan vorne und hinten auftritt, häufige Reinfektionen. Hat große Mengen Antibiotika eingenommen.

7. Fall: 25 Jahre alt, heterosexuell. Hatte eine Lungenentzündung, die Diagnose Pneumocystis-carinii-Pneumonie konnte jedoch nicht eindeutig gestellt werden. In der Zeit, in der er in Miami lebte, hatte er ebenfalls Pilzinfektionen. Jede Woche hatte er Verkehr mit vier bis fünf neuen Partnerinnen. Eine lange Vorgeschichte von Antibiotikabehandlungen wegen Geschlechtskrankheiten, aber auch »um mögliche Infektionen zu verhindern.« In Miami hatte er mit Drogen gehandelt und selber Kokain, Speed und Beruhigungsmittel genommen.

8. Fall: 44-jähriger Däne, weiß, homosexuell. Etwas promisk, war 25 Jahre lang ein schwerer Alkoholiker und schloß sich vor kurzem den Anonymen Alkoholikern an. Hatte eine schwere Operation und eine Transfusion nach einem schweren Autounfall. Hat sich schlecht davon erholt und begann Gewicht zu verlieren.

9. Fall: 54-jähriger Mann, bisexuell, Frührentner mit Halbtagsstelle. Hatte 20 Jahre viele wechselnde Partner, verkehrte viel in einschlägigen Sauna-Clubs. Mußte sich einer immunsuppressiven Chemotherapie wegen eines Krebsleidens unterziehen. Hepatitis B und Geschlechtskrankheiten in der Vorgeschichte. Bekam oft Gammaglobuline 3 gespritzt. Nahm über die Dauer von 5 bis 10 Jahren Amphetamine.

10. Fall: 35 Jahre, heterosexueller Mann. Hat während seiner Zeit in Europa Pneumocystis-carinii-Pneumonie und schwere Herpes durchgemacht, Hepatitis A und B und mehrmals Geschlechtskrankheiten. Hat ebenfalls oft Gammaglobuline bekommen. Fixt regelmäßig Heroin, promiske Lebensweise. Trinkt jeden Tag Alkohol seit sechs Jahren (durchschnittlich fünf Drinks am Tag).

Ich möchte hiermit nicht den Eindruck erwecken, es gäbe keine rätselhaften Fälle, die als AIDS diagnostiziert worden sind und in denen die immunsuppressiven Faktoren schwieriger zu finden sind. In diesen schwer durchschaubaren Fällen, wie in anderen, kann Syphilis beteiligt sein. Ich möchte aber auch klarstellen, daß es viele Kliniker und Behandler gibt, die die zehn oben angeführten Fälle auch nach ihrer Erfahrung als normal und typisch bezeichnen würden.

Die Verbindung von einem starken Konsum an Drogen, Pharmazeutika und Rauschmitteln mit Geschlechtskrankheiten ist allen Fällen gemeinsam. Mit anderen Worten, bei diesen Menschen liegt eine Immunschwäche **bereits vor**, die durch Faktoren verursacht wurde, die nichts mit HIV zu tun haben.

7. Jahrein, Jahraus Antibiotika: Mehr über AIDS und Chemie

Es gibt viele Berichte über den massiven Mißbrauch von Antibiotika in bestimmten Teilen der Schwulenszene während der letzten fünfzehn Jahre. Besonders die Personen, die immer wieder in Krankenhäusern behandelt wurden, sind ein trauriges Beispiel für den allgemeinen, anhaltenden Mißbrauch dieser Mittel. Aus den Berichten von einigen Klinikern, die Befragungen von Personen mit AIDS durchgeführt haben, kennen wir Fälle, in denen Antibiotika über einen Zeitraum von zehn Jahren ununterbrochen eingenommen haben.

Diese Praktiken fingen in den Sechziger Jahren an. Ein Homosexueller, der zum Beispiel seinen Urlaub in Puerto Rico verbringen wollte, bat seinen Arzt vorher um eine Verordnung von Antibiotika, da man nicht sicher sein konnte, das Gewünschte auch in Puerto Rico zu erhalten. Dieser Bitte sind viele Ärzte gerne nachgekommen.

Nach seiner Rückkehr in New York blieb unser Mann bei der prophylaktische Einnahme, zum Beispiel wenn ein Wochenende in einer Sauna bevorstand. Das heißt, er hat sich mit Tetrazyklinen vollgestopft, um gegen eventuelle Gonokokken gewappnet zu sein. Dieser Kreislauf setzte sich immer weiter fort, bis die Einnahme von Antibiotika zu einer täglichen Gewohnheit wurde, oder wie es die Physiologin Joan McKenna aus San Francisco einmal formulierte, » ... um die Möglichkeit eines Pickels auszuschließen.«

Anhaltender Mißbrauch von Antibiotika hat zwei Hauptwirkungen. Zum einen kommt es zur Bildung von Antibiotika-resistenten Erregern, die dann noch schwerer zu behandeln sind, und zum anderen gerät das Gleichgewicht der im Körper ständig vorhandenen und auch lebenswichtigen Bakterien (Darmbakterien! Anm. d. Übers.) aus den Fugen, welches sich im Verlauf der Evolution herausgebildet hat.

Es gibt Fälle, in denen die Antibiotika ihre gewünschte Wirkung bei Infektionen schuldig bleiben und der Arzt, der nicht weiß, daß es sich um eine genetisch erworbene Erreger-Resistenz gegen Antibiotika handelt, den voreiligen Schluß zieht, daß der Patient bereits so immunschwach ist, »daß die Antibiotika gar nicht mehr wirken.«

Was wiederum zur Fehldiagnose AIDS führen kann.

Durch Antibiotikamißbrauch entsteht im Körper ein Ungleichgewicht von Bakterien, bei dem die schädlichen Mikroorganismen in Teilen des Körpers die Oberhand gewonnen haben, in denen ihre natürlichen Gegenspieler bereits radikal wegtherapiert wurden.

Die Salmonellen- und Candida albicans-Erkrankungen sind zwei gute Beispiele hierfür.

Nach der CDC-Definition von AIDS vom 4. September 1987 gelten beide oben genannten Erkrankungen als Hinweise auf eine AIDS-Erkrankung, obwohl beide Infektionen sich allein auf dem Boden des Antibiotikamißbrauchs entwickeln können.

Andere Beispiele wären Streptokokken, Proteus- und Pseudomonasbakterien. Infektionen durch jede dieser Bakterienarten allein könnten als AIDS definiert werden.[1] Wenn Sie wollen, können Sie sich auf die Weisheit ihres Arztes verlassen und davon ausgehen, daß er über diese besonderen, gleichgewichtsstörenden Wirkungen des Antibiotikamißbrauchs Bescheid weiß – Tatsache ist aber, daß die meisten Ärzte sich dieses potentiell wichtigen Krankheitsfaktors entweder nicht bewußt sind oder ihn schlichtweg ignorieren.

1. In manchen Teilen der Dritten Welt, aus denen AIDS- Fälle berichtet werden, ist der Mißbrauch der Antibiotika enorm angestiegen. Ein Rezept ist selten erforderlich, die Präparate werden über die Ladentheke verkauft und dann injiziert oder eingenommen.

2. Chloramphenicol, ein Antibiotikum mit schweren Nebenwirkungen, dessen Einsatz in den Vereinigten Staaten einer strengen Überwachung unterliegt, wird nach Brasilien, einigen afrikanischen Ländern und Mexiko ausgeführt, wo es frei verkäuflich ist. Dieses Präparat kann das Knochenmark schädigen und auf diese Art und Weise zu Immunschwäche führen.

3. Manche Antibiotika hemmen die Eiweiß-Synthese und schwächen auf diese Weise die Immunleistung. Die universal eingesetzten Tetrazykline fallen in diese Kategorie.

4. Es ist wahrscheinlich, daß bestimmte Bakterienstämme, die keine direkten Krankheitserreger sind, dem Körper nutzen, indem sie das Immunsystem »trainieren« und so dessen Funktion erhalten. Durch den Mißbrauch von Antibiotika werden auch diese nützlichen Stämme eliminiert.

5. Physiologisch notwendige Hautbakterien wirken wie ein selbständiges Immunsystem und schützen gegen Erreger wie Staphylokokken, Streptokokken, Neisseria (die Erreger von Gonorrhoe und Meningitis gehören zur dieser Gruppe) sowie gegen das Clostridium- und Cornebakterium. Auch hier können Antibiotika sozusagen »in einem Aufwasch« Freund und Feind gleichermaßen wegputzen.

6. Wie bereits zuvor erwähnt gibt es eine Reihe von Klinikern, darunter auch die Physiologin Joan McKenna aus San Francisco, die nach vielen Befragungen von AIDS-kranken Schwulen von einer Langzeitanwendung von Antibiotika als Prophylaxe gegen die Möglichkeit von Geschlechtskrankheiten berichten, d.h. **eine mehr oder weniger ständige Einnahme über einen Zeitraum von 10-15 Jahre und noch länger** registrierten. Man kann bei solchen Personen wohl mit Fug und Recht vom Vorhandensein Antibiotika-resistenter Bakterienstämme ausgehen sowie von der Tatsache, daß diese resistenten Bakterienstämme in gehörigen Konzentrationen innerhalb der Schwulenszene »herumgereicht« wurden. Viele Ärzte sind natürlich verblüfft, wenn bakterielle Infektionen bei diesen Personen nicht auf Antibiotika ansprechen. Und so beginnt ein AIDS-Mythos: Bakterielle Infektionen und ihre Therapieresistenz sollen ganz allein auf die immunsuppressive Wirkung des HIV zurückzuführen sein.

7. In England hat man Staphylokokkenstämme entdeckt (Bezeichnung »80«), die schwerere Infektionen hervorrufen als alle bislang bekannten Staphylokokkenarten. Es besteht durchaus die Möglichkeit, daß manche Bakterien durch die Antibiotikatherapie noch an Widerstandskraft hinzugewinnen, abgesehen von der Tatsache, daß sie dann noch therapieresistenter werden.

8. Haemophilia B, ein Erreger, der bei Lungenentzündungen und anderen Krankheiten eine Rolle spielt (nach der CDC-Definition reicht Pneumonitis aus, um AIDS zu diagnostizieren), zeigt eine zunehmende Resistenz gegen Antibiotika. Dieser Prozeß begann wahrscheinlich bereits in den Fünfzigerjahren und setzte sich bis in die Gegenwart fort.[2]

Meiner Ansicht nach sollte ein Arzt, der Antibiotika gefälligkeitshalber und anhaltend als »Vorbeugungsmaßnahme« verordnet, sich vor dem Gesetzgeber dafür verantworten müssen. Wenn die staatlichen »Centers for Disease Control« wirklich etwas tun wollten, um Krankheiten Einhalt zu gebieten, wäre die Vorlage eines entsprechenden Gesetzesentwurfs zur Verabschiedung durch den Kongreß eine höchst geeignete Maßnahme, um das Niveau des medizinischen Wissens bei den praktizierenden Ärzten schlagartig anzuheben.

Ich möchte an dieser Stelle kurz darauf verweisen, daß der Leiter der CDC, Dr. James O. Mason, die Position eines Bischofs bei den Mormonen innehatte und damit ein hohes Amt bei einer Glaubensgruppe bekleidete, die sich stark zu einer vorbeugenden Medizin bekennt. In der Tat hat das im Ausland tätige medizinische Missionsprogramm dieser Kirche, das früher von Dr. Mason geleitet wurde, in den Ländern der

Dritten Welt ein großes Gewicht auf eine vorbeugungsorientierte gesundheitliche Beratung gelegt.

Es ist in der Tat überraschend, daß die skandalöse Rolle, die der Mißbrauch von Antibiotika sowohl als Krankheitsursache als auch bei der Züchtung resistenter Erreger spielt, von Dr. Mason nicht entschlossener angeprangert wurde.

Was geschieht denn eigentlich, wenn ein Individuum Antibiotika in Mengen zu sich nimmt, für die sie niemals gedacht waren, dazu genug Amyl- und Butylnitrit inhaliert, um ein ganzes Regiment zu versorgen, und innerhalb von zwei Jahren ein dutzendmal mit diversen Stämmen von Gonokokken oder mit Syphilis infiziert wird? Eine mögliche Antwort wäre, daß sein Immunsystem aufs schwerste geschädigt wird, so daß Mikroorganismen, die dem Körper normalerweise nicht schaden, wie die Pneumozystis-Protozooen, in einer ungewohnt heftigen Weise reagieren, einer Art und Weise, die wir uns irrelevanterweise angewohnt haben, als AIDS zu bezeichnen.

8. Pestizide- und Pharmazeutika-Entsorgung in der Dritten Welt – auch eine Form von AIDS?

Wie David Weir und Mapiro in ihrem aufsehenerregenden Buch *Circle of Poison* (Institute for Food and Development Policy, San Francisco, 1981) berichten, wurde das sogenannte Parathion, einer der »Hauptkiller« unter den Pestiziden, ursprünglich von Nazi-Wissenschaftlern während des Zweiten Weltkriegs als Kampfstoff entwickelt. Nach einer geringfügigen Veränderung der Formel wurde ein Pestizid daraus; in seiner gegenwärtigen Form ist diese Verbindung für den Menschen immer noch sechzigmal toxischer als DDT, und es wird in der gesamten Dritten Welt vertrieben.

Das in den Vereinigten Staaten verbotene Phosvel wurde in den Siebzigerjahren in der Dritten Welt vertrieben und befindet sich möglicherweise noch in Lateinamerika im Handel. Die Phosvel-Opfer wurden als »Zombies« bezeichnet. Die Betroffenen sterben langsam und qualvoll, am Ende treten auch Lähmungen auf und der Tod tritt durch Ersticken und Sauerstoffmangel ein.[1] Forscher, die sich in einem anderen Kontinent befinden, sollten bei Berichten über Landarbeiter, die an Gewichtsverlusten und zunehmender Bewegungsunfähigkeit leiden, nicht nur an eine Viruserkrankung denken.

In den späten Siebzigerjahren besuchte ein Professor aus Nairobi ein Pestizidwerk in Kenia, in dem das Produkt BHC hergestellt wurde und der Schutz der Arbeiter gegen dessen toxische Wirkung gleich null war: »Die Augen der Arbeiter waren eingefallen und sie sahen allesamt so aus, als hätten sie TBC.«[2] Kranke Arbeiter werden einfach gefeuert.

Wenn der Verkauf gefährlicher Pestizide in die Dritte Welt von Regierungsseite verurteilt oder gar verboten wird, unterlaufen westliche Konzerne diese Schranken, indem sie sogenannte Formulatorwerke in Ländern der Dritten Welt errichten. Die Bestandteile der verbotenen Pestizide werden gesondert an diese Werke versandt und dort zusammengestellt, meist ohne jegliche Sicherheitsvorschriften.

In ihrer schlimmsten Form sind diese Werke kleine, örtliche Betriebe, die wie Schwarzbrennereien betrieben werden. In Brasilien schätzt man die Zahl dieser Hinterhof-Giftküchen auf circa 8000.

Wenn man dann bedenkt, daß Brasilien gegenwärtig eine starke Zunahme verschiedener bekannter Krankheiten wie auch eine Zunahme der endemischen Mangelernährung erlebt, kann man sich gut vorstellen, daß die ungebremste chemische Infusion von 8000 Gifteinleitern leicht für das gebietsweise Auftreten von »neuen« Krankheiten mit Kräfteverfall und Schwund (wasting diseases) verantwortlich sein könnte. Da man andere ursächliche Faktoren zu ignorieren pflegt, wäre die Diagnose AIDS nach der gegenwärtigen Mode in der Medizin rasch gestellt.

Und wie sieht die Zukunft der Pestizide aus? Die Ernährungs- und Landwirtschaftsorganisation der Vereinigten Nationen (FAO, Food and Agriculture Organisation) schätzt, daß es sich bei 67% des in den unterentwickelten Ländern verwendeten Saatguts bis zum Jahr 2000 um sogenannte »verbesserte« Sorten handeln wird. Diese Sorten werden größere Erträge liefern, bei vermehrter Anfälligkeit für Schädlinge, ein Vorteil, den man sich mit einem noch höheren Einsatz von Pestiziden erkaufen muß. Die Autoren Weir und Shapiro berichten, daß die großen Hersteller von Pestiziden gegenwärtig dabei sind, sich einen Großteil der Weltmarkts für Saatgut durch entsprechende Aufkäufe von Saatgutfirmen zu sichern. Für die Entwicklung von Saatgut, das auf Düngemittel und Pestizide **angewiesen ist,** sind eben jene Mutterkonzerne verantwortlich.

Die von Weir und Shapiro erstellte Tabelle der »jüngsten Übernahmen nordamerikanischer Saatgutfirmen« läßt keinen Zweifel daran, daß »Besseres Leben durch mehr Chemie« wohl der Leitspruch einiger dieser großen Konzerne sein dürfte. Zu den Pharmariesen, die sich beim Aufkaufen von Saatgutfirmen hervorgetan haben, gehören Upjohn, Sandoz, Pfizer, Monsanto und Ciba-Geigy.

Wenn man in diesem Zusammenhang die Tatsache bedenkt, daß etwa 40% der in den Vereinigten Staaten verkauften Antibiotika an die industrielle Tierzucht als Beigaben in den kommerziellen Futtermitteln abgesetzt werden, erkennt man eine Gemeinschaft mit tief verflochtenen Interessen: Pestizide, Pharmazeutika, Landwirtschaft.

Es ist schwierig, spezifische Pestizide auf ihrem Weg von den Vereinigten Staaten oder Europa nach bestimmten afrikanischen Ländern oder nach Brasilien zu verfolgen. Nach bisherigen Erfahrungen besagt jedoch die Faustregel, daß die **giftigsten** Pestizide in der Dritten Welt zur Anwendung gelangen und daß ihre Zusammenstellung und Anwendung dort in der Regel von einer erschreckenden Mißachtung jeglicher Sicherheitsvorkehrungen begleitet ist. Letzteres ist einerseits durch einen Mangel an Gesetzen bedingt, aber auch dadurch, daß die auf den Behältern aufgedruckten, englischsprachigen Gefahrenhinweise für die meisten Menschen, die mit diesen Stoffen umgehen, unverständlich sind.

Durch Bücher wie *Circle of Poison* erfahren wir von Landarbeitern, die an extremen Symptomen durch relativ oberflächlichen Kontakt mit diesen Substanzen zu leiden hatten. Da hören wir zum Beispiel vom Arbeiter in Guatemala, der alte Colaflaschen zum Abfüllen von Parathion für die Bauern am Ort verwendete – ohne Schutzvorkehrungen, ohne Verschlüsse an den Flaschen, ohne Aufschriften oder Gefahrenhinweise.

Oder den Phosvel-Fall, der ebenfalls im oben genannten Buch angeführt wird. Das texanische Herstellerwerk dieses Pestizids mußte 1976 schließen, da Störungen des Zentralnervensystems bei den Arbeitern aufgetreten waren. »Von ihren Kollegen wurden sie 'Phosvel-Zombies' genannt, da sie an schweren Koordinationsstörungen litten und nicht mehr richtig arbeiten oder klar reden und denken konnten.«

Es kam zu einem Skandal. Die Arbeiter verklagten den Hersteller Velsicol. Ungerührt hiervon, ging der Verkauf in die Dritte Welt weiter. Und das, obwohl es 1971 in Ägypten zu einer » ... in den Medien vielbeachteten Phosvel-Epidemie gekommen war ... bei der über 1000 Wasserbüffel und eine unbekannten Zahl von Landbewohnern ihr Leben lassen mußten.«

Phosvel gehört zu den organischen Phosphorpestiziden. Folgende Symptome[3] können durch organische Phosphorpestizide hervorgerufen werden: Kopfschmerzen, Schwindel, grippeähnliche Symptome, starker Schweiß, Gehschwierigkeiten, Durchfall, viele Arten von Hautstörungen sowie mit Verzögerung auftretende Nervenkrankheiten.

Und nun wollen wir uns folgendes noch einmal ins Gedächtnis rufen: nach Angaben von der WHO sind **Kopfschmerzen** ein wichtiges Symptom für das »Frühstadium einer HIV-Erkrankung.«[4] Viele Forscher geben an, daß es bald nach der Infizierung mit HIV zu »leichten, grippeartigen Symptomen« kommt. **Nachtschweiße** werden als ein Prä-AIDS Symptom angesehen. **Schwäche der Beine** gelten als Frühsymptom der AIDS-Demenz. **Durchfall** kann auch ein Indiz für Prä-AIDS sein und ist auch eines der Hauptsymptome von AIDS in der Dritten Welt. Bei AIDS-Patienten finden sich auch oft **zahlreiche Hautausschläge und Hautstörungen**. **Nervenkrankheiten** sind die Ursache für die AIDS-Demenz.

Mit anderen Worten, die durch Organosphosphate hervorgerufenen Symptome lesen sich wie die für AIDS aufgelisteten Symptome.

Es gibt mindestens drei weitere Hauptkategorien von Pestiziden: die

Kohlenwasserstoff-Pestizide, die Nitrophenole und die Chlorophenoxy-Herbizide. Wie wir sehen können, stimmen die Symptome, die diese Substanzen hervorrufen können, ebenfalls mit den Symptomen von AIDS und Prä-AIDS überein.

Kohlenwasserstoff-Pestizide: Hautreizungen, Hautausschläge, Störungen des Nervensystems, Schwäche, Appetit- und Gewichtsverlust.

Nitrophenole: Schweiße, Kopfschmerzen, Fieber, Hautausschläge, Gewichtsverlust.

Chlorophenoxy-Herbizide: Hautausschläge, Muskelschwäche, Nervenkrankheiten. Manche dieser Herbizide sind mit Dioxin verunreinigt, einem der giftigsten und gefährlichsten Stoffe, die man überhaupt kennt.

Die Pestizide Aldrin und Dieldrin, deren Einsatz beide in den Vereinigten Staaten eingeschränkt worden ist, werden zusammen mit Lindan und DDT bedenkenlos auf den afrikanischen und lateinamerikanischen Märkten abgeladen: Die WHO schätzt, daß es in diesen Regionen jährlich zu 5000 Todesfällen und 500.000 Vergiftungsfällen durch Pestizide kommt.

Das bereits mehrfach erwähnte Buch *Circle of Poison* berichtet, wie das DDT, dessen landwirtschaftliche Anwendung ab 1972 in den Vereinigten Staaten verboten wurde, von der Firma Montrose Chemical weiter hergestellt worden ist. Zehn Jahre später erfuhr die Umweltschutzbehörde vom Hersteller, daß dieses Pestizid im Jahr 1980 an 21 Partner im Ausland verkauft worden war.

Das DDT wurde einst als ein wahrer Segen betrachtet, da es die Moskitos tötete, die die Malaria verbreiteten. Nun hat sich aber die Malaria mit Macht zurückgemeldet, trotz des Einsatzes von immer größeren Mengen an DDT und anderen Präparaten. Die neuen Moskitostämme sind gegen mehrere Pestizide gleichzeitig resistent und verursachen gegenwärtig zum Beispiel in Sri Lanka an die zwei Millionen Fälle von Malaria im Jahr. Zu einem Zeitpunkt, als das DDT noch die gewünschte Wirkung zeigte, war die Krankheit auf ganze 23 Fälle jährlich zurückgegangen.

Mit der Entwicklung der resistenten Moskitos liegt ein zweifaches Problem vor, das der Malaria selbst, und das der hochgiftigen, aber letztlich unwirksamen Pestizide, mit denen man immer noch versucht, den Insekten zu Leibe zu rücken. Obwohl ungiftige Methoden bereits eingeführt worden sind (z.B. sterile männliche Moskitos), haben die Pestizidhersteller diesen lukrativen Markt noch keineswegs aus der Hand gegeben.

Darüberhinaus sollte man die Aufmerksamkeit noch auf die nebenwirkungsträchtigen und gefährlichen Pharmazeutika lenken, die von westlichen Herstellern in die Dritte Welt verkauft werden.[6]

Darunter sind auch Präparate, deren Nebenwirkungen eine Immunschwäche hervorrufen können, auf deren Basis sich opportunistische Infektionen dann breitmachen – also das Muster, das AIDS zugeschrieben wird. Leider sehen unsere staatlichen Gesundheitsbehörden kein Anlaß, diese Faktoren in ihre »AIDS-Krankheits-Gleichung« aufzunehmen.

Tetrazykline, Antibiotika, die die Leber wie auch die Zähne und die Knochen schädigen können und bei sehr jungen Kindern überhaupt nicht eingesetzt werden sollten, sind in der Dritten Welt häufig frei verkäuflich, also ohne Rezept erhältlich. In Länder wie Nicaragua, Brasilien und Argentinien werden Nebenwirkungen bei den Anwendungshinweisen für den Arzt nicht mitaufgeführt. Die Hersteller? Dow, Pfizer, Dumex, Lepatit, Lederle – die übliche internationale Besetzung, wie bei den meisten dieser Pharmazeutika.

Squibb stellt ein Vitaminpräparat mit dem Namen Verdivitone her, das in Bangladesh frei verkäuflich ist, einem Land, in dem 50 bis 60% der Bevölkerung an Leberstörungen leidet. Verdivitone hat einen Alkoholgehalt von 17% und ist bei Personen mit Leberstörungen kontraindiziert. Die im Lande betriebene Produktwerbung verspricht »Vitalität und Energie«.

Der Pharmariese Ciba-Geigy vertreibt ein Schmerzmittel mit dem Namen Cibalgin, das im Mozambique frei verkäuflich ist. Dieses Mittel enthält den Wirkstoff Aminopyrine, das in den Vereinigten Staaten und in einigen europäischen Ländern verboten worden ist, da es mit Blutkrankheiten in Verbindung gebracht worden ist. Bei Personen, die dieses Präparat eingenommen haben, sind schnell auftretende Anämien beobachtet worden, auf deren Grundlage opportunistische Infektionen ausgebrochen sind, die zum Tode geführt haben. Zu den weiteren Nebenwirkungen von Cibalgin gehören Erbrechen, Nierenstörungen und das Auftreten von roten Beulen am Körper.

Das bereits früher erwähnte Chloramphenicol, das von Parke Davis, McKesson, Boehringer und Beacon hergestellt wird, hat zu Todesfällen und schweren Anämien geführt. Bei den in der Dritten Welt angesiedelten Tochterfirmen der genannten Pharmariesen ist die Werbung und Vermarktung dieses Produkts noch im vollen Gange.

Etwa 20 % der Umsätze der großen Pharmahersteller werden in der Dritten Welt erzielt und liegen bei etwa 20 Milliarden US-Dollar im Jahr.

Der westdeutsche Hersteller Hoechst stellt das Schmerzmittel Dipyrone her, ein Produkt, das ebenfalls in Brasilien und in weiten Teilen Afrikas frei verkäuflich ist. Auch dieses Mittel kann Anämien sowie eine resultierende Immunschwäche hervorrufen, und aus diesen Gründen ist Dipyrone in den Vereinigten Staaten nicht mehr zugelassen.

In Afrika finden sich etwa dreißig dipyrone- oder aminopyrinehaltige Präparate in den gängigen Leitfäden für Ärzte. In diesen werden Sie als »Schmerzmittel für kleinere Beschwerden« angeführt.[8]

Schließlich wären da noch die Todesfälle von Säuglingen, bei denen Durchfall und Mangelernährung[9] mit den von Abbot, American Home Products, Nestlé und Bristol-Meyers hergestellten Milchformeln in Zusammenhang gebracht wurden. Die weltweit durch Milchformeln für Säuglinge und dem Fehlen von Muttermilch bedingten Todesfälle wurden im Jahr 1980 auf **eine Million** geschätzt.

Im Lichte dieser kurzen Schilderung des Einsatzes von Pestiziden und Pharmazeutika in der Dritten Welt ist die aktuelle WHO-Interpretation einer fachgerechten AIDS-Diagnose recht erhellend. Diese wurde von Dr. Piot und Dr. Colebunders in *AIDS, a Global Perspective*, formuliert, das von der WHO herausgegeben und im *Western Journal of Medicine* vom Dezember 1987 veröffentlicht wurde. Bei der Definition der AIDS-Diagnose feiern die beiden genannten Autoren »die Eliminierung der Notwendigkeit des Fehlens anderer Ursachen für Immunschwäche.« Im Klartext bedeutet dies, daß es nicht mehr erforderlich ist, beim Patienten nach den möglichen Ursachen der Immunsuppression zu forschen. Es ist also damit zum Standardverfahren geworden, eine ganze Anzahl von Sünden und Belastungsfaktoren zu übergehen und ganz einfach die Diagnose AIDS zu stellen.

Diese wahrhaft erstaunliche WHO-Richtlinie impliziert, daß der HI-Virus von nun an für alle Formen von Immunschwäche verantwortlich ist. Die Tatsache, daß keine unserer Medien diese bizarre Wende bemerkt oder aufgegriffen hat, kann man nur als einen Skandal bezeichnen.

9. Vorhang auf für AZT

Ein Präparat, das eine immunsuppressive Wirkung entfaltet, ist zugleich auch das einzige zugelassene Medikament zur Behandlung von Menschen, bei denen die Diagnose AIDS gestellt worden ist. Wir haben es daher mit einer wichtigen Substanz zu tun, nämlich mit AZT (in der BRD »Retrovir«).

Wer als HIV-positiv diagnostiziert wird[1], dessen Organismus also Antikörper gegen den HI-Virus gebildet hat, wird dadurch schon ein Kandidat für die derzeitige Therapie der Wahl. Denn auch in Fällen, in denen die »Betroffenen« noch gar keine Symptome zeigen, sind Ärzte in den Vereinigten Staaten (und der Bundesrepublik) dazu übergegangen, ihren Patienten zu einer Behandlung mit AZT zu raten. Diese schon als pervers zu bezeichnende Entwicklung wurde in einem Artikel auf der ersten Seite der *New York Times* besprochen.[2]

Anstatt nach der ursprünglichen Absicht der FDA zu handeln und AZT nur in verzweifelten Fällen zu verordnen, ist eine große Anzahl von Ärzten dazu übergegangen, AZT bei Patienten zu verordnen, **die keine Symptome haben.**

Bei einer AIDS Konferenz, die von dem Institute of Medicine im September 1987 in Washington abgehalten wurde, war es William Hazeltine, Leiter der pharmakologischen Abteilung an dem Dana Farber Cancer Institute in Boston, der einen noch viel weiterreichenden Vorschlag zum Einsatz von AZT machte. Nach den Vorstellung von Mr. Hazeltine sollte man dieses Mittel Personen verordnen, die als besonders AIDS gefährdet gelten, auch wenn der Test nicht positiv ausfällt. Mit anderen Worten, AZT als vorbeugende Maßnahme.

Man sollte also eine vorbeugende Therapie mit einem Medikament betreiben, welches das Knochenmark schädigt, der Ort im Körper, wo das Rohmaterial für Immunzellen hergestellt wird. Ein Mittel, das zudem schwere Anämien hervorruft, als vorbeugende Maßnahme. Welch Fürsorge!

Am 20. Oktober 1987 hielt Dr. Jonathan Mann, AIDS-Direktor bei der Weltgesundheitsorganisation, eine besondere Rede vor der Vollversammlung der Vereinigten Nationen. Dr. Mann berichtete unter anderem: »Wir haben bemerkenswerte Fortschritte bei der Behandlung der AIDS-Virusinfektion gemacht. Ein einziges Medikament, Zidovudine, auch AZT (Retrovir) genannt, hat sich bei der Behandlung von einigen Kategorien von AIDS als wirksam erwiesen; obwohl AZT einige schwere Nebenwirkungen hat und recht teuer ist ($ 8000 bis 10.000 pro Jahr und Patient), vermag es doch das Leben von Personen mit AIDS zu verlängern... In jüngster Zeit wurden Versuche gestartet, um festzustellen, ob AZT oder andere Medikamente bei gesunden, HIV-positiven Personen das Fortschreiten der Krankheit zum AIDS-Vollbild verhindern können. Ein solcher Schutz gegen AIDS wäre sowohl für den einzelnen als auch für die Volksgesundheit von enormer Bedeutung.«

Diese »Verhinderung des Fortschreitens« von HIV-positiv zum Vollbild einer AIDS-Erkrankung, die nach Ansicht von Dr. Mann in naher Zukunft mit AZT zu erreichen wäre, käme für die vielen Menschen in der Dritten Welt, die an durch Mangel- und Unterernährung bedingter chronischer Immunsuppression leiden, einem Todesurteil gleich. Denn wenn chronisch unterernährte Individuen mit schweren Chemotherapeutika behandelt werden, endet die Behandlung häufiger mit dem Tod des Betreffenden als mit einer Heilung.

Das Standardwerk *Drug Facts and Comparisons* von Lippincott (1988) weist auf eine Reihe von schweren AZT-Nebenwirkungen hin. Beim Einsatz von AZT sind häufig toxische Auswirkungen auf das Blut beobachtet worden, einschließlich schwere Anämien, die Bluttransfusionen erforderlich gemacht haben. »Das Auftreten von schweren Anämien ... kann ein Absetzen des Medikaments erforderlich machen, bis Anzeichen einer Knochenmarksregeneration ersichtlich sind.«

Im Zusammenspiel mit anderen Chemotherapeutika wie Pentamidine und Acyclovir, die bei den opportunistischen Infektionen von AIDS-Patienten verordnet werden, könnten die AZT-Nebenwirkungen sich verstärken, so die Warnung von Lippincott. Was die Anwendung zusammen mit Acyclovir anbelangt, so sind bereits zwei Fälle bekannt geworden, bei denen AZT neurotoxische Symptome hervorgerufen hat, nämlich starke Lethargie und Anfälle.

Desweiteren schreibt Lippincott, daß das Risiko von AZT- Nebenwirkungen bei Personen mit Leber- oder Nierenleiden ein größeres ist, ein Faktor den man angesichts der Tatsache, daß viele AIDS-Patienten Leberkomplikationen aufweisen, gewiß nicht unterschätzen darf.

Die medizinische Fachzeitschrift *New England Journal of Medicine* berichtete am 23. Juli 1987 von einem kontrollierten Versuch mit 140 Patienten, die mit AZT behandelt wurden. Immerhin waren bei »21% der Teilnehmer ... mehrfache Transfusionen roter Blutzellen erforderlich« gewesen. Ein Medikament, welches das Fortschreiten von AIDS vorübergehend aufhalten soll, greift also die Zellen des Immunsystems an. Die in der *New England Journal* veröffentlichte Studie spricht ebenfalls von »schweren Nebenwirkungen, besonders Schäden des Knochenmarks, die im Verlauf der Studie beobachtet wurden.«

Der Molekularbiologe Peter Duesberg bemerkt hierzu: »AZT hat eine sehr, sehr starke zerstörerische Wirkung auf gesunde Zellen. Ein gefährliches Medikament, ohne Zweifel.«

In der Ausgabe des *New York Native* vom 19. Oktober 1987 hat John Lauritsen einen Bericht über die von der FDA geleiteten AZT-Versuche veröffentlicht, das die vorzeitige »humanitäre« Freigabe des Mittels an schwerkranke AIDS-Patienten ermöglicht hatte. Lauritsen hatte 500 Seiten dieses Materials von der »Project Inform« aus San Francisco erhalten. Die Freigabe dieses Materials seitens des FDA wurde durch einen Antrag erwirkt, welcher unter Berufung auf das amerikanische Informationsfreiheitsgesetz gestellt worden war. Nach der Durchsicht dieser Unterlagen zog Martin Delaney von »Project Inform« das folgende Resümee: »Die in mehreren Zentren geführten klinischen Versuchsreihen mit AZT sind wohl die schlampigsten und am mangelhaftesten überwachten Studien, die der FDA jemals als Grundlage für die Zulassung eines Arzneimittels gedient haben ... Todesursachen (unter freiwilligen Versuchsteilnehmern) wurden nicht verifiziert. Trotz dieses Umstands und einer erschreckenden Bilanz von Nebenwirkungen ist AZT von der FDA in Rekordzeit genehmigt worden. Das Mittel hat die Empfehlung zur Anwendung in der Therapie in weniger als fünf Tagen und die volle arzneimittelrechtliche Zulassung innerhalb von weniger als sechs Monaten erhalten.«

Nach Lauritsens Bericht war der Doppelblindversuch mit AZT schon bald *offengelegt.*[3] Er zitiert Mrs. Ellen Cooper, eine Chemikerin bei der FDA, die geäußert hat: »Die Tatsache, daß die Teilnehmer der Behandlungsgruppen sich frühzeitig untereinander verständigt haben, kann Anlaß für eine Befangenheit bei der späteren Untersuchung der Patienten gegeben haben.«

Offensichtlich haben einige Patienten durch den Geschmack der Kapseln oder durch eine Laboruntersuchung ihrer Verordnung herausbekommen, ob man ihnen AZT oder das Plazebo verordnet hatte. Das Plazebo aber wollte niemand haben, denn alle freiwilligen Teilnehmer befanden sich in einem ernsten Zustand und hatten sich ursprünglich für die Studie zur Verfügung gestellt, um ihr eigenes Leben zu retten.

Manche Personen aus der AZT-Gruppe haben also ihre Verordnung mit Individuen der Plazebogruppe geteilt, während andere Mitglieder der Plazebogruppe gleichzeitig ein antivirales Medikament aus Mexiko mit der Bezeichnung Ribavirin eingenommen haben, das natürlich den Ausgang der Studie vollkommen verändert hat.

Von der FDA-Chemikerin Ellen Cooper konnte Lauritsen andere Ungenauigkeiten in Erfahrung bringen. Auflistungen von Symptomen in den Patientenkarteien, die zur Kontrolle ihrer Reaktionen auf AZT angelegt worden waren, wurden bisweilen zu einem späteren Zeitpunkt überarbeitet. Einträge wurden ohne Angaben der Gründe durchgestrichen oder verändert. In den Worten von Ellen Cooper: »Negative Reaktionen wurden bisweilen Monate nach ihrer ursprünglichen Erfassung durchgestrichen, und das, obwohl der Untersuchende oder sein jeweiliger Stellvertreter die Rubrik 'mögliche Wirkung der Testsubstanz (AZT)' zunächst angekreuzt hatte.«

Ellen Cooper berichtet auch von einer FDA-Inspektorin, die bei einem AZT-Versuchszentrum auf so drastische Verfehlungen gestoßen war, daß sie es von der Gesamtanalyse ausschließen wollte.[4] Zu diesem Zeitpunkt, drei Monate nach dem Abschluß der Studie, hat es einige Versuche gegeben, das Vorgehen an allen zwölf Zentren noch einmal zu bewerten, doch inzwischen war es zu spät, um etwas auszurichten.

Der AZT-Versuch war deswegen wichtig, weil er gezeigt hatte, daß die Sterblichkeit der Freiwilligen in der Plazebogruppe wesentlich über derjenigen in der AZT-Gruppe lag. Auf dieser Grundlage wurde die Studie vorzeitig abgeschlossen und AZT der Ärzteschaft zur Behandlung ihrer kranken AIDS-Patienten freigegeben.

Lauritsen weist jedoch darauf hin, daß »die Sterblichkeit in der Placebogruppe erschreckend hoch ist,« und daß man nur schwer verstehen kann, warum dies der Fall ist. Nachdem der Versuch beendet war, konnten die Teilnehmer der Plazebogruppe nun offen zur AZT-Therapie übergehen. Von diesem Zeitpunkt an stieg jedoch die Sterblichkeitsrate dieser Personen über die Rate, die ihre Gruppe während des 17-wöchigen kontrollierten Versuchs aufgewiesen hatte. Hinzukommt, daß frühere AZT-Studien eine wesentlich **höhere** Sterblichkeitsrate bei AIDS-kranken Personen aufgezeigt hatte, die **mit AZT behandelt wurden.**

Harvey Chernov, ein FDA-Chemiker, der das pharmakologische Material über AZT gesichtet hat, sprach sich gegen eine Zulassung des Medikaments aus.

Trotzdem erhielt AZT die Zulassung und wird nun von vielen Ärzten in den Vereinigten Staaten bedenkenlos bei Patienten eingesetzt, die keine Symptome aufweisen.

AZT greift Zellen des Immunsystems an, in denen der HI-Virus nach vorherrschender Lehrmeinung ebenfalls sein Zerstörungswerk betreibt. Obwohl AZT eine gewisse Präferenz für Viren gegenüber gesunde Zellen zeigt, ist es in der Praxis für die Zerstörung vieler gesunder Zellen verantwortlich.

Der Leser hat nun vielleicht ein besseres Bild von dem Medikament, das gegenwärtig als global einzusetzende Vorbeugungsmaßnahme gegen AIDS propagiert wird.

In einem Artikel auf der Titelseite der *New York Times* vom 21. Dezember 1987 wurde der sich anbahnende AZT-Skandal in aller Deutlichkeit angesprochen: »Trotz entgegenlautenden behördlichen Empfehlungen ist eine wachsende Anzahl von Ärzten dazu übergegangen, HIV-positiven Patienten ein starkes, mit schweren Nebenwirkungen behaftetes Medikament zu verordnen, und dies obwohl die Patienten noch keine ernsten Krankheitssymptome zeigen ... Jeder, der mehr als ein Dutzend AIDS-Ärzte und Vertreter der Gesundheitsbehörden, die wir befragt haben, konnte bestätigen, daß die Verschreibung von AZT für Patienten ohne Symptome in den letzten Monaten, in denen das zuvor knappe Medikament in ausreichenden Mengen verfügbar gemacht wurde, um sich gegriffen hat.«

Im gleichen Artikel äußert eine Reihe von Ärzten ihr Unbehagen darüber, daß die Anwendung eines Medikaments, das ursprünglich für eine sehr eng umrissene therapeutische Anwendung an schwerkranken Personen zugelassen worden war, nun außer Kontrolle geraten ist und offensichtlich mit relativ wenig Bedenken verordnet wird.

Dr. Itzhak Brook, Vorsitzender des FDA-Komitees, das die Zulassung von AZT genehmigt hatte, sagte wörtlich, die weitverbreitete, bedenkenlose Verordnung des Medikaments sei »genau das, was ich befürchtet habe.«

In den Vereinigten Staaten beträgt die Zahl der Patienten, die zum gegenwärtigen Zeitpunkt AZT einnehmen etwa 10.000. Manche Ärzte, die das Mittel Patienten verordnen, die noch keine Symptome haben, tun dies aufgrund von Blutuntersuchungen, die niedrige T-Lymphozytenwerte aufweisen. Doch wird die Bedeutung dieser Werte und ihr Bezug zur tatsächlich vorhandenen Immunschwäche gegenwärtig diskutiert.

Douglas Dietrich erzählte der Reporterin Gina Kolata von der *New York Times*: »Ich habe Patienten über den Zeitraum von einem Jahr beobachtet, deren T-Lymphozytenwerte unter 10 lagen und die dennoch bei guter Verfassung waren.« Nach gängiger Lehrmeinung zeigen Werte unter 200 ernsthafte Probleme an. (Die neueste Auflage des deutschen, klinischen Wörterbuchs Pschyrembel läßt sogar Werte unter 400 zur AIDS-Diagnose führen; Anm. des Übers.)

Ein gewisser Dr. William Siroty in New York City hat Frau Kolata berichtet, er verordne gesunden, HIV-positiven Patienten AZT, wenn sie das Medikament wünschten: »Die Patienten fühlen sich besser, wenn sie wissen, daß sie etwas dagegen tun (gegen HIV).«

In der Tat.

Ein HIV-positiver Patient erhielt von seinem Arzt den Rat, eine Behandlung mit AZT zu beginnen. Er schrieb seinem Arzt den nachfolgenden Brief, von dem mir ebenfalls eine Kopie zugesandt wurde:

»Ich möchte Ihnen mitteilen, daß ich diese Verordnung nicht akzeptieren kann. Ich kann nicht glauben, daß meine einzige Hoffnung, die Wirkung des HIV einzuschränken, darin besteht, daß ich eine Substanz einnehme, die einen zentralen Bestandteil meines Immunsystems angreift.

Ich habe Leute gesehen, die einen gesundheitlichen Aufschwung durch AZT erlebt haben, und ich werde nicht einmal versuchsweise argumentieren, daß dies etwas mit einem Plazebo-Effekt zu tun haben könnte. Mein ganzes Interesse gilt aber einer langfristigen Perspektive, oder mit anderen Worten, **meinem Leben**. Wenn ich mich passiv fühlen würde, das Gefühl hätte, nichts selber tun zu können, es keine Außenseiterklinik gäbe, die mir eine weniger toxische Therapie anbieten könnte, wenn ich nicht glauben würde, irgendwie meinen Gesundheitszustand verbessern zu können, dann würde ich vielleicht sagen, ja, geben Sie mir AZT.

Da ich aber Hoffnung und eine Zukunft habe, möchte ich mein Immunsystem nicht weiter schädigen, indem ich dieses Medikament einnehme. Ja, es kommt mir so vor, als würde dieses Medikament ein genaues Spiegelbild der medizinischen Haltung in der AIDS-Frage darstellen: ein gefährliches Gift gegen eine tödliche Krankheit. Ich glaube nicht an dieses Etikett 'tödliche Krankheit', und meine Gründe, auf die ich hier nicht eingehen möchte, sind mehr als bloßes Wunschdenken. Es meine Überzeugung, daß bei der gängigen AIDS-Definition es wir, die Betroffenen, als AIDS-krank diagnostizierte Menschen sind, die eine verbrauchbare, entbehrliche Komponente darstellen.

Ich weigere mich aber, diese Rolle zu spielen. Vielleicht für eine andere Sache, nicht in einem so sagenhaften Kreuzzug gegen eine Krankheit. Das steigende Stimmungsbarometer bei den Forschern mit ihren großzügig bewilligten Mitteln verbreiten eine Aufbruchstimmung unter ihren medizinischen Adjudanten mitsamt dem dazugehörigen Fußvolk ...«

10. AIDS und Unterernährung

Bei meinen Recherchen stieß ich auf immer mehr chemische Stoffe, die imstande waren, AIDS-Symptome hervorzurufen. Ich fand aber auch andere Faktoren, die Symptome dieser Art bewirken konnten. Wie die chemischen Stoffe hatten auch diese Faktoren nichts mit dem sagenhaften HI-Virus zu tun. Der wichtigste dieser Faktoren war nichts anderes als Hunger – chronische Unterernährung.

Auf einer bestimmten Ebene treffen wir solche Zustände bei Fixern an, doch in einem völlig anderen Ausmaß bei der Bevölkerung der Dritten Welt.

Unterernährung ist anerkanntermaßen die häufigste Einzelursache für Immunsuppression in der Welt.

Ich zitiere hier Maxime Seligmann et. al. aus der medizinischen Fachzeitschrift *New England Journal of Medicine* vom 15. November 1984, Band 311, Seite 1289: »Die häufigste Ursache für T-Lymphozyten Immundefizienz[1] weltweit ist das sogenannte Protein-Energie-Mangelsyndrom (PEM). Unterernährte Kinder weisen Defekte in der Funktion der Makrophagen[2] und der T-Lymphozyten auf, zusammen mit ... einer vermehrten Anfälligkeit für Infektionen. Diese Auswirkungen sind bei unterernährten Kindern mit Masern besonders ausgeprägt, eine Infektionskrankheit, die die Aktivität der T-Lymphozyten herabsetzt. Bei diesen Kindern sind bakterielle Superinfektionen die Hauptursache für schwere Krankheiten und Todesfälle.«

Im Jahr 1983 veröffentlichte R.H. Gray von der John Hopkins School of Public Health eine Studie (AJPH, November 1983, S. 1332) über das Protein-Energie-Mangelsyndrom (PEM): »Es gibt eine Ähnlichkeit zwischen der Immundefizienz, den Mehrfachinfektionen und schweren Gewichtsverlusten, die man bei AIDS-Patienten sieht und der Verbindung des Protein-Energie-Mangelsyndroms mit der verminderten Resistenz gegen Infektionen, die man bei unterernährten Kindern antrifft, besonders in der Dritten Welt.

Sowohl AIDS-Patienten als auch Kinder mit PEM leiden an mehrfachen, opportunistischen Infektionen viralen, bakteriellen, parasitischen oder mykotischen Ursprungs. AIDS-Patienten zeigen ein erhöhtes Auftreten des Kaposi-Sarkoms und diffuse, undifferenzierte B-Zellen Lymphome, die in histologischer Hinsicht dem Burkitt-Lymphom ähnlich sind. Diese Tumore werden ebenfalls bei Kindern und jungen Erwachsenen in Ostafrika beobachtet, wo PEM weit verbreitet ist.«

Durch seine immunosuppressive Wirkung kann starke Unterernährung alle Indikatorenkrankheiten und Infektionen verursachen, die man nun als dem »AIDS-Syndrom« zugehörig ansieht.

Die gegenwärtigen Definitionen von AIDS in der Dritten Welt sprechen im großen und ganzen von drei zentralen AIDS-Symptomen, nämlich von Gewichtsverlust von 10% oder mehr (»wasting disease«), chronischem Durchfall und chronischem Fieber.[3]

Diese Symptome sind jedoch **ebenfalls** die Symptome von chronischer Unterernährung. Durchfall, der zu starken Flüssigkeitsverlusten führt, steht **anerkanntermaßen** ohnehin schon als eine der drei Haupttodesursachen weltweit fest. Dies ist also nichts Neues.

Der Grund, warum diese drei Symptome nun als Hauptindikatoren von AIDS fungieren, hat mit dem weitverbreiteten Mangel an Laboreinrichtungen in den Ländern der Dritten Welt zu tun. Die Ärzte sollen diese Indikatoren verwenden, um eine schnelle AIDS-Diagnose vor Ort zu stellen. In einer solchen Situation werden die Zahlen der AIDS-Fälle gewaltig ansteigen, und es wird eine versteckte Gleichung zwischen AIDS und Hunger aufgemacht.

In einem Artikel, der in *Nutrition and Cancer* (1985, Bd. 7, S. 85-91, Chlebowski) veröffentlicht wurde, werden einige grundlegende Tatsachen über Hunger besprochen. Der Verfasser Chlebowski führt an: »Studien über Kinder in Entwicklungsländern zeigen einen Anstieg der Sterblichkeit zwischen 1% bei gut ernährten Kindern auf bis zu 18% bei stark unterernährten Kindern, wobei die meisten Todesfälle auf Infektionen zurückzuführen waren.«

Der Autor fährt fort: »Die durch Mangelernährung bedingten negativen Auswirkungen auf das zelluläre Immunsystem schließen eine Abnahme der T-Lymphozyten mit ein ... und zeigen vor allem eine signifikante Verminderung der T-Helfer-Lymphozyten Population (dies wird bei AIDS ebenfalls beobachtet und ist eines der immunologischen Merkmale der Krankheit – Anmerkung des Verfassers).«

Abschließend zitiert Chlebowski einen anderen Forscher und sagt hierzu: »Aufgrund der Beobachtungen über Pneumocystis-carinii-Pneumonien bei unterernährten Kindern in Haiti hat Gondsmit die Meinung geäußert, daß ein Zustand von Unterernährung in Verbindung mit einer Herpes-Virus-Infektion Symptome hervorbringen könnte, die man von AIDS nicht unterscheiden könnte.«

In der Ausgabe von *Africa Recovery* vom Dezember 1987, einer Zeitschrift der Vereinten Nationen, wird die Ernährungssituation in einigen afrikanischen Ländern beleuchtet. Für die fünfzehn südlich der Sahara gelegenen Nationen wird die Versorgung mit Getreide, die keines dieser Länder aus eigener Produktion decken kann, durch die bislang im Jahr 1988 gemachten Zusagen nicht gewährleistet (mit Ausnahme von Swaziland und Somalia). Die schlimmsten Zustände herrschen derzeit in Äthiopien und Moçambique.

In Afrika nahm die Gesamtproduktion von Getreide 1987 um 15% ab. Für das Jahr 1988 wurden noch 115.110 Tonnen Nahrungsmittel für Flüchtlinge benötigt. Im Dezember 1987 lagen noch keine Zusagen für diese Mengen vor.

Zu den vergleichsweise weniger schwierigen Situationen gehören der Bürgerkrieg im südlichen Sudan, der Ausfall der Cassava Ernte in Malawi, die Dürren in Teilen von Sambia, Uganda und Zimbabwe. Die Hauptprobleme liegen vielmehr in Äthiopien, Angola und Moçambique. In Äthiopien steht die nächste Hungerkatastrophe vor der Tür, während in Angola und Moçambique Krieg herrscht. (1989 Frieden in Angola, der aber kurzfristig nichts an der Situation ändern wird, siehe nächsten Absatz.)

In Angola sind ein Großteil der Einrichtungen, die der Volksgesundheit dienen, den Kriegszerstörungen zum Opfer gefallen. Eine UN-Mission aus Vertretern mehrerer Dienststellen hat dazu Folgendes berichtet: »Die verbleibenden funktionsfähigen Einrichtungen sind durch die ständig zunehmende Anzahl von verletzten, verstümmelten und schwerkranken Menschen sowie durch die vielen Waisen und ausgesetzten Kinder überlastet.« Darüberhinaus berichtet die gleiche Quelle von »dem schlechten Ernährungszustand der übrigen Bevölkerung. Die zunehmenden Bevölkerungsdichten in den Städten zusammen mit den unzureichenden Wasser- und Abwassersystemen haben das verstärkte Wiederauftreten von hochansteckenden Durchfallserkrankungen und durch Wasser übertragenen Krankheiten begünstigt, wie Cholera zum Beispiel, von der es im letzten Mai und Juni (1987) einen größeren Ausbruch in der Hauptstadt gegeben hat.«[4]

Das Überleben der Bevölkerung Angolas wird derzeit durch Lebensmittelhilfe aus dem Ausland gewährleistet. Dem Bericht von Francis Moore Lappé zufolge haben viele Bauern die Bewirtschaftung ihrer Felder aufgegeben, da die Rebellen diese verminen. In manchen Gebieten leiden zwischen 20 und 30% der Kinder an Unterernährung. Einige hunderttausende Erwachsene bewegen sich am Rand dessen, was man als chronische Unterernährung bezeichnen könnte. (Siehe *Betraying the National Interest,* Lappé, Schuhmann und Danaher, Grove Press, 1987).

Die UN spricht auch von einem starken Anstieg der Kindersterblichkeit. Dazu die erschreckenden Zahlen: von den 416.000 Kindern, die jährlich in Angola zur Welt kommen, sterben 60.000 während des ersten Lebensjahres und 100.000 bis zum Erreichen des fünften Lebensjahres.

Die Weltbank führt Zaire als die fünftärmste Nation der Welt. Hier stirbt ein Drittel der Bevölkerung an Unterernährung.

Es sind vielfältige und langfristig angelegte internationale Hilfsprogramme im Gange, um die Probleme der landwirtschaftlichen Produktion in Afrika auf vielen verschiedenen Ebenen zu lösen. Trotz Hungersnöten, Dürren und politischen Wirren beginnen einige dieser Programme zu greifen und befriedigende Resultate zu zeigen. Es erhebt sich die Frage, wie die Notmaßmaßen aussehen sollen, die regelmäßig erforderlich sind, um Ausfälle zu kompensieren und Teile der Bevölkerung vor dem Hungertod zu bewahren.

Dies führt uns zu zwei anderen oft gestellten Fragen. Gibt es eine Möglichkeit, die weltweit erzeugten Nahrungsmittel so umzuverteilen, daß niemand mehr hungern muß? Was wären die Folgen, wenn dies möglich wäre? Gegenwärtig unterstützen die Vereinigten Staaten die Weltbank und zahlen Beiträge an diese Institution, von denen ein Bruchteil den landwirtschaftlichen Hilfsprogrammen in der Dritten Welt zugute kommt. Aber was ist mit unseren eigenen, gewaltigen und vielfach subventionierten landwirtschaftlichen Überschüssen und deren teure Lagerhaltung? Was wäre die Folge, wenn diese direkt, und **im großen Umfang** der Bevölkerung Afrikas zugute kommen würden?

Die letzte Frage zieht uns in politische Szenarios und das Beziehungsgeflecht zwischen den einzelnen Ländern hinein. Auf sie gibt es keine schnelle und einfache Antwort, aber ein Hauptargument, das gegen die massive Verteilung von Nahrungsmitteln ins Feld geführt wird, besagt, daß diese Art von Hilfe zum Überleben von Menschen führt, die sich dann weiter vermehren, und daß die gestiegene Bevölkerung alsdann wieder vor neuen Hungerproblemen steht. Befriedigt man diese Bedürfnisse wiederum, steigt die Bevölkerung abermals an, und so weiter und so fort, bis die Weltressourcen aufgebraucht sind. Es gibt aber auch eine Reihe von Studien, die diese Argumente widerlegen: sie behaupten, daß die Geburtsrate in den Gebieten **abnimmt**, in denen es gelingt, eine bessere Infrastruktur aufzubauen.

Diese Vorstellung, nach der es nicht möglich sei, die Bevölkerung der Welt zu ernähren, ist nur einen kurzen Schritt entfernt von Aussagen wie: Ein Teil der Menschen, die jetzt am Leben sind, müssen eben zum Wohl des Ganzen sterben, oder das sei eben der Gang der Natur, die natürliche Ebbe und Flut, in die wir besser nicht eingreifen sollten, wenn wir die Dinge nicht noch schlimmer machen wollen. Aus dieser Sicht ist AIDS nur eine weitere Seuche, die die Natur von Zeit zu Zeit hervorbringt, um den Baum des Lebens erstarken zu lassen.

Vor einigen Monaten hat ein angesehener Virologe mir gegenüber die gleichen Ansichten geäußert. Er war der Meinung, man könne gegen AIDS nicht allzuviel machen, außer beobachten, wie die Krankheit einen Teil der Menschen dezimiert und dann von selber ausstirbt.

Dies ist nur eine weitere logische Schlußfolgerung, die aus der Annahme erwächst, daß AIDS auf der ganzen Welt etwas Einheitliches sei, das durch eine einzige Ursache hervorgerufen werde und einen einzigen, nämlich tödlichen Ausgang nimmt. Die Wahrheit ist, daß AIDS nicht eine einzige, klar- und festdefinierte Krankheit ist, sondern ein internationales Unternehmen, ein Geschäft, eine Bürokratie. In der Dritten Welt ermöglicht diese Annahme das, was dringend notwendig wäre, Nahrungsmittel nämlich, durch gefährliche Medikamente zu ersetzen.

Mit AIDS wird der Versuch gemacht, die verschiedenen Formen des Leidens, die Auswirkungen politischer Konflikte, den Hunger und den Mißbrauch chemischer Substanzen auf eine einzige Entität zu reduzieren. Da diese virale Entität HIV etwas Sensationelles und Faszinierendes ist, befriedigt sie auch das Bedürfnis, nicht selbständig denken zu wollen, nicht lernen zu wollen und nicht erfahren zu wollen, was in einer Welt voller Krisen und Probleme eigentlich vor sich geht.

Es ist auch einfacher, nebenwirkungsträchtige Pharmazeutika, Herbizide und Pestizide in der Dritten Welt abzuladen, als sich mit ihren zunehmend ernsten Auswirkungen auf die Menschheit auseinanderzusetzen. Es ist wesentlich einfacher, viele dieser Symptome mit der Etikette AIDS zu versehen.

AIDS kommt mir wir ein Horrorfilm vor, den sich zwei 24-jährige ausgedacht haben, die in Los Angeles aufgewachsen sind und ihr gesamtes Weltbild aus den 5000 Kinofilmen beziehen, die sie bislang gesehen haben.

Als Zukunftsfilm »Andromeda« mag so etwas ja ganz unterhaltsam sein, aber als Wirklichkeitsszenario ist es eine Katastrophe.

11. Fallstudie eines Verwirrspiel: AIDS in Uganda

Was geschieht, wenn Sie die Aufgabe haben, ein Gebiet zu schildern, das von AIDS betroffen ist, und Sie stattdessen auf eine Kombination von Faktoren stoßen, wie den massiven Mißbrauch von chemischen Arzneimitteln und Pestiziden, Hunger, bereits bestehende, bekannte Krankheiten sowie auf andere Umweltfaktoren, die **alle** imstande sind, Immunsuppression hervorzurufen, und alle diejenigen Krankheitserscheinungen hervorrufen können, die man als AIDS-Symptome bezeichnet? Wenn Sie darauf aus sind, ihre Fachkollegen zufriedenzustellen und die Vergabe von Forschungsgeldern zu sichern, dann übersehen am besten die ganzen Ungereimtheiten und bezeichnen Sie das Ganze als AIDS.

In Brasilien zum Beispiel, einem Land, in dem es angeblich vor noch nicht erfaßten AIDS-Fällen nur so wimmelt, gibt es jetzt die ersten Studien über eine neue Generation, die im Nordosten des Landes in Erscheinung tritt. Durch die Unterernährung der vorangegangenen Generationen bedingt haben diese Kinder einen kleineren Körperbau und kleinere Köpfe.

In Brasilien wie auch in den afrikanischen Ländern werden Geschäfte mit ausländischen Multis abgeschlossenen, zu Bedingungen, die den ausländischen Firmen ungeheure Vorteile bieten. Es geht hierbei meist um Holz und kommerzielle Vieh- und Landwirtschaft. Die Firmen werden von den jeweiligen Regierungen mit Subventionen und Steuervergünstigungen geradezu verwöhnt, damit die Industrieländer mit devisenbringendem Holz und landwirtschaftlichen Produkten versorgt werden können.

Diesem munteren Gewinnstreben fallen auch die Regenwälder zum Opfer. Wenn die obere Schicht eines Regenwaldes zerstört wird, orientieren sich die Malariafliegen, die normalerweise in den oberen Schichten verbleiben, nach den bodennahen Schichten. Sie fangen an, in den neuen, stehenden Wasserflächen, die durch die Reifenspuren der schweren Fahrzeuge entstanden sind, zu brüten. Sie fliegen nachts in die Behausungen. All dies hat eine beträchtliche Zunahme der Malaria zur Folge.

Es gibt bestimmte Fliegenarten, die in Flüssen brüten, die durch den

Transport von Holzstämmen aufgestaut worden sind. Diese Fliegen tragen einen Parasiten in sich, der die Krankheit Onchocercose (»river blindness«) verursacht. Falls Sie diese nicht schon kennen, werden Sie sicher bald Bilder von ganzen Reihen von Dorfbewohner sehen, die sich an den Händen fassen und von dem einzigen der ihren geführt werden, der noch sehen kann – einem Kind.

Dann gibt es auch noch die Dasselfliege. Sie legen ihre Eier zunächst auf Moskitos. Wenn diese sich auf Tiere niederlassen, deren Temperatur um die 36, 37 Grad Celsius liegt, ist das Überleben der Eier garantiert. Die großen Rinderherden, die auf dem Boden der ehemaligen Regenwälder weiden, bilden ideale Brutstätten.

Die vermehrte Population von Dasselfliegen finden auch menschliche Opfer. Die Larven, die sie hinterlassen, bohren sich sofort unter die Haut und sondern bei ihrem Wachstum giftige Stoffe ab – keine angenehme Sache.

Wenn man bedenkt, daß 2 % der brasilianischen Landbesitzer 60% des urbaren Bodens besitzen, kann man sich das große Ausmaß der Vertreibung von Landarbeitern und der Unterernährung in diesem riesigen Land vorstellen.

In 41 Dörfern im Nordosten des Landes sind Fälle von Beulenpest diagnostiziert worden. Im ganze Land registriert man ein erhebliches Auftreten von Malaria, TBC, Kinderlähmung, Lepra, Geschlechtskrankheiten und Gelbfieber. Es wird berichtet, daß Malaria falsche Positivwerte bei AIDS-Bluttests zur Folge haben kann; ein Umstand, der vielleicht für einen Teil der AIDS-Hysterie verantwortlich ist.

Hinzu kommen noch die vielen Tausende von Hinterhofküchen, in denen Pestizide und Herbizide, deren Wirkstoffe tödlichen Nervengifte sind, zusammengebraut werden. Wer weiß, welche Wirkungen hiervon ausgehen?

Aber im Lauf der Zeit gelangt das Wirken dieser ganzen Krankheiten, Umweltfaktoren und der Unterernährung unter den Deckmantel von AIDS, ein verschleierndes Synonym für alles, was in der Dritten Welt im argen liegt.

Man findet Forscher, die subtile Unterscheidungen folgender drei »AIDS«-Symptome in der Dritten Welt anstellen – chronischer Durchfall, Gewichtsverlust und Fieber. Von ihnen kann man erfahren, daß es auf die Mikroorganismen ankommt, die den Durchfall verursachen sowie auf den Zeitraum, in dem der Gewichtsverlust stattfindet usw., aber nicht ob etwas so einfaches wie Unterernährung oder eine bekannte Krankheit in Wirklichkeit dem jeweiligen als AIDS diagnostizierten Fall zugrundeliegt.

Wie ich bereits aufgezeigt habe, ist ein Grund, warum die Definition von AIDS in der Dritten Welt so lose gefaßt ist, in der Tatsache zu suchen, daß die medizinische Versorgung und die dazugehörigen Einrichtungen, hierzu gehören auch zuverlässige Labors, in der Dritten Welt außerordentlich mangelhaft sind. So subtil die Unterscheidung jener oben genannten Kardinalsymptome sein mögen, unter dem ungeheueren Druck der »neuen, gefährlichen Krankheit« werden sich die Ärzte im Lauf der Zeit mit den groben Aspekten dieser Symptome begnügen und mit der Diagnosestellung AIDS rasch zur Hand sein. So ist nun einmal der Lauf der Dinge.

Eingedenk dieser Tatsachen wollen wir uns die Entwicklung von AIDS in Afrika anschauen.

Mit diesem kurzen Abriß möchte ich herausstellen, daß die globalen Annahmen über AIDS nicht notwendigerweise auf gründlichen Untersuchungen beruhen. In Fall Uganda erheben sich folgenden Fragen: Welche Krankheiten sind im Land verbreitet und welche Ursachen gibt es hierfür? Im Gegensatz zu manchen Analysen, die auf die Festlegung einer einzigen Ursache aus sind, geht es mir darum, den Lesern zu zeigen, daß wir es überall mit einem multifaktoriellen, multikausalen Geschehen zu tun haben und daß AIDS eine bequeme Fiktion ist, die der komplexen Wirklichkeit in keiner Weise gerecht wird.

Im Sommer des Jahres 1987 erhielt Uganda 6 Millionen US-Dollar von der Weltgesundheitsorganisation und einer Reihe von westlichen Nationen, um den Kampf gegen AIDS aufzunehmen. In diesem Land mit der größten Anzahl von AIDS-Fällen in Afrika (1.136) sollte das Geld für die Aufklärung der Öffentlichkeit, die Überwachung von Blutkonserven, die Verbesserung von Laboreinrichtungen, für Tests sowie für epidemologische Forschungsarbeit eingesetzt werden.[1]

In der Hauptstadt von Uganda sind Plakate angebracht, die die Bevölkerung vor »slim disease« warnen, der afrikanischen Bezeichnung für »wasting disease« (Krankheiten mit Abmagerung und Schwund) und ein Synonym für AIDS.

Die Botschaft Ugandas in Washington hat erklärt, daß es in diesem fruchtbaren Land keine nennenswerten Hungersnöte gegeben habe. Ein kleines Gebiet im Nordosten des Landes wurde 1980 von einer Dürre heimgesucht, doch größere Hungersnöte sind nicht aufgetreten.

Einer Quelle der Weltbank zufolge sind in den späten Siebziger- und frühen Achtzigerjahren durch politische und militärische Unruhen Gebiete entstanden, in denen die landwirtschaftliche Produktion abgenommen hatte und der Transport von Lebensmitteln gestört war. Wie lange zogen sich diese diese Perioden hin? Vielleicht für die Dauer eines Jahres. Wie groß waren die Bevölkerungsanteile, die an Unterernährung gelitten haben? Die Frage ist nicht beantwortet worden.

In der medizinischen Fachzeitschrift *Lancet* vom 19. Oktober 1985 erschien ein Artikel von D. Serwadda et al., in dem »slim disease« als neue Krankheit in Uganda vorgestellt wurde, die mit HIV im Zusammenhang steht. Der Verfasser nannte 1982 als Jahr des ersten Auftretens und zitierte Gewichtsverlust und Durchfall als Hauptsymptome. Seine Studie fußte auf 70 Personen, die meisten von ihnen Bauern oder andere Landbewohner.

Darunter ist jedoch keine ländliche Idylle zu verstehen, zumindest nicht nach den Ausführungen von Mr. Serwadda. »Die Tatsache, daß die Krankheit zuerst in einem außerordentlich schmutzigen und verwahrlosten Dorf diagnostiziert worden war, legt den Schluß nahe, daß ein Mangel an Hygiene ein wichtiger Faktor sein könnte ...« Doch welche Vielfalt von Krankheiten können in einem ausgesprochen unhygienischen Gebiet grassieren! Wurden die traditionellen Ursachen von Gewichtsverlust und Durchfall überprüft und also Möglichkeiten ausgeschlossen? Der Autor macht leider keine Angaben hierzu.

Wie war die Versorgung der Dorfbewohner mit Nahrungsmitteln?

Ein zweiter, nachfolgender Artikel in der *Lancet*-Ausgabe vom 23. November 1985 aus der Feder von K.H. Marquart et al. bestätigt das Vorkommen von »slim disease« als Krankheit und beschreibt dann zwei Frauen aus Kampala, die die Hauptsymptome der Krankheit gezeigt haben, ohne vor Ausbruch der Krankheit an Eiweißunterernährung gelitten zu haben. Bei den beiden Frauen waren jedoch bereits »einige Monate« Erbrechen und Bauchschmerzen aufgetreten, so daß es nur logisch wäre zu fragen, ob sie aufgrund einer unbekannten Ursache krank geworden waren, und **dann** aufgrund ihrer Symptome Probleme mit der Nahrungsaufnahme hatten und so an Gewicht verloren. Keine Antwort auf Fragen dieser Art.

Nach einem Jahrzehnt Schreckensherrschaft des berüchtigten Idi Amin war das Gesundheitssystem Ugandas zusammengebrochen, und Ärzte verließen in großer Zahl das Land. Welche Rolle dies beim Auftreten der neuen Krankheit gespielt haben könnte, ist nun schwer zu sagen. Viele Ugander sind während der Amin-Herrschaft und den späteren politischen Wirren in den Sudan geflohen. Es gibt eine Studie, die besagt, daß ein Teil der Ugander, die in den Flüchtlingslagern auftauchten, an Unterernährung gelitten haben.

Ein anderer in Gesundheitsfragen tätiger Forscher in Uganda schildert recht beiläufig das Wiegen von Kindern in »stark besuchten Kliniken« mit einer neuen, zeitsparenden Einrichtung, mit deren Hilfe man feststellen kann, ob die Kinder an »Abmagerung, Schwund (wasting)« leiden, dem wichtigsten Hinweis auf Unterernährung. Das Bild, das dieser Bericht entwirft, ist das von unterernährten Patienten, die in die Kliniken strömen. Es scheint in der Tat zwei parallele Richtungen in der Forschung in Uganda gegeben zu haben. Die eine Richtung spricht von einer neuen Krankheit, der »Mager-Krankheit« (AIDS), deren Hauptsymptom Gewichtsverlust ist und die 1985 in Erscheinung trat. Die andere Richtung geht mit einer recht realistischen Einstellung davon aus, daß diese Abmagerung offensichtlich das Resultat von Unterernährung ist.

Betrachten wir einen weiteren Faktor. Bei Menschen ruft der Bruzellose-Erreger Symptome hervor, die mit den Prä-AIDS Symptomen übereinstimmen. In Uganda hat es seit den Siebzigerjahren einen Stamm von Rinderbruzellose gegeben, welcher eine zunehmende Zahl von Erkrankungen am Menschen verursachte. In einer 1984 durchgeführten Studie (*Int. Journal Zoonoses,* Bd. 11, S. 59) kamen die Forscher D.G.K. Ndyabattinduka und I.H. Chu zu dem Schluß, »... daß Bruzellose wesentlich weiter verbreitet ist, als wir bislang angenommen hatten, besonders an den neugegründeten Milchbetrieben ... jüngste Zahlen aus Uganda belegen die Tatsache, daß Bruzellose eine der am weitesten verbreiteten Zoonosen ist (Tierkrankheiten, die auch auf Menschen übergreifen können). Die Betroffenen werden arbeitsunfähig, was zu ungeheueren Verlusten für die Volkswirtschaft führt. Eine erhebliche Anzahl dieser Fälle findet sich unter Krankenhauspatienten, die ohne entsprechende Laboruntersuchungen meist (fälschlicherweise) gegen Malaria oder andere chronische Krankheiten behandelt werden ...«

Zu den von den Autoren aufgeführten Symptomen der Bruzellose gehören »Krankheitsgefühl, Fieber, Schweiße, Kopfschmerzen und Muskelschmerzen.«

Eben diese Symptome sind von anderen Quellen als die Frühsymptome von »slim disease« in Uganda proklamiert worden.

In der Ausgabe der medizinischen Fachzeitschrift *Journal of Tropical Medicine and Hygiene* vom August 1986 berichtet Mr. E.H. Williams über eine Analyse von insgesamt 30.129 Patienten, die im Zeitraum zwischen Juli 1951 und August 1978 in ein Krankenhaus in Uganda eingewiesen wurden. Von den sechs häufigsten Gründen für die Aufnahme ins Krankenhaus waren Durchfallerkrankungen die sechsthäufigsten (1041 Patienten). Trat die neue »Mager-Krankheit« bereits im Jahr 1951 auf?

Von allen Todesfällen bei jenen 30.129 Patienten entfielen 40% entweder auf »Kwashiorkor« – ein Immunschwäche-Syndrom, das durch schweren Eiweißmangel als auch an Nahrungsenergie hervorgerufen wird; bei Unterversorgung mit Protein und Nahrungsenergie ist die Sterberate der mit Vitamin-A-Mangel betroffenen Menschen fünfmal größer als bei sonst ausreichender Versorgung, der es lediglich an Vitamin A mangelt - oder auf andere Formen von Unterernährung. Wenn Sie zu diesen beiden noch eine dritte Form von Immunsuppression hinzuaddieren, schwere Anämien, dann machen diese drei Faktoren 59% aller Todesfälle bei jenen Krankenhauspatienten aus.

Es ist also offensichtlich, daß ab dem Jahr 1951 verschiedene Formen von Immunsuppression unter der Bevölkerung Ugandas vorgekommen sind, auf deren Grundlage opportunistische Infektionen auftreten könnten – das Grundmuster von AIDS also, ganz ohne HIV.

In dem Artikel von D. Serwadda über die Entdeckung von »slim disease« als neue Krankheit in Uganda, der 1985 im englischen Ärzteblatt *Lancet* erschienen war, schildert der Verfasser das typische Frühstadium der Krankheit: »In den ersten sechs Monaten leidet der Patient an einem allgemeinen Krankheitsgefühl und intermittierendem Fieber, das er meist selbst mit Aspirin, Chloroquine oder Chloramphenicol behandelt. Im Laufe der Zeit stellt sich Appetitverlust ein. In den nächsten sechs Wochen tritt intermittierender Durchfall und allmählicher Gewichtsverlust auf.« (Die Studie von K.H. Marquart führt außerdem schweres Erbrechen und Bauchschmerzen als Symptome der »Slim-Krankheit« auf).

Werfen wir zwischendurch wieder einen Blick in die 1988-Ausgabe von Lippincott's *Drug Factors and Comparisons*. Hier finden wir die folgende Warnung vor Chloramphenicol, die an Deutlichkeit nichts zu wünschen übrig läßt: »Schwere und auch tödlich verlaufende Blutdyskrasien (aplastische Anämie, hypoplastische Anämie ...) sind nach Einsatz von Chloramphenicol beobachtet worden.«

Berichte über den Gebrauch dieses Antibiotikums sprechen vom Übergang der aplastischen Anämie in Leukämie. Zu den bekannten Nebenwirkungen gehören auch Übelkeit, Erbrechen, Durchfall und Fieber – Symptome der »neuen Slim-Krankheit.«

Das andere Chemotherapeutikum, mit dem die Patienten »das Frühstadium der Slim-Krankheit« angingen, war Chloroquine. Der Gebrauch dieses Medikaments hat bei Kindern bereits zu Todesfällen geführt. Die Nebenwirkungen von Chloroquine sind unter anderem Übelkeit, Erbrechen, Durchfall, Bauchkrämpfe, Veränderungen der Hautpigmentierung, erhöhte Hautareale mit Pilzbefall und Appetitverlust.

Es drängt sich die Frage auf, mit welcher Art von sogenannter medizinischen Forschung wir es hier eigentlich zu tun haben?

Eine neue Krankheit, »slim disease« wird entdeckt, nachdem man Patienten untersucht, die sich mit nebenwirkungsträchtigen Pharmazeutika behandelt haben, die bekanntermaßen die gleichen Symptome als Nebenwirkungen erzeugen, welche der »neuen« Krankheit zugerechnet werden. Chloramphenicol ist von westlichen Herstellern routinemäßig in die Dritte Welt abgesetzt worden, obwohl die therapeutische Anwendung in den Vereinigten Staaten und Europa aufgrund der gefährlichen Nebenwirkungen stark eingeschränkt ist.

Seit 1983 sind 1600 AIDS-Fälle in Uganda gemeldet worden. Wieviele dieser Menschen haben diese Chemotherapeutika genommen und in welchen Mengen? Das sind Fragen, die bislang unbeantwortet geblieben sind.

Schließlich erwähnt Mr. Serwadda, der Verfasser des *Lancet*-Artikels, daß **bereits** 1962 aggressive Verlaufsformen des Kaposi-Sarkoms in Uganda beobachtet worden sind. Dies wirft ein etwas zweifelhaftes Licht auf die Vorstellung einer globalen AIDS-Epidemie, bei der aggressive Formen des Kaposi-Sarkoms gleichzeitig, im Jahr 1980, in San Francisco und in Afrika aufgetreten sind.

Das Verständnis dessen, was in Uganda gegenwärtig als AIDS bezeichnet wird, steht bestenfalls auf tönernen Füssen. Immerhin aber Grundlage genug, um diese Nation vor der ganzen Welt als den Ort in Afrika zu bezeichnen, wo AIDS am virulentesten auftritt. Die Weltgesundheitsorganisation in ihrem Bemühen, diesen Kontinent und die Regierungen der einzelnen Länder für ihre Programme und Pläne zu gewinnen, stellt Uganda als ein Beispiel einer »kooperativen« Nation ins Rampenlicht.

Bei der Pressekonferenz, die letztes Jahr anläßlich des 6 Millionen Dollar Hilfspakets abgehalten wurde, sagte der WHO-Sprecher Jonathan Mann: »Wir alle sind Uganda für die führende Rolle, die dieses Land bei der offenen Auseinandersetzung mit dem AIDS-Problem spielt, zu Dank verpflichtet.«

Damit bin ich aber mit diesem kurzen Abriß der medizinischen Situation in Uganda noch nicht zu Ende. Ich bin auf weiteres Material gestoßen, über das nicht frei berichtet wird.

Bei meinem letzten Gespräch mit einem Beamten der ugandischen Gesundheitsbehörde[2] wurde mir gesagt, daß die HIV-Testeinrichtungen in diesem Land »sehr mangelhaft« seien. Mein Gesprächspartner schätzte den Prozentsatz an falschen Positivaussagen auf 17 bis 40%. Angesichts einer solche Quote an Falschaussagen wären die Tests wohl kaum geeignet, die Infektionen mit dem Vorhandensein des Virus in Zusammenhang zu bringen.

In einigen Teilen des Landes nimmt die Zahl von kranken Menschen stark zu, und mein Gesprächspartner gab Abmagerung, Fieber und Schmerzen als die Hauptsymptome an. Die Krankheit endet tödlich, und der gesamte Verlauf dauert vom Ausbruch bis zum Tod des Patienten etwa fünf Jahre. Sie unterscheidet sich von anderen Formen von Gewichtsverlust, die er bereits gesehen hatte durch den rascheren Gewichtsverlust. Die Gebiete im Norden, in denen es extreme Lebensmittelknappheit gegeben hatte, scheinen davon nicht betroffen zu sein, obwohl die Krankheit in den östlichen Gebieten, die ebenfalls an Unterversorgung gelitten hatte, durchaus anzutreffen ist.

Mein Informant sagte weiter, daß Nahrungsmittelmangel derzeit in Uganda keine große Rolle spiele. Durch die Unruhen sei jedoch die gesundheitliche Infrastruktur zusammengebrochen. In Kampala zum Beispiel, wo jährlich etwa 20.000 Bluttransfusionen durchgeführt werden, werden die Blutkonserven nicht überprüft. Die Anwendung von nicht sterilen Nadeln sei üblich. Dadurch könnten Dutzende von verschiedenen Mikroben direkt in die Blutbahn der Empfänger gelangen, was eine ganze Reihe von unspezifischen gesundheitlichen Störungen hervorrufen könnte.

In Uganda hat die Säuglingssterblichkeit aus allen den genannten Gründen erheblich zugenommen und liegt bei 120 Todesfällen auf tausend Lebendgeburten. Der Beamte hatte keine Kenntnisse darüber, wie viele AIDS-Fälle bei Kindern gemeldet seien oder wie hoch die geschätzte Zahl der Kinder liege, die an Abmagerung leiden (wasting). Es ist gewiß kein leichtes, an solche Zahlen heranzukommen. Im allgemeinen geht man davon aus, daß die gemeldete Zahl von Kindern mit AIDS höher ist als im Westen.

Der Beamte sagte mir, daß Chloramphenicol in den Gebieten, in denen diese mit Abmagerung und Gewichtsverlust verbundene Krankheit auftritt, nicht erhältlich ist. In Uganda werden keine Obduktionen der Todesopfer durchgeführt, ganz gleich an welcher Krankheit die Personen gestorben sind, daher liegen uns aus dieser nützlichen Untersuchungsmethode keine harten Fakten vor, die darüber Aufschluß geben könnten, an welchen Krankheiten und Zuständen die Menschen in Uganda eigentlich sterben.

Wenn es dort tatsächlich eine neue Krankheit gibt, dann ist sie noch nicht eindeutig diagnostiziert worden. Wenn es sich um eine virulentere Form einer bereits bekannten Krankheit handelt, so ist dies auch noch nicht mit Sicherheit festgestellt worden.

Wir stehen hier vor einer Menge Fragezeichen.

Es ist ebenfalls nicht leicht herauszufinden, welche Pestizide in Uganda verwendet worden sind. Ein Bericht aus dem Jahr 1985,[3] von dem allerdings nicht allzuviele Exemplare in Umlauf gebracht wurden, spricht davon, daß es zumindest seit 1970 zu mißbräuchlichen Anwendungen gekommen ist. Ferner heißt es wörtlich: »Zahlreiche Pestizide von unbekannter Reinheit, ohne Etiketten und größtenteils von zweifelhafter Wirksamkeit, fanden ihren Weg zu den Landwirten.« Dieser Bericht vermerkt weiter, daß es in Uganda keine Gesetze gibt, die die Einhaltung der Sicherheitsmaßnahmen bei der Handhabung, Lagerung und Anwendung von Pestiziden regulieren oder einen Schutz gegen Pestizide und ihre Rückstände bieten.

Vom Jahr 1985 an ist das in den Vereinigten Staaten verbotene Pestizid Dieldrin mit Sicherheit in Uganda verwendet worden. Dieldrin gehört zu den Kohlenwasserstoff-Pestiziden und ist ein schweres Nervengift, dessen Wirkungen kumulativ sind, so daß die Anwender nicht durch eine sofort einsetzende heftige körperliche Reaktion gewarnt werden. Das Dieldrin wandert ebenfalls in der Nahrungskette weiter.

Ein Bericht der amerikanischen FDA aus dem Jahr 1977 über »Pestizide in importierten Kaffeebohnen« spricht von einer Probe von Bohnen aus Uganda, die mit Pestiziden verunreinigt war. Bei dieser Probe wurde keine Einzelsubstanz genannt, doch die allgemeine Liste der Stoffe, die in den aus 22 Ländern stammenden Proben gefunden wurden, führt DDT, Dieldrin, Malathion und Lindan auf, allesamt hochgiftige Verbindungen.

Über die Krankheiten, die bei Arbeitern in der Pestizidproduktion sowie bei Feldarbeitern in der Dritten Welt auftreten, ist bislang kaum etwas berichtet worden. In vielen Ländern der Dritten Welt ist es möglich, ja gar wahrscheinlich, daß durch Pestizidmißbrauch verursachte Krankheiten unter andere Namen gemeldet werden, einschließlich AIDS.

Einen weiteren Bericht über Uganda erhielt ich von einem westlichen Wissenschaftler, der einen Teil des Sommers 1987 im Land verbracht hatte. Nach seinen Beobachtungen gibt es mindestens drei ernstzunehmende Krankheiten in Uganda, von denen aber keine im breiteren Rahmen diskutiert wird. Die eine ist Malaria, von der immer mehr Fälle auftreten, und die andere ein weicher, geschwüriger Schanker. Der Wissenschaftler erzählte mir, daß letztere Krankheit bei etwa einem von zehn Erwachsenen auftritt. »Dies könnte bedeuten, daß jeder Dritte sexuell aktive Erwachsene an dieser Infektion leidet«, sagte mir mein Gesprächspartner.

Die dritte Krankheit ist ein **von Zecken übertragenes rezidivierendes Fieber,** das eine wellenförmig verlaufende Form von Fieber verursacht. Der Erreger dieser Krankheit findet sich gehäuft entlang einer Straße von 20 Meilen Länge, die außerhalb von Kampala verläuft. Die Straße befand sich früher in einem guten Zustand, doch nach den Kriegsjahren benötigt man bis zu acht Stunden in einem Allradfahrzeug, um die Strecke zurückzulegen. Das bedeutet häufiges Anhalten, und damit viele Gelegenheiten, um mit den Zecken in Berührung zu kommen.

Der Wissenschaftler erzählte mir ferner, daß Personen, die als AIDS-Kranke diagnostiziert worden sind, in Uganda als Aussätzige behandelt werden. Wenn bei Menschen mit diesem von Zecken übertragenen Fieber die Fehldiagnose AIDS gestellt wird, werden sie von ihrem Zuhause und ihren Familien verstoßen, und erhalten weder Nahrung noch Medikamente, was ihre Krankheit freilich nur verschlimmern kann.

In Uganda werden Schweine nicht auf Schweinecholera getestet, aber es gibt frei herumstreunende Schweine in den Gebieten, in denen Personen mit AIDS diagnostiziert worden sind. Schweinecholera führt zu Abmagerung bei Schweinen und es gibt einige Wissenschaftler, die der Ansicht sind, daß die Krankheit auch auf Menschen übertragbar sei.

Der Wissenschaftler mit dem ich gesprochen habe, berichtete erzählte weiter, daß die sanitären Anlagen im ganzen Land sehr mangelhaft sind. Man schätzt, daß ein Viertel der Bevölkerung Latrinen haben. Diese Situation bildet natürlich den idealen Nährboden für eine Fülle von Krankheiten.

Die Versorgung mit Arzneimitteln ist ebenfalls außerordentlich schlecht. Mein Gesprächspartner erzählte mir, daß die im öffentlichen Gesundheitswesen beschäftigten Ärzte außerordentlich schlecht bezahlt werden und einen Monatslohn von etwa 12 US-Dollar erhalten. Da das absolute Existenzminimum bei 30 Dollar liegt, gibt es Ärzte die Arzneimittel vom Schwarzen Markt verkaufen, welche sie wiederum unterdosiert oder gestreckt an Patienten weitergeben. Im Jahr 1967 haben die Ärzte Geschlechtskrankheiten mit kleinen Gaben von Penicillin behandelt. Die Symptome gingen zurück, doch lief die Krankheit in vielen Fällen unterschwellig weiter. Traten die Symptome zu einem späteren Zeitpunkt wieder ans Licht, sprachen sie auf Penicillin nicht mehr an.

Der Wissenschaftler konnte mir über die Herstellung von Pestiziden im Land und deren Anwendung nichts erzählen, doch war es nicht seine ursprüngliche Absicht gewesen, auf diesem Gebiet Beobachtungen anzustellen. Er erwähnte einen See in der Rakai-Gegend, wo ebenfalls AIDS-Fälle diagnostiziert worden sind, in denen es keine Fische mehr gab, doch kannte niemand den Grund dafür.

Weiter meinte mein Informant, daß Unterernährung zum Zeitpunkt seines Besuchs keine Rolle gespielt habe, das Land sei fruchtbar und die Ernten wuchsen fast wie von selbst heran.

Seiner Meinung nach wurde ein bestimmter Anteil von Krankheiten als AIDS fehldiagnostiziert, während gleichzeitig eine neue, wahrscheinlich ansteckende und durch Zecken übertragene Krankheit ihre Opfer fordert. Die Symptome dieser Krankheit, deren Ursprung noch ungeklärt ist, sind Erbrechen, Durchfall und Gewichtsverlust. Es schien sich aber nicht um das von Zecken übertragene rezidivierende Fieber zu handeln.

Eine andere Wissenschaftlerin, Jane Teas, wandte sich nach ihrem Aufenthalt in Uganda im Jahr 1985 mit einem Schreiben an Senator Ted Kennedy. Der Brief wurde im *New York Native* in der Ausgabe vom 30. September 1985 gedruckt und warf die Frage der afrikanischen Schweinecholera (African Swine Fever) in Uganda zum ersten Mal auf. Ich zitiere einen kurzen Ausschnitt daraus:

»(Meine Reise nach Uganda führte zu) ausgedehnten Recherchen; es war eine Epidemie der afrikanischen Schweinecholera und gleichzeitig auch ein Bürgerkrieg im Gang. Eine offizielle Diagnose der Krankheit wäre natürlich mit erheblichen wirtschaftlichen Einbußen verbunden gewesen, und so sind keine Tiere von behördlicher Seite auf die afrikanische Schweinecholera untersucht worden. Bei meinem Aufenthalt im Mai 1984 in Uganda war von sechs AIDS-Fällen in Kampala die Rede. Ein Jahr später, 1985, zählte man in einem einzigen Krankenhaus mehr als 60 Fälle. Wie überall in Uganda streunen die Schweine auch in Kampala frei durch die Gärten der Einwohner und sind keineswegs nur auf Bauernhöfen und Farmen eingepfercht.«[4]

Die Quintessenz dieser ganzen Berichte über Gesundheitsfragen in Uganda ist, daß niemand mit Sicherheit weiß, woran die Menschen im Land gegenwärtig sterben. Diejenigen, die vorgeben, es zu wissen – und ich habe mit eine Reihe von Personen darüber gesprochen – geben Beschreibungen, die ihren Vorstellungen von AIDS entsprechen. Mit fast religiösem Eifer behaupten einige dieser Menschen, über besondere Vorkenntnisse zu verfügen. Es gibt natürlich viele potentielle Vorteile, die sich aus der Behauptung ergeben, es existiere nur eine einzige Ursache einer globalen Epidemie, die wiederum fast alle Formen von Immunsuppression beim Menschen umfaßt.

Menschen, die entschlossen waren, eine Theorie zu verkaufen, haben sich noch nie daran gestört, wenn die Wahrheit nicht so ohne weiteres auf der Hand lag. Was unseren Fall anbelangt, so müssen die Vertreter einer globalen AIDS-Epidemie jedoch mit der unbequemen Wahrheit leben, daß das sogenannte AIDS ganz offenkundig aus einem Sammelsurium von Symptomen besteht, die viele Ursachen haben können. Wir haben es mit einem altbekannten Muster zu tun: Immunschwäche führt zum Auftreten verschiedenster opportunistischer Infektionen. Es gibt Hunderte von auslösenden Faktoren, die genau dieses Muster hervorbringen können.

12. Ist der HI-Virus die Ursache der Krankheit?

Die tragende Säule, mit der das Gebäude der AIDS-Forschung steht und fällt, besagt, daß der HI-Virus tatsächlich für den Zusammenbruch des menschlichen Immunsystems verantwortlich ist. Der HI-Virus ist also der Wegbereiter für all jene Symptome, Krankheiten und Infektionen, die man dem AIDS-Syndrom zurechnet.

Natürlich glauben die Koryphäen der AIDS-Forschung auch, daß der HIV eben auf jene Art und Weise wirkt, und daher drängt sich die Frage auf, wie sie die Beweise hierfür erbringen. Eines sollten wir nämlich nicht vergessen, die Beweislast liegt bei denen, die den HI-Virus als Ursache so vieler Krankheiten anführen.

Will man den Beweis erbringen, daß ein Erreger die Ursache einer bestimmten Krankheit ist, verfährt die medizinischen Forschung nach den sogenannten Kochschen Postulaten.

Die Postulate legen ein bestimmtes Vorgehen fest: von Menschen, die an einer bestimmten Krankheit leiden, isoliere und entnehme man von jedem Fall den Erreger, injiziere Tiere mit diesem Erreger und erzeuge so in jedem dieser Tiere alle Symptome der Krankheit.

Wenn dies gelingt, kann man, gemäß den Kochschen Postulaten behaupten, daß der Erreger A die Krankheit B hervorruft.

Beim HI-Virus ist dies bislang noch nicht gelungen. Erstens konnte man, je nachdem welche Studie Sie lesen, den HI-Virus als solchen in etwa 50 bis 80% der Fälle isolieren, die man als AIDS-Vollbild diagnostiziert hat. Zum anderen hat man in den Vereinigten Staaten einen Tierversuch mit etwa 100 Affen durchgeführt, die man in sterilen Isolationskammern gehalten und mit hohen Dosen von HIV injiziert hatte. Bei zwei Affen bildeten sich sehr rasch infizierte Lymphdrüsen, ein Zustand, der 30 Wochen lang anhielt und sich dann normalisierte. Bei diesen beiden Affen traten keine neuen Symptome mehr auf. Alle anderen Tiere hingegen zeigten überhaupt keine AIDS-ähnlichen Symptome.

Die Beobachtungszeit beträgt mittlerweile vier Jahre.
Auf der Grundlage der Kochschen Postulate gibt es also keinen Beweis dafür, daß HIV die Ursache von AIDS ist.

Von Seiten der Wissenschaft ist zuweilen der Einwand zu hören, daß auch andere Erreger in der Vergangenheit gefunden worden sind, die die Kochschen Postulate nicht erfüllt haben. Der HI-Virus gehöre einer besonderen Gruppe von Viren an, der sogenannten Retroviren, und müsse daher nach anderen Kriterien beurteilt werden. Diese Kriterien sind jedoch noch nicht diskutiert oder zum Gegenstand wissenschaftlicher Arbeiten gemacht worden. Man hat bislang nur von ihnen gehört.

Die Anhänger der HIV-AIDS Theorie haben das Auftreten von AIDS nach Bluttransfusionen ebenfalls als Argument ins Feld geführt. Die Überlegungen hierzu sind wie folgt: gesunde Individuen, die keiner Risikogruppe angehören, haben nach Bluttransfusionen, die mit dem HI-Virus infiziert waren, das AIDS-Vollbild entwickelt. Die logische Schlußfolgerung ist also, daß der HIV ihre Krankheit verursacht hat, was beweist, daß der HI-Virus die Ursache von AIDS ist.

Auf dem ersten Blick ist an dieser Logik nichts auszusetzen. Wenn man sich jedoch die verfügbaren Statistiken über die Personen, die Transfusionen bekommen, genauer ansieht, tritt ein anderes Bild hervor.

Nach den Angaben der American Association of Blood Banks haben seit dem Jahr 1978 etwa 29 Millionen Amerikaner Bluttransfusionen erhalten. Bei den meisten dieser Transfusionen stammt das Blut von mehreren Spendern, was die Chance einer HIV-Infizierung natürlich erhöht. Die durchschnittliche Transfusionsmenge beträgt 1,65 Liter.

Die amerikanischen CDC berichteten im Februar 1988 von insgesamt 1466 Fällen von »Transfusions-AIDS« die man seit dem Auftreten der ersten AIDS-Fälle in den Vereinigten Staaten registriert hat. Anders ausgedrückt, sind etwa 0.00005% der Personen, die in den letzten zehn Jahren Bluttransfusionen erhalten haben als AIDS-Fälle diagnostiziert worden. Das sind fünf/hunderttausendstel von einem Prozent.

Kann man auf dieser Grundlage den Schluß ziehen, daß der HI-Virus die Ursache von AIDS ist? Wohl kaum. Man könnte argumentieren, daß damit nicht ausgeschlossen sei, daß der HI-Virus als gelegentliche Krankheitsursache in Frage komme, doch war dies nicht die ursprüngliche Frage. Viele Wissenschaftler, die den HI-Virus für die Ursache von AIDS halten, führen durch Transfusionen hervorgerufene AIDS-Fälle **als Beweis** an. Die Beweislast liegt bei denjenigen, die diese Behauptung aufstellen. Aber auch in dieser Hinsicht gibt das HIV-AIDS Szenario nicht viel her.

Hinzu kommt, daß einige der »Tranfusions-AIDS«-Anhänger behaupten, daß das Auftreten von AIDS durch Bluttransfusionen praktisch nicht mehr vorkommt, seit die Blutkonserven umfassend auf das Vorhandensein des HI-Virus kontrolliert werden, daher **muß** dieser auch der Übeltäter sein. Die CDC-Statistiken malen aber ein etwas anderes Bild. In den Jahren 1987 und 1988 wurden 1144 von den insgesamt 1466 Fällen von »Transfusions-AIDS« gemeldet. Mit anderen Worten, es hat einen gewaltigen Anstieg der gemeldeten Fälle von AIDS durch Bluttransfusionen gegeben seit der HI-Virus aus den nationalen Blutbänken herausgefiltert worden ist.

»National Hemophilia Foundation« gibt die Gesamtzahl der Personen, die in den Vereinigten Staaten an den verschiedenen Formen von Hämophilie leiden, mit etwa 20.000 an. Unsichere Schätzungen geben den Prozentsatz der HIV-positiven Bluter mit zwischen 50% und 80% an. Am 11. Januar 1987 meldete die CDC 543 AIDS-Fälle unter den Blutern. Dies bedeutet, daß das AIDS-Vollbild im Zeitraum zwischen 1978 und 1987 bei ganzen 4 bis 5% der **geschätzten** HIV-positiven Blutern diagnostiziert worden ist.

Dies wiederum liefert keine Grundlage für die Behauptung, daß HIV die Ursache von AIDS ist.[1] Hinzu kommt, daß Bluter, aufgrund der häufigen Bluttransfusionen, häufig an anderen Störungen des Immunsystems leiden – Störungen, die dann nur allzu leicht als AIDS diagnostiziert werden.

In einen Brief an das angesehene englische Ärzteblatt *Lancet* zum Thema Bluter (8. Februar 1986) schreibt K.L. Schimpf unter anderem folgende Zeilen: »Wie Hay et al. sind auch wir der Meinung, daß progressive Leberkrankheiten bei Blutern ein Problem darstellen, das zu wenig Beachtung findet. Mittels Biopsie stellten die genannten Autoren Leberkrankheiten bei 38% der Bluter fest (chronische aktive Hepatitis 26%, Leberzirrhose 12 %). Diese Zahlen entsprechen etwa unseren Befunden.« Will man der vielfältigen Natur und der Ernsthaftigkeit der Beschwerden, an denen Bluter leiden, wirklich gerecht werden, so darf die nicht einfach pauschal die Diagnose AIDS gestellt werden.

Bluter brauchen regelmäßig große Mengen des Blutgerinnungsfaktors VIII. Durch diese Plasmakonzentrate kann ein Bluter mit dem Blut von 100.000 bis 300.000 Blutspendern pro Jahr in Berührung kommen. Auf diese Art und Weise können **viele** Mikrobentoxine und chemische Substanzen weiterverbreitet werden.

In diesem Zusammenhang ist es interessant, was die Autoren Hilgartner und Aledort in ihrem Aufsatz »AIDS bei Hämophilie« (*Annals, New York Academy of Science,* November 1984) schreiben: »Die Behandlung mit Konzentraten (Blutgerinnungsfaktor VIII) geht mit einem vermehrtem Auftreten von Zytomegalievirus (CMV), Hepatitis B und non-A-non-B Hepatitis einher. Zu den Immunstörungen, die bei Blutern auftreten, zählen die hämolytische Anämie und die idiopathische thrombozytopenische Purpura (ITP), eine Autoimmunstörung, die das Verhalten der Blutplättchen betrifft. Bei diesen nichtviralen Zuständen kann es zum Ausbruch von opportunistischen Infektionen kommen, und hinsichtlich dieses Musters sind sie kaum von AIDS zu unterscheiden.«

Nach der Veröffentlichung des Artikels von Hilgartner und Aledort, der ursprünglich auf einem AIDS-Symposium vorgetragen wurde, setzte eine Diskussion ein, bei der einer der Teilnehmer das folgende Argument vorbrachte: »Die Zahl der Bluter in Deutschland und Mitteleuropa beträgt etwa ein Drittel der Bluter in den Vereinigten Staaten. Diese Personen werden mit den gleichen oder bisweilen etwas höheren Dosen von Konzentraten behandelt. Sie sind vergleichbar ... und bislang wurde noch kein einziger Fall von AIDS registriert.«

(Stand der Aussage 1984. Nach offiziellen Meldungen des deutschen Bundesgesundheitsamtes beträgt die Zahl der Hämophilen unter den als HIV-positiv registrierten weniger als 400 seit 1981; auch hier der Anstieg nach besserer Kontrolle der Blutkonserven. »Und selbst beim innigsten aller Kontakte, zwischen der Mutter und ihrem Baby, bleiben die meisten unbehelligt: Nach neusten Erkenntnissen sind lediglich ein Viertel bis ein Drittel aller von infizierten Müttern geborenen Kinder mit HIV angesteckt.« [Zeit Nr. 4, 19.1.1990] Anm. des Verlags.)

Man kann über diese merkwürdige Tatsache spekulieren wie man will, aber mit dem Beispiel der AIDS-Fälle bei Blutern kann man gewiß nicht den Beweis dafür erbringen, daß der HI-Virus AIDS verursacht.

Wie groß wäre die Wahrscheinlichkeit des Umdenkens bei den Wissenschaftlern, wenn die Zweifel an der Rolle des HIV zunehmen würden? Wenn wir ganz ehrlich sind, wahrscheinlich gleich null. Hierzu hat der Biologe und Virologe Peter Duesberg gegenüber der Reporterin Celia Farber von der Zeitschrift *Spin* (Januar 1988) einige interessante Bemerkungen gemacht:

»In der AIDS-Forschung tätige Wissenschaftler werden weniger dazu neigen, kritische und unbequeme Fragen über die Ätiologie (Ursache) von AIDS zu stellen, wenn sie riesige Geldsummen in Firmen investiert haben, die ihren Gewinn aus der Hypothese schöpfen, daß HIV der AIDS-Virus ist. Nehmen wir das Beispiel von William Hazeltine und Max Essex, die zu den fünf Spitzenwissenschaftlern der AIDS-Forschung in diesem Land gehören. Beide halten Aktien in Millionenhöhe in einem von ihnen gegründeten und aufgebauten Unternehmen, das Test-Sets für die Feststellung des HIV vermarktet. Wie können diese beiden objektiv sein? Gallo kann mit sehr viel Geld aus den Patentrechten an dem Virus rechnen. Ja, sein ganzer Ruf steht und fällt mit dem Virus. Wenn HIV nicht die Ursache von AIDS ist, steht Gallo vor dem Nichts.„ (Natürlich nicht finanziell, da er ja über einige Jahre lang genug an den Tests verdient hat... Anm. des Verlags).

Celia Farber berichtet, daß die Wissenschaftler Hazeltine und Essex sich durch die Bemerkungen Duesbergs irritiert zeigten, sie fügte jedoch hinzu, »daß Hazeltine die geschäftliche Beteiligung der beiden Forscher an Cambridge Bio-Science, einer Firma, die Test-Sets für AIDS vermarktet, bestätigt.«

Ich möchte im folgenden auf einen weiteren, interessanten Aspekt eingehen. Ein Homosexueller aus Ohio erzählte mir, daß er und seine Freunde in den späten Siebzigerjahren in New York, San Francisco und Los Angeles Urlaub gemacht hätten, drei Städte, in denen die überwältigende Mehrheit der AIDS-Fälle unter den Homosexuellen diagnostiziert worden sind.

Mein Gesprächspartner sagte weiter: »Wir sind alle in die Sauna-Clubs gegangen, und als der Urlaub vorbei war, sind wir wieder in unsere Städte zurückgekehrt. In diesen Städten hat sich aber auch nicht annähernd der Prozentsatz von AIDS-Fällen unter Homosexuellen entwickelt wie sagen wir mal in San Francisco.«

Dies ist in der Tat wahr.

Aus allen Teilen der Vereinigten Staaten sind Schwule auf Urlaubsreisen nach San Francisco, New York und Los Angeles gefahren. Ein übertragbarer, AIDS verursachender HI-Virus wäre also nach Des Moines, Atlanta, Sandusky, Salt Lake City und in viele andere Städte und Orte der Vereinigten Staaten getragen worden. Demnach müßten wir eine sehr große Verbreitung von AIDS im ganzen Land unter den Homosexuellen finden.

Den bisherigen Berichten zufolge, ist dies jedoch keineswegs geschehen.

Welchen Schluß kann man hieraus ziehen? Vielleicht den, daß ein Urlaub oder zwei nicht ausreicht, um die notwendige Menge von Drogen und Rauschmittel zu konsumieren, welche, zusammen mit häufigen Geschlechtskrankheiten und der damit verbundenen Chemotherapie für einen Großteil der Immunschwäche verantwortlich sind, die wir als AIDS bezeichnen.

Die eigenartige internationale Verteilung der berichteten AIDS-

Fälle bleibt bislang ebenfalls rätselhaft – wenn man davon ausgeht, daß ein Virus allein dafür verantwortlich ist. Warum haben wir einen überwiegenden Anteil von heterosexuellen Schwarzen und Homosexuellen bei den AIDS-Fällen, die in den Vereinigten Staaten verzeichnet worden sind? Warum haben wir nicht wesentlich mehr Fälle in Europa, einem Kontinent, dessen traditionelle Bindungen an Afrika wesentlich enger sind als die der Vereinigten Staaten? Wenn AIDS in Afrika angefangen hätte, müßte sich die Krankheit normalerweise erst einmal dort ausbreiten. Wir hätten also zunächst einmal dort viele Fälle zu verzeichnen, und **dann** würde die Krankheit in Europa und in Amerika auftauchen und sich langsam ausbreiten. Wir hätten nicht den Ausbruch der Krankheit in Afrika und den Vereinigten Staaten gleichzeitig und den Anstieg in Amerika auf 40.000 Fälle.

In der Zwischenzeit haben wir von den Forschern aus den Labors erfahren, daß HIV wahrscheinlich die Ursache von AIDS ist, da dieser Virus T-Lymphozyten vernichtet. Als man diese Behauptung aufgestellt hatte, war man der Ansicht, daß der HI-Virus die T-Lymphozyten im Körper zerstört. Nun sind einige Wissenschaftler umgeschwenkt und behaupten, daß der HI-Virus in Wirklichkeit die Immunzellen angreift, die man als Makrophagen bezeichnet.

Man beachte jedoch, daß diese Beobachtungen an isolierten Viren und Zellen in Petrischalen gemacht wurden. Es gibt viele Substanzen und Kleinlebewesen, die isolierte menschliche Zellen in Petrischalen, also außerhalb des Körpers vernichten können. Man kann jedoch das, was unter diesen besonderen Bedingungen und in Abwesenheit der normalen Funktionen des Körpers geschieht, nicht mit den vielfältigen Funktionen des gesamten Immunsystems im Organismus vergleichen. Dies sind Tatsachen, die jedem Biologiestudenten bekannt sind.

Ein späteres Kapitel beinhaltet ein Interview, das ich mit einem Molekularbiologen geführt habe. Einer der wesentlichen Punkte, die er anspricht, betrifft die Übertragbarkeit des HI-Virus. Es ist ja gar keine Frage, daß der Virus von einem Menschen zum anderen weitergegeben werden kann. Dies trifft auch für viele andere Kleinlebewesen zu, die für den Menschen unschädlich sind. Die Tatsache, daß ein Keim oder Kleinlebewesen von einem Menschen zum anderen weiterwandert, besagt noch lange nicht, daß dieser auch Krankheiten hervorruft.

Um den ganzen Globus gehen nun Warnungen vor einer drohenden Katastrophe, Warnungen die auf das bloße Vorhandensein von testpositiven Personen beruhen ... in der Tat eine Strategie, die erfolgreich suggeriert, wir stünden vor dem Ausbruch einer vom HIV übertragene Seuche – doch mit Wissenschaft hat dies nichts zu tun.

Es ist nur allzu einfach ein Land als Beispiel heranzuziehen, in dem bestimmte Krankheiten immer wieder zum Ausbruch kommen. Nehmen wir ein Land in der Dritten Welt, wo es in jedem Jahrzehnt zu einer Cholera-Epidemie kommt. Anstatt den letzten schrecklichen Ausbruch aber in der üblichen Art und Weise anzugehen (durch Verbesserung der sanitären Verhältnisse zum Beispiel), behaupten einige Forscher vor Ort, daß Cholera eine opportunistische Infektion von AIDS sei, die aufgrund der vorangegangenen Immunschäden nun zum Ausbruch komme – Immunschwäche, die durch den HI-Virus hervorgerufen wurde. Zum Beweis für diese Behauptung testet man einen Teil dieser kranken Menschen.

Gesagt, getan, und schon findet man Antikörper gegen den HI-Virus. Nun heißt es: »Also doch der HI-Virus. Genau wie wir gesagt haben – also AIDS.«

Folgende fünf Punkte führen Robert Gallo und Flossie Wong-Staal als Beweise dafür an, daß der HI-Virus die Ursache von AIDS ist:

1. Die CDC-Studien über Bluter, die den Blutgerinnungsfaktor VIII erhalten und dann als AIDS-Fälle diagnostiziert werden.
2. Bei AIDS-Patienten gibt es offensichtliche Defekte unter T-Lymphozyten Zellpopulationen, und der HI-Virus vermag T-Lymphozyten in vitro zu vernichten.
3. Ein dem HIV ähnlicher Virus (feline leukemia virus), bewirkt bei Katzen eine Krankheit, die Katzenseuche, die dem AIDS ähnlich ist.
4. HTLV-I und HTLV-II, dem HIV ähnlich, haben die Fähigkeit Immunosuppression in vitro zu verursachen.
5. Die Krankheit AIDS begann in Afrika und in Haiti, wo die HTLV-I und II-Viren endemisch sind.

Rückblickend betrachtet, liegen die Entgegnungen dieser Punkte auf der Hand.

1. Der Prozentsatz der bei Blutern diagnostizierten AIDS-Fälle ist verschwindend gering. Darüber hinaus leidet ein bestimmter Prozentsatz dieser Personen an Formen von Immundefizienz, die man von AIDS nicht unterscheiden kann.
2. Viele Erreger, chemische Verbindungen und auch Unterernährung können Defekte bei den T-Lymphozyten Populationen hervorrufen, und die Zerstörung von T-Lymphozyten in einer Petrischale ist kein Beweis für das Verhalten des HIV im lebendigen Organismus.
3. Der Erreger der Katzenseuche findet sich normalerweise bei etwa 70% aller Katzen. Der Beweis, daß dieser Virus auch Leukämie hervorrufen kann, ist nicht erbracht worden.
4. Heute ist man der Ansicht, daß der HTLV-I und HTLV-II Virus

nicht der gleichen Familie wie der HIV zuzuordnen sind. Der Vergleich ist daher irrelevant.

5. Der gleiche Einwand wie bei 4., zudem haben sich die Prognosen von einer Riesenanzahl von AIDS-Fällen in Haiti nicht bewahrheitet. Im Jahr 1985 ging man aufgrund einer statistischen Projektion des HIV-positiven Bevölkerungsanteils von grob 360.000 Einwohnern aus, die sich auf dem Weg zum AIDS-Vollbild befanden. Die Zahl AIDS-Fälle, die man 1988 in Haiti verzeichnet hat beträgt ganze 920.[2] In Afrika haben wir eine ähnliche Situation. Dort haben die rasch durchgeführten Schätzungen Millionen von AIDS-Fällen prognostiziert. Später haben die etwas ernüchternden Analysen von Blutuntersuchungen eine gewaltige Quote von **falschen** Positivbefunden aufgezeigt.[3]

Es gibt einen Mythos, demzufolge »jedermann weiß, daß HIV AIDS verursacht.« Wie andere Mythen wird auch dieser brüchig, wenn man einmal angefangen hat, mit einer Reihe von Leuten zu reden. Ich habe aber festgestellt, daß es in der AIDS-Frage nicht wenige Menschen gibt, die Angst davor haben, ihre wirklichen Meinungen und Überzeugungen zu äußern. Dies war mir bei meinen Gesprächen mit Universitätswissenschaftlern aufgefallen. Es scheint sogar innerhalb des Weißen Hauses Probleme in dieser Hinsicht zu geben, was auf einen wahrscheinlichen Konflikt in AIDS-Fragen auf hoher Ebene hin weist.

Jim Warner, der eine hohe Beraterposition im Weißen Haus bekleidet, ist durch einen Artikel in der Novemberausgabe des *New York Native* das erste Mal in das Licht der Öffentlichkeit gerückt. In diesem Beitrag mit dem Titel »Das Weiße Haus informiert die Zeitung *The Native* über AIDS« schrieb der Herausgeber Chuck Ortleb die folgenden Zeilen: »Mr. Warner erzählte mir, daß sich in der AIDS-Frage zwei Lager im Weißen Haus gebildet hätten. Die eine Gruppe, die in der Minderzahl ist, möchte nach einem 'Auschwitz-Modell' verfahren, demzufolge alle Personen, die mit 'dem Virus' infiziert sind, isoliert werden. 'Die andere Gruppe' sagte Warner, 'hat keine richtige Sachkenntnis, ist inkompetent'.« Später berichtigte Mr. Warner diese Aussage jedoch und meinte, er wollte nicht den Eindruck erwecken, es gebe im Weißen Haus eine Gruppe, die für ein »Auschwitz-Modell« plädiere, aber daß es einige Risikogruppen in der Bevölkerung gebe, die dieses **denken könnten**. Das folgende Interview mit Jim Warner wurde im *LA Weekly* am 18. Dezember 1987 gedruckt.

WEEKLY: *Sind Sie im Weißen Haus wegen dem Artikel im »Native« und den Aussagen, die Sie dort gemacht haben, angesprochen worden?*

WARNER: Ich glaube nicht, daß der Artikel dort überhaupt zur Kenntnis genommen worden ist. Die Regierung hat noch nicht genug getan, um wirklich gut und ausreichend (über AIDS) zu informieren. Es kann sein, daß wir einfach noch nicht genug wissen. Mit AIDS haben wir es ja mit einem Syndrom und nicht mit einer Krankheit zu tun. Es könnte Patienten geben, deren Immunschwäche auf genetische Defekte zurückzuführen ist (anstatt auf den HI-Virus als Ursache). Ich bin nicht der Meinung, daß wir so viel wissen, wie wir uns gerne glauben machen wollen, keineswegs.
WEEKLY: *Sind Ihre Recherchen über AIDS ein Teil ihrer Arbeit als politischer Berater? Machen Sie Empfehlungen auf der Grundlage Ihrer Ergebnisse? Oder ist es eher so, daß Sie es spannend finden der AIDS-Frage auf den Grund zu gehen?*
WARNER: Eher Letzteres als das Erste. Es fing damit an, daß man mich beauftragt hatte, einem in der Zeitschrift »Atlantik« erschienenen Artikel über Insekten und AIDS nachzugehen. Ich habe mich dann entschlossen, einen Katalog von Fragen zum HI-Virus zusammenzustellen, dessen Antworten die Rolle des Virus bei AIDS umreißen würden. Auf dieser Grundlage wollte ich einen Aufsatz verfassen und den Leuten geben, die mich gebeten hatten, dieses Thema zu untersuchen.
WEEKLY: *Haben die Leute im Weißen Haus die Möglichkeit, mit den Wissenschaftlern von den National Institutes of Health zu sprechen? Ich meine, sich direkt mit den Wissenschaftlern zu unterhalten, herauszufinden was sie wirklich machen und wie sie wirklich denken?*
WARNER: Nein, es gibt nicht viel Austausch (zwischen dem Weißen Haus und den NIH-Wissenschaftlern). Ich bin wahrscheinlich der einzige hier, der sich besonders dafür interessiert. Dieses Jahr bin ich zu dem Schluß gekommen, daß die Arbeitsgruppe für AIDS (im Weißen Haus) keineswegs ausreichend war, um ihren Aufgaben gerecht zu werden.
WEEKLY: *Ich haben mit einigen Wissenschaftlern an Universitäten gesprochen, die zwar namentlich nicht zitiert werden wollten, aber das kritisiert haben, was sie als »HIV-Dogma« bezeichneten. Sie haben Angst, wenn sie ihre Stimme gegen die voreilige Annahme, daß HIV die Ursache von AIDS ist, erheben, daß sie damit den Verlust von Forschungsmitteln riskieren. Die Mittel werden schließlich aufgrund der Annahme vergeben, daß HIV erwiesenermaßen die Ursache von AIDS ist.*
WARNER: Meiner Meinung nach sollte man von einem Universitätslehrplan, wenn schon nichts anderes, zumindest einen soliden Grund-

kurs in Philosophie und eine auf Logik beruhende Vorgehensweise verlangen können. Ich bin entsetzt über die Selbstgefälligkeit und die Arroganz (bestimmter Wissenschaftler).

WEEKLY: *Es hat bislang eigentlich noch nie eine Leistungsbewertung der Arbeit der NIH gegeben. Die NIH selbst hat sich gegen die Idee gewehrt, den eigentlichen Wert der von ihr in den letzten zwanzig Jahren geleisteten medizinischen Forschungsarbeit zum Gegenstand einer Untersuchung zu machen.*

WARNER: Das ist eine sehr gute Idee. Ich werde sehen, was ich in dieser Richtung unternehmen kann.

WEEKLY: *In dem Artikel im »Native« ist von Ihrem Gespräch mit Dr. Lo, einem bei der amerikanischen Armee tätigen AIDS-Forscher, die Rede. Dieser hat eine eigene Theorie über die Krankheit und ist der Ansicht, daß sie durch einen anderen Virus verursacht wird. Der »Native« berichtet, daß Sie Schwierigkeiten hatten, sich mit Dr. Lo in Verbindung zu setzen. Hat man Ihnen wirklich gesagt, Sie müßten sich zuvor eine Genehmigung des Generalstabsarztes einholen, um mit ihm sprechen zu dürfen?*

WARNER: Ja, das ist wahr. Wissen Sie, obwohl es eine Ehre ist, im Weißen Haus arbeiten zu dürfen, habe ich nicht den Eindruck etwas Besonderes zu sein. Ich habe also meinen Antrag nach Vorschrift gestellt, und man hat mich dann mit Dr. Lo verbunden.

WEEKLY: *Was wäre, wenn Beweise gegen HIV als »den AIDS-Virus« auftauchen würden? Wie schwer wäre es, den Verlauf der Forschung zu ändern?*

WARNER: Es schon sehr schwer, die Leute zum Umdenken zu bewegen. Es ist nicht unmöglich, aber es hat sich schon ein gewaltiges Momentum in die eine Richtung aufgebaut.

WEEKLY: *Was können Sie eigentlich unternehmen, wenn festgestellt wird, daß eine Regierungsbehörde als Ganzes nicht ihren Pflichten nachgekommen ist?*

WARNER: Das kann eine große Auseinandersetzung geben. Ich würde hier gerne die Wogen glätten, eine öffentliche Auseinandersetzung vermeiden. So etwas verschlingt eine Menge Zeit. Es ist aber schwierig, wenn Wissenschaftler nicht bereit sind, über Fragen der Wissenschaft zu diskutieren.

WEEKLY: *Robert Gallo, Max Essex und ähnliche Leute waren die Generäle bei dem Kampf gegen Krebs, den die NIH in den Siebzigerjahren geführt hat, ein Kampf den sie verloren hat. Warum sind die gleichen Leute jetzt für die AIDS-Forschung zuständig? Es ist doch seltsam, daß die leitenden Stellen nicht mit ganz anderen Leuten besetzt sind.*

WARNER: Wenn ich jemals in Versuchung war, an Sozialismus zu glauben, so hat mir die Wissenschaft meine Illusionen genommen. Diese Leute (von der NIH) gehen einfach davon aus, daß es ihre Show ist. Sie nehmen das einfach an.
WEEKLY: *Peter Duesberg, ein angesehener Molekularbiologe an der Universität von Berkeley ist der Ansicht, daß der HI-Virus nicht die Ursache von AIDS ist. Haben Sie mit NIH-Leuten über seine Argumente gesprochen?*
WEEKLY: Ja. Man hat mir gesagt, daß die Wissenschaft Duesbergs Argumenten gegen den HIV keinen großen Wert beimißt. Man hat mir jedoch nicht erklärt warum. Ich war wie vor den Kopf gestoßen. Mehr hat man nicht gesagt, außer daß man Duesbergs Argumenten eben »keinen großen Wert beimißt.« Das ist absurd. Es ist gewiß nicht wissenschaftlich, Peter Duesberg einfach als einen Spinner abzutun.
WEEKLY: *Die Definition von AIDS ist inzwischen so breit abgefaßt, daß sie den Begriff eines Syndroms schon fast überfordert, geschweige denn den einer Krankheit.*
WARNER: Mit dem Begriff des Syndroms versucht man zu verstehen, wie Symptome zusammenhängen könnten. Wenn dies aber in einer Atmosphäre von Hysterie geschieht, dann gibt es keine Grenze dessen, was man einem Syndrom alles zuschreiben kann.
WEEKLY: *Die Definition von AIDS in Afrika wird nun allmählich gleichlautend mit Symptomen, die ebenso durch Hunger und Unterernährung entstehen können. Es heißt nun, daß chronischer Durchfall, Fieber und Abmagerung, also starker Gewichtsverlust, die drei Hauptsymptome sind. Ist das nicht ein ideales Tarnmanöver, einen Aspekt des Hungers, der politisch bedingt ist, einfach als AIDS zu bezeichnen.*
WARNER: Ich habe an so etwas noch nicht gedacht. Es gibt einen Plan, der die Selbstversorgung Afrikas bis zum Jahr 2000 ermöglichen soll. Die AIDS-Frage könnte hier sicherlich Hindernisse aufwerfen.

Wissen Sie, ich war Kriegsgefangener in Vietnam. Ich habe dabei an die 80 Pfund Gewicht verloren, und als ich nach Hause kam, habe ich an einer Form von Dysenterie gelitten, die Sie auch als eine opportunistische Infektion bezeichnen könnten. Es gab einige von uns, denen es so ergangen ist. Wir hatten aber kein AIDS.

Im November 1987 entdeckte ich, daß die Zeitschrift *Bio/Technology* ein Workshop mit Gesprächen am »runden Tisch« abhalten wollte, in denen die Rolle des HIV besprochen werden sollte. Peter Duesberg sowie ein Dutzend andere Forscher wollten anwesend sein. Bei den

Gesprächen sollte es darum gehen, Experimente zu formulieren, die ein für allemal die Rolle oder Nicht-Rolle des HIV bei AIDS belegen sollten.

Ich habe Jim Warner davon unterrichtet und ihm vorgeschlagen, mit der Zeitschrift Kontakt aufzunehmen, um bei den Gesprächen anwesend sein zu können. Er rief auch an, und machte zur Überraschung aller den Vorschlag, das Rundgespräch in seinem Büro im Weißen Haus abzuhalten.

Im Verlauf der nächsten Monate wurde das Treffen immer wieder an- und dann abgesagt. Es gab offensichtlich Widerstände innerhalb des Weißen Hauses gegen die Sanktionierung eines solchen Treffens. Etwa einen Monat vor dem geplanten Ereignis am 19. Januar tauchten die ersten Berichte dazu in der Presse auf.

Kurze Zeit sah es so aus, als würde die Dienststelle für wissenschaftliche und technologische Entwicklungen die Gastgeberrolle anstelle der Dienstelle zur Entwicklung der Regierungspolitik [Office for Policy Development] übernehmen, doch dann wurde das Ganze abgeblasen.

Am 7. Januar 1988 brachte die Zeitung *The New York Post* einen Bericht über Peter Duesberg. Am Tag darauf wurde ein Nachfolgeartikel mit der Überschrift »US REGIERUNG STREICHT DEBATTE ÜBER DIE WAHRE URSACHE VON AIDS« veröffentlicht. Nachdem der Artikel über das abgesagte Treffen im Weißen Haus informierte, führte Joe Nicholson, Redakteur für Wissenschaft und Medizin der obengenannten Zeitung, einige wirklich überraschende Zitate von Gary Bauer an. Mr. Bauer war Leiter der Dienststelle »Office of Policy Development« und damit auch der Chef von Jim Warner:

»Leute wie Dr. Duesberg müssen weiterhin Zugang zu Forschungsgeldern haben für den Fall, daß wenn unser jetztiger Kurs sich als falsch herausstellen sollte, man dies auch beweisen kann.«

Desweiteren sagte Gary Bauer, daß er die Gastgeberrolle des Weißen Hauses ablehne, da er einem wissenschaftlichen Treffen keinen politischen Anstrich verleihen wolle.

»Ich hoffe, daß die Debatte dennoch woanders stattfindet«, waren seine Worte, »denn die Endgültigkeit, mit denen einige Aussagen über AIDS und dessen Übertragung gemacht worden sind, hat mich sehr verärgert. Wenn bestimmte Befunde den herrschenden Lehrmeinungen widersprechen, gibt es die Tendenz, diese Dinge lieber zu ignorieren als öffentlich zu diskutieren.«

Vom durchschnittlichen Wissenschaftler werden Sie natürlich erfahren, daß es eine außerordentliche Übereinstimmung gibt, anhand deren es zweifelsfrei feststeht, daß der HI-Virus AIDS verursacht. Ein neuer Krankheitszustand Namens AIDS ist gleichzeitig rund um den Globus in Erscheinung getreten und geht überall mit dem Vorhandensein eines Virus einher, dieser ist ebenfalls ein neuer Faktor; diese Übereinstimmung, diese Wechselbeziehung zwischen neuer Krankheit und neuem Virus kann nicht etwas Beiläufiges sein, etwas ohne Bedeutung; der HIV muß die tatsächliche Ursache von AIDS sein.

Dieses Bild, diese Übereinstimmung, übt eine große Anziehungskraft auf die Wissenschaftler aus, sie ist die grundlegende Ursache dafür, daß man mit so großer Sicherheit davon ausgeht, daß HIV AIDS verursacht.

Doch in Wahrheit gibt es keine schlüssigen Beweise dafür, daß eine neue Krankheit überall auf der Welt in Erscheinung getreten ist.[4] Es existieren bereits Hunderte von Ursachen für das sogenannte »AIDS-Muster«, nämlich für den Zusammenbruch des Immunsystems, das vom Auftreten opportunistischer Infektionen gefolgt ist.

Das, was in Wirklichkeit mit der neuen, in der ganzen Welt auftretenden Krankheit in Verbindung gebracht wird, sind die Bluttests mit dem Befund HIV-positiv. Mit diesen Tests wird nicht etwa das Vorhandensein des Virus festgestellt, sondern die Reaktion des Immunsystems auf den Kontakt mit dem Virus. Diese Reaktion wird durch das Vorhandensein von »Truppen des Immunsystems« nachgewiesen, die wir als Antikörper bezeichnen. Normalerweise deutet man die Bildung von Antikörpern als den erfolgreichen Versuch des Organismus, sich gegen eindringende Erreger zu wehren. Natürlich gibt es Ausnahmen, in denen es den Antikörpern nicht gelungen ist, die Krankheit abzuwenden. Die **durchgängige Annahme** jedoch, daß die Bildung von Antikörpern gegen einen Virus, den HIV, in allen Fällen **den Tod des Patienten in naher oder ferner Zukunft** zur Folge haben wird, heißt unser gängiges medizinisches Verständnis auf den Kopf zu stellen!

Wenn die neuen Analysen zu diesen Ergebnissen kommen, dann müssen ausführliche Beweise dafür erbracht werden, daß ein Test, welcher die Bildung von Antikörpern gegen den HI-Virus anzeigt, auf jeden Fall auch mit einer späteren Erkrankung verbunden ist. Diese Beweise sind bislang noch nicht erbracht worden. Der umfassendste Versuch in dieser Richtung wird derzeit an der San Francisco City Clinic unternommen. Hier werden zwei spezielle Gruppen von Männern untersucht um festzustellen, bei wievielen testpositiven Individuen das AIDS-Vollbild tatsächlich zu einem späteren Zeitpunkt auftritt.

Bedauerlicherweise handelt es sich bei beiden Gruppen um eine spezielle, selektive Auswahl von Personen, und es wäre töricht anzunehmen, daß das an diesen Personen gewonnene Material für die übrige Bevölkerung Gültigkeit hätte. Die eine große Gruppe besteht aus Männern, die in den späten Siebzigerjahren in den Kliniken von San Francisco wiederholt wegen Geschlechtskrankheiten behandelt wurden. Viele dieser Männer sind aufgrund ihrer wiederholten Geschlechtskrankheiten und der damit verbundenen, massiven Antibiotikabehandlungen bereits als immunschwach einzustufen.

Die andere Studiengruppe besteht aus Homosexuellen, die 1980 als Freiwillige an den frühen Versuchen mit einer Hepatitis B Impfung teilgenommen hatten.

Nach den CDC-Richtlinien gehört ein hoher Prozentsatz dieser Männer zu einer ausgesprochenen »Risikogruppe«. Die Vorstellung, daß das an diesen Personen gewonnene Material auf andere Bevölkerungsanteile mit völlig anderen Lebensgewohnheiten und einem weit geringerem Gefährdungspotential durch chemische Substanzen einfach übertragen werden könnte, ist irrig.

Desweiteren ist die in San Francisco durchgeführte Studie in manchen Punkten unvollständig, und eine volle Einsicht in die gesammelten Daten, die Erhebungsmethoden und Befragungsprotokolle ist bislang nicht gewährt worden. Trotzdem haben Reporter, Wissenschaftler und Ärzte sich auf diese Studie gestürzt und die Befunde so gehandhabt, als ob wir es mit unumstößlichen Tatsachen zu tun hätten.

Bei ihrem Versuch, das sogenannte Virus-AIDS-Szenario zu stützen, wonach AIDS in den Vereinigten Staaten sich hauptsächlich auf Fixer und Homosexuelle konzentriert, haben die Wissenschaftler sich bemüht, Übertragungswege zu finden, die nur in diesen Gruppen vorkommen, nämlich den Analverkehr bei den Homosexuellen, bei dem es durch Blutungen bedingt zu einem direkten Kontakt zwischen Samen und Blut kommen kann, und das Teilen von Nadeln bei Fixern.

Diese Erklärungsversuche dürften aus mehreren Gründen unrichtig sein.

Erstens gibt es keinen Virus, der sich nur bestimmte Kulturgruppen aussucht, in denen er verweilt. In der Zwischenzeit müßte der Virus im großen Umfang aus diesen beiden Gruppen herausgetreten sein und sich in der allgemeinen Bevölkerung ausgebreitet haben. Dies ist bislang jedoch nicht geschehen.

Wenn der HI-Virus die Ursache einer einheitlichen, festumrissenen Krankheit mit dem Namen AIDS wäre, gäbe es in den Vereinigten Staaten zwei Faktoren, die dafür gesorgt hätten, daß der Virus sich bereits weit über die derzeitigen Risikogruppen hinaus verbreitet hätte. In den Siebzigerjahren gab es in New York die sogenannten »Swing

Clubs«. Zu dem lebhaften Treiben, das sich über Jahre in diesen Etablissements abspielte, gehörten nach Augenzeugenberichten alle erdenklichen Sex-Spiele zwischen Männern und Frauen und damit jede mögliche Art Austausch von Körperflüssigkeiten zwischen den beteiligten Partnern. Eine ideale Situation für den Virus also, sich unter der heterosexuellen Bevölkerung im großen Umfang auszubreiten, was bislang allerdings nicht geschehen ist.

Von den 55.000 AIDS-Fällen, die gegenwärtig in den Vereinigten Staaten registriert sind, machen Männer 91 % und Frauen 9 % aus (BRD: 4300 Fälle seit 1983, davon knapp 400 Frauen, die zu 75% drogenabhängig sind; Daten des Bundesgesundheitsamtes. Anm. des Verlags). Es ist bislang kein Virus bekannt geworden, der eine solche Präferenz gezeigt hätte.

Wie bereits mehrfach erwähnt, sind Homosexuelle aus allen Teilen der Vereinigten Staaten in den Siebzigerjahren nach San Francisco, Los Angeles und New York gefahren, oder haben dort Urlaub gemacht, eben in jenen Zentren der überwältigenden Mehrheit der in den Vereinigten Staaten diagnostizierten AIDS-Fälle. Diese Besucher sind in die einschlägigen Clubs und Saunas gegangen und haben dort Sex gehabt. Wenn sie von dort den HI-Virus, als sicheren Auslöser von AIDS, mit nach Hause genommen hätten, wäre AIDS rasch in vielen, vielen Städten und Orten der Vereinigten Staaten zur Ausbreitung gelangt. Nach allen verfügbaren Berichten ist dies jedoch nicht geschehen.

Was die Fixer anbelangt, so sind die einzigen Studien, die eine Verbindung zwischen dem Teilen von Injektionsbesteck und dem Auftreten von HIV-positiven Testbefunden aufzeigen sollten, nicht in diesem Sinne ausgefallen. Beim Vergleich zwischen einer Gruppe von weißen und schwarzen Fixern wies die Gruppe, die **häufiger** Nadeln geteilt hatte, **weniger** positive Befunde auf.

Was den Analverkehr anbelangt, so übersieht der Versuch, die Präferenz des HIV für Homosexuelle mit dieser typischen Form von Sex unter Homosexuellen zu erklären, das folgende:

1. Unter Heterosexuellen ist Analverkehr seit Jahrhunderten praktiziert worden.
2. Der direkte Kontakt von Samen mit Blut, der als Grund genannt wird, warum der HI-Virus beim Analverkehr weitergegeben wird, kommt beim Vaginalverkehr unter Heterosexuellen ebenfalls vor. Wie jeder in den städtischen Ballungsgebieten niedergelassene Frauenarzt berichten kann, weist ein kleiner Prozentsatz seiner männlichen und weiblichen heterosexuellen Patienten Abschürfungen am Penis und an

der Scheide auf, wodurch eine Übertragung auf dem Blutwege ebenfalls möglich wäre.

Nichtsdestotrotz haben sich die Untersuchungen auf die Gruppen mit dem höchsten Risiko konzentriert, und zwar mit der festen Vorstellung, daß HIV AIDS verursacht. Auf dieser Grundlage sucht man dann nach »idiosynkratischen« Wegen, auf denen der Virus innerhalb dieser Gruppen übertragen werden könnte – Übertragungswege, die in durchschnittlichen Bevölkerungsgruppen nicht gegeben wären. Diese Erklärungsversuche sind jedoch nicht ausreichend.

Der Versuch, den HI-Virus als Ursache von AIDS zu bestätigen, indem man seine Verbreitung aufzeigt – auf spezifische Gruppen beschränkt, über sehr eigenartige Übertragungswege und dies in einer sehr begrenzten Art und Weise – ist einfach absurd.

Wenn jedoch nicht bewiesen ist, daß der HI-Virus die Ursache von AIDS ist, erhebt sich als nächstes die Frage, ob AIDS ansteckend ist? Die Antwort darauf lautet: Wenn HIV nicht bewiesenermaßen das Bindeglied ist zwischen den dreißig verschiedenen Infektionen und Krankheiten, die man der Krankheit AIDS zuordnet, was ist dann dieses AIDS überhaupt, von dem so viel die Rede ist?

Wenn HIV kein zwingender, krankheitsauslösender Faktor ist, dann fallen die ganzen opportunistischen Infektionen gleichsam auseinander und können nicht mehr als Syndrom bezeichnet werden.

Es gibt zwei herausragende opportunistische Krankheiten, die AIDS zugeschrieben worden sind und als Beweis für die gemeinsame Wurzel AIDS zitiert werden, nämlich die Pneumocystis-carinii-Pneumonie und das Kaposi-Sarkom. Diese sind in einer Art und Weise erforscht worden, die das Vorhandensein einer eigenständigen Krankheit mit dem Namen AIDS stützt. Diese Analysen sind jedoch oberflächlich und falsch.

Die nächsten beiden Kapitel behandeln die Pneumocystis-carinii-Pneumonie und das Kaposi-Sarkom.

Wenn man sich die Thesen über AIDS ansieht, die von den etablierten Forschungsorganisationen in den Vereinigten Staaten aufgestellt worden sind, ist ihre arrogante Haltung wenig überraschend. Sie ist nichts anderes als der Deckmantel für eine Wissenschaftlichkeit, die auf tönernen Füßen steht, ein Schutzschild gegen eine kritische und umfassende Analyse.

Wenn sich der Staub einmal gelegt hat, werden wir sehen, daß die vorgebrachte »AIDS-Theorie« eine Absurdität ist. Wenn wir den AIDS-Forschern entgegenhalten, daß »die 500.000 Fälle mit dem AIDS-Vollbild, die man für Zentralafrika prognostiziert hat, nicht eingetreten sind,« bekommen wir zu als Antwort: »Warten Sie's nur ab, es wird nicht in drei Jahren sondern in zwölf Jahren sein, also um das Jahr 2000.« Und wenn diese Situation bis zur Jahrtausendwende immer noch nicht eingetreten ist, dann bedarf das Datum einer abermaligen Korrektur – probieren wir's mit dem Jahr 2020.

Da AIDS jedoch nicht anderes ist als ein Etikett, ein Name für einen Zustand, den es bereits vor den »Entdeckung« von AIDS gegeben hat – nämlich Immunosuppression und sich daraus ergebende Infektionen – fällt die ganze Theorie in sich zusammen, noch ehe sie formuliert werden kann. Wir kennen etwa fünfzehn oder zwanzig medizinische Ursachen und Hunderte von umweltbezogenen Ursachen, die eine Immundefizienz hervorrufen können – Ursachen, die uns seit Jahrzehnten bekannt sind. Merkwürdig, daß man hier von etwas völlig Neuem und Einzigartigem spricht.

Wenn manche voller Verzweiflung sagen, daß niemand eigentlich genau weiß, was die Ursache von AIDS ist, dann ist dies ebenfalls irreführend. In Wahrheit kann AIDS nach dessen gegenwärtigen Formulierung weder eindeutig widerlegt noch bewiesen werden. Wie ich im ersten Kapitel schon erwähnt habe, kann man die unbestrittene Tatsache, daß es Menschen gibt, die an Formen von Immundefizienz sterben, benutzen, um jede Opposition, jeden Widerstand gegen das AIDS-Szenario niederzuschreien. Wenn man dieses Szenario jedoch sorgfältig auseinandernimmt, stellt man fest, daß es nicht nur wissenschaftlich absurd ist, sondern den Kranken und Sterbenden die Hilfe verweigert, die sie eigentlich brauchen. Von einer echten Prophylaxe, von Vorsorge im wahrsten Sinne des Wortes kann nicht die Rede sein. Die vorherrschende AIDS-Theorie ist also nicht nur beschränkt, sondern auch gefährlich für kranke Menschen.

Wie Sie in den späteren Kapiteln sehen werden, liefern die weltweit verwendeten Definitionen von AIDS sozusagen durch »Wildern im Revier« von anderen Krankheiten auf jeden Fall ausreichend statistische Fälle, um das Bild einer globalen Epidemie – das Werk eines einzigen Virus – aufrechtzuerhalten. Indem sie andere Krankheiten und durch Umweltgifte hervorgerufene Zustände unter ihrem fiktiven Dach vereint, gelingt es der AIDS-Theorie, den ganzen Terror, der veranstaltet wird, als gerechtfertigt erscheinen zu lassen.

13. Pneumocystis-carinii-Pneumonie

Was bleibt dann eigentlich übrig, wenn der HI-Virus nicht einwandfrei als Ursache von AIDS feststeht?

Als erstes macht es nun wenig Sinn, über AIDS als eine einzige Krankheit zu reden. Das einzige, was die vielen verschiedenen Infektionen und Krankheiten zusammengehalten hat, war der HI-Virus.

Wenn wir den Virus nun einmal beiseite lassen, ist es weitaus wahrscheinlicher, daß das, was zur Zeit als AIDS bezeichnet wird, das Ende eines breit gespannten Bogens von Immunsuppression ist, das sich über eine gewisse Zeit bei einem Individuum entwickelt hat.

Von verschiedenen Faktoren genährt, entwickelt sich ein Zustand von Immunsuppression immer weiter. Erst nach langer Zeit, während der ein Betroffener seine Gewohnheiten ändern, ausreichende Nahrung bekommen oder eine Arbeit aufgeben hätte sollen, bei der er durch Herbizide und Pestizide geschädigt wird, manifestiert sich der Zustand als ernste Krankheit, und **erst dann** wird der Betroffene vielleicht eine Arzt aufsuchen.

Der Arzt sieht die opportunistischen Infektionen, wiegt sein Haupt und spricht die Diagnose AIDS aus, was alle Betroffenen in Angst und Schrecken versetzt, da dieser Zustand bekanntlich unweigerlich einen tödlichen Ausgang nimmt. Nun, an diesem Abschnitt des Bogens angekommen, sind die Chancen, daß der Prozeß ein irreversibler geworden ist natürlich gestiegen.

Aber dies ist ein fauler Zauber, denn das, was als AIDS diagnostiziert wird, ist eben das Ende eines langen Bogens von Immunsuppression. Nun konzentriert sich die ganze Aufmerksamkeit auf diesen Punkt. Der Zustand wird als AIDS bezeichnet und ist damit fein säuberlich definiert, wodurch der lange Entwicklungsweg, der zu diesem Zustand geführt hat nun kaschiert ist. Zu einem früheren Zeitpunkt wären vorbeugende Maßnahmen und eine Umkehrung des Prozesses wesentlich einfacher gewesen.

Ehe wir uns daran machen, die derzeitigen AIDS-Definitionen zu sezieren und ihr Zerstörungswerk zu betrachten, sollten wir uns dem einen oder anderen Mythos zuwenden.

Der erste heißt Pneumocystis-carinii-Pneumonie und wird als primäres AIDS-Symptom betrachtet. Seit Beginn der Entwicklung sind etwa 32.000 AIDS-Fälle aus einer ungefähren Gesamtzahl von 55.000 Fällen den CDC aufgrund dieses Symptoms gemeldet worden.

Dem »Pneumocystis-carinii-Pneumonie-Mythos« zufolge war diese Krankheit vor dem Auftreten von AIDS außerordentlich selten, ja so gut wie vollkommen unbekannt. Weiter besagt dieser Mythos, daß wenn eine Pneumocystis-carinii-Pneumonie bei zwei verschiedenen Personen auftritt, in beiden Fällen die Ursache die gleiche ist. Letzteres ist ein Unding.

Zwischen 1980 und 1981 wurden die ersten fünf Fälle von Homosexuellen mit Pneumocystis-carinii-Pneumonie aus Los Angeles den CDC gemeldet. Der CDC-Bericht über diese Fälle und ein Kommentar dazu werden in einem Anhang aufgeführt. An dieser Stelle genügt die Feststellung, daß die untersuchenden Ärzte davon ausgingen, daß bei allen fünf Männern die Pneumocystis-carinii-Pneumonie aufgrund der gleichen Ursache aufgetreten war, obgleich ein Vergleich mit der medizinischen Fachliteratur die Fragwürdigkeit dieser Annahme aufgezeigt hätte.

Die Definition der Pneumocystis-carinii-Pneumonie als eine außerordentlich seltene und durch eine unbekannte Ursache hervorgerufene Krankheit hat viel dazu beigetragen, die Bevölkerung von der Existenz einer neuen Krankheit zu überzeugen: AIDS. Ein gründlicheres Verständnis der Pneumocystis-carinii-Pneumonie hätte klargemacht, daß es weniger zu befürchten gibt und daß man mehr im Sinne einer Vorbeugung tun könnte.

Die Pneumocystis-carinii-Protozoen finden sich bei 70-85% der durchschnittlichen Bevölkerung, ohne daß sie Krankheiten erregen. Sie gehören also zu den außerordentlich weitverbreiteten (ubiquitär vorkommenden) Einzellern, die eine gutartige Beziehung mit ihrem Wirt unterhalten. Bei einer ausgeprägten Immunsuppression können sie in den Vordergrund treten, die Lungen befallen und einen virulenten Krankheitsprozeß verursachen. (Anm. d. Übers: Das klinische Wörterbuch *Pschyrembel* dazu: »Die Züchtung von P.c. gelingt bislang nur bei immunsuppressiven Tieren.«)

Diese Tatsachen bilden unseren Ausgangspunkt für ein Verständnis der Pneumocystis-carinii-Pneumonie.

Das Jahr 1980 kennzeichnet das einsetzende Bewußtsein unserer Gesundheitsbehörden für AIDS, doch sollten wir lieber den Zeitraum zwischen 1977 und 1978 als Wasserscheide für die Unterscheidung zwischen einer Vor-AIDS- und einer Nach-AIDS-Zeit ansetzen.

Im Jahr 1977 begannen die Ärzte ein neue Methode zur Diagnose der Pneumocystis-carinii-Pneumonie am Eugene Talmadge Memorial Hospital im amerikanischen Bundestaat Georgia routinemäßig anzuwenden. Dieses Verfahren wird »perkutanes Lungen-Aspirat« genannt. Im Zeitraum zwischen Januar 1955 und Juli 1977 waren sieben Fälle von Pneumocystis-carinii-Pneumonie am Krankenhaus beobachtet worden. Zwischen Juli 1977 und Dezember 1979 wurden »neun Ausbrüche der Krankheit bei sieben Patienten« beobachtet.[1]

Obwohl diese Studie nicht das häufigere Auftreten der Pneumocystis-carinii-Pneumonie aufgrund der besseren diagnostischen Verfahren beweist, gibt sie doch Anlaß zum Nachdenken.

Eine Reihe von Studien belegt, daß der Pneumocystis-carinii- Erreger erst auf dem Boden einer Immunschwäche pathogen wird, die zum Beispiel häufig durch eine immunsuppressive Chemotherapie oder durch eine Organtransplantation verursacht wird. Es gibt eine große Anzahl von anderen immunsuppressiven Faktoren, die eine Pneumocystis-carinii-Pneumonie zur Folge haben können. In der Tat ist von medizinischen Forschern zu hören, daß **jeder** Faktor, der das Immunsystem stark schädigt, diese Krankheit hervorrufen kann.

Aus diesen Gründen hätte eine richtige Einschätzung der Pneumocystis-carinii-Pneumonie-Fälle im Jahr 1980 ganz einfach lauten müssen: Diese Krankheit beginnt, andere Bevölkerungsgruppen zu befallen; welche immunsuppressiven Faktoren könnten eine Rolle spielen? Unterernährung, toxische Chemotherapeutika, Rauschmittel, wiederholte Geschlechtskrankheiten einschließlich massiver Antibiotikabehandlung? Man kann die Suche nach einer einzigen viralen Ursache nicht anders als eine bizarre Abweichung von den Ansichten und Vorgehensweisen, die man zuvor ganz offensichtlich praktiziert hat, bezeichnen.

In den Jahren zwischen 1976 und 1983 sind in der Mayo Klinik 53 Fälle von Pneumocystis-carinii-Pneumonie verzeichnet worden. Die jeweils zugrundeliegenden ursächlichen Krankheiten wurden wie folgt angegeben: Leukämie (15 Patienten), Lymphoma (9 Patienten), bösartige Prozesse (5 Patienten), AIDS (2 Patienten), entzündliche Krankheiten, die mit Kortikosteroide behandelt werden (16 Patienten).

Im September 1975 hat Walter Hughes von St. Jude's Research Hospital ein Papier über den damaligen Stand der Pneumocystis-carinii-Pneumonie herausgegeben, das in *Critical Reviews in Clinical Laboratory Sciences* herausgegeben wurde. Hierin führte er eine wesentlich längere Liste von Faktoren auf, die zum Ausbruch einer Pneumocystis-carinii-Pneumonie prädisponieren könnten. Zu dieser

Liste gehören Thymus Dysplasie, Hypoglykämie, Kryptokokkose, Tuberkulose und das Protein-Energie-Mangelsyndrom (PEM).

Ein Mensch, der heute aus einer der oben genannten Ursachen eine Pneumocystis-carinii-Pneumonie bekäme, würde als AIDS-Patient eingestuft werden. Auf diese Weise wird der HI-Virus ungerechtfertigterweise zum Verursacher der Pneumocystis-carinii-Pneumonie deklariert.

Andere Wissenschaftler wiederum haben darauf hingewiesen, daß starke Unterernährung ebenfalls als zugrundeliegende Ursache einer Pneumocystis-carinii-Pneumonie in Frage kommt. Wie bereits an früherer Stelle erwähnt, ist die Tatsache wohlbekannt, daß viele Fixer und Alkoholiker sich entweder eine ausreichende Ernährung nicht leisten können oder ein chronisches Desinteresse am Essen zeigen. Ein Alkoholiker aber, der heute eine Pneumocystis-carinii-Pneumonie entwickelt, würde als AIDS-Patient diagnostiziert werden mit allen was dazugehört. Die korrekte und wahrscheinlich nicht gestellte Diagnose hieße Pneumocystis-carinii-Pneumonie aufgrund von Alkoholismus und Unterernährung.

Seit 1977 dehnt sich die Pneumocystis-carinii-Pneumonie in neue Bevölkerungsgruppen aus, doch hat es Todesfälle im Zusammenhang mit Unterernährung[2] seit dem Zweiten Weltkrieg gegeben. In der Tat hat es in Europa nach dem Zweiten Weltkrieg Epidemien gegeben, von denen hauptsächlich Säuglinge betroffen waren.

Hughes faßt wie folgt zusammen: »In Leipzig wurden 1000 Fälle zwischen 1945 und 1953 beobachtet. Zwischen 1953 und 1957 wurden 2000 Fälle in der Tschechoslowakei registriert, von denen 412 Fälle durch Autopsie bestätigt wurden ... Der erste anerkannte Fall von Pneumocystis-carinii-Pneumonie in den Vereinigten Staaten wurde im Jahr 1956 gemeldet. »**Seit dieser Zeit hat die Zahl der Fälle jährlich zugenommen.**« (Hervorhebung durch den Autor).

Desweiteren erwähnt Hughes, daß es kein vollständiges Zahlenmaterial für die in den Vereinigten Staaten aufgetretenen Fälle von Pneumocystis-carinii-Pneumonie gibt, aber daß die CDC den Einsatz von Pentamidine, ein spezifisches Chemotherapeutikum für die Behandlung dieser Form von Lungenentzündung kontrolliert hat. Indem man die Anfragen von Ärzten nach diesem Medikament sichtet, kann man auf die Anzahl der Pneumocystis-carinii-Pneumonie-Fälle schließen.

»Über einen Zeitraum von drei Jahren zwischen 1967 und 1970 wurden 194 bestätigte Fälle registriert. Im Jahr 1973 (5 Jahre vor dem ersten diagnostizierten AIDS-Fall – Anmerkung des Autors) wurde das Medikament zur Behandlung von 527 bestätigten oder vermuteten

Fällen von Pneumocystis-carinii-Pneumonie abgegeben. Dies könnte auf ein vermehrtes Auftreten aufgrund des ausgedehnteren Einsatzes von immunsuppressiven (Arzneimittel)-Therapieformen zurückzuführen sein, aber auch auf eine längere Lebensspanne von immunschwachen Personen, oder auf die größere Achtsamkeit bei der Erkennung der Infektion.«

Hier wird die Geschichte sehr merkwürdig. Zum einen ist es offensichtlich, daß die Pneumocystis-carinii-Pneumonie keine neue Krankheit ist. Zum anderen waren die Fälle seit 1956 im Zunehmen begriffen. Es erhebt sich die Frage, warum es um das Jahr 1977 zu einer Ausbreitung der Krankheit in neue Bevölkerungsgruppen gekommen war. Nach der Analyse von Walter Hughes gibt es eine Anzahl von Faktoren, die hierfür verantwortlich sein könnten. Unter Wissenschaftlern besteht Einigkeit darüber, daß die immunsuppressive Chemotherapie ein wichtiger Faktor bei der Aktivierung der Pneumocystis-Protozoen ist. Aber hat denn die Medizin das Monopol für immunsuppressive Substanzen?

Muß man die eigene Vorstellungskraft arg strapazieren, um zu dem Schluß zu gelangen, daß die große Bandbreite von Pharmazeutika, Drogen und Rauschmitteln – Antibiotika, Speed, Kokain, Ethylchlorid, Heroin, Poppers, MDS, Quaaludes, Valium, LSD, Designerdrogen – die in den Schwulenszenen im Schwange waren, durchaus mit den Wirkungen einer »immunosuppressiven Medikamentenbehandlung« vergleichbar wäre?

Wohl kaum.

Und nun sollten wir uns noch einmal die Tatsache vergegenwärtigen, daß nach der gegenwärtig gültigen Definition das Auftreten einer Pneumocystis-carinii-Pneumonie ausreicht, um die Diagnose AIDS zu stellen.

Das 1980 in fieberhafter Eile eingeleitete Verfahren, die in den Krankenhäusern behandelten homosexuellen Pneumocystis-carinii-Pneumonie-Patienten als »zuvor gesunde Personen« einzustufen und die anschließende Suche nach einer viralen Ursache ihrer Immunsuppression unter gleichzeitiger Mißachtung der offensichtlichen Hintergrundfaktoren (Drogen, Medikamentenabusus, und anderes), darf mit Fug und Recht als eine der bizarrsten Wendemanöver in der Geschichte der Schulmedizin gelten.

Es gibt noch einen weiteren interessanten Kommentar zur Pneumocystis-carinii-Pneumonie in der medizinischen Fachliteratur. Dieser stammt von Peter Rosen et al., der 1971 eine Studie über zwanzig Fälle von Pneumocystis-carinii-Pneumonie in New York durchgeführt hatte.[3] Peter Rosen kam zu folgendem Schluß: »Das klinische Bild einer Pneumocystis-carinii-Pneumonie zeigt eine Bandbreite zwischen einer akuten und heftigen Krankheit und einer Art von Lungenentzündung, die fast unbemerkt verläuft, und kann auch durch vorangegangene Lungenkrankheiten maskiert sein.«

Man anderen Worten, sie ist in manchen Fällen schwer diagnostizierbar. Deswegen wäre es nicht überraschend, wenn es auch im Jahr 1971 einen Mangel an Berichten über diese Krankheit gegeben hätte. Peter Rosen betont auch, daß man 1971 noch über keine Möglichkeiten verfügte, den Erreger mit Hilfe einer Blutuntersuchung festzustellen oder diesen selbst zu isolieren.

Desweiteren sagte Peter Rosen: »Das Interesse an der spezifischen Diagnose von Pneumocystis-carinii-Pneumonie ist in den letzten Jahren durch die therapeutischen Erfolge mit Pentamidine Isothionate gestiegen.«

Es ist also nicht weiter schwer, sich eine einfache Geschichte zusammenzureimen. In den Siebzigerjahren gab es einen Anstieg der Pneumocystis-carinii-Pneumonie-Fälle, die teilweise durch eine Zunahme von geschwächten Krebspatienten bedingt war, die mit zunehmend toxischen, immunsuppressiven Chemotherapeutika behandelt wurden und entsprechend anfällig für opportunistische Infektionen waren. Die Ärzte hatten ein Mittel zur Behandlung der Pneumocystis-carinii-Pneumonie zur Hand, nämlich Pentamidine. Die Suche nach besseren diagnostischen Verfahren ging weiter. In den Jahren 1977 und 1980 wurde eine verbesserte Methode gefunden – das sogenannte perkutane Lungen-Aspirat – und in den Krankenhäusern eingeführt. Mit Hilfe dieses empfindlicheren Verfahrens stieg die Anzahl der diagnostizierten Fälle, und es wurde mehr Pentamidine zur Behandlung eingesetzt.

Viele Ärzte sind sich dieser Entwicklung überhaupt nicht bewußt.

Ich habe mit einem Arzt gesprochen, der über die zunehmenden Pneumocystis-carinii-Pneumonie Fälle am Eugene Talmadge Krankenhaus im Jahr 1971 und auch über die Fälle am St. Jude's Krankenhaus Bescheid wußte. »Am St. Jude's Krankenhaus haben sie monatlich etwa fünf Fälle von Pneumocystis-carinii-Pneumonie bei Kindern. Es sind alles Krebspatienten, die meisten mit Leukämie, manche mit festen Geschwulsten. Ursache für diese Form von Lungenentzündung scheinen sowohl die Krebserkrankungen zu sein als auch die Chemotherapie gegen Krebs. Einige Fälle von Pneumocystis-carinii-Pneumonie traten auf, als die Kinder gerade aufgenommen wurden, noch ehe mit einer medikamentösen Therapie begonnen wurde.«

Ich fragte diesen Arzt, ob er der Meinung sei, daß die Zunahme der Fälle von Pneumocystis-carinii-Pneumonie am Eugene Talmadge Krankenhaus nach 1977 auf die Einführung der Diagnose durch perkutanes Lungen-Aspirat zurückgeführt werden könnte. Seiner Bejahung schob er die Bemerkung nach, daß die einzige Erkennungsmethode, die am Eugene Talmadge Krankenhaus vor der Einführung des neuen Diagnoseverfahrens im Jahr 1977 angewandt wurde, eben die Autopsie gewesen sei, und die habe man natürlich nicht bei allen Patienten durchgeführt, die an einer Pneumocystis-carinii-Pneumonie gestorben waren.

Wenn die Autopsie vor 1977 am Eugene Talmadge Krankenhaus die wichtigste diagnosistische Methode zur Feststellung einer Pneumocystis-carinii-Pneumonie war und danach allmählich durch neue Methoden ergänzt wurde – perkutanes Lungen-Aspirat, Probespülung der Bronchien (wobei das Lungengewebe unverletzt blieb) und heute schließlich durch faseroptische Bronchoskopie – dann ist ein Anstieg der Fälle, die mit Hilfe dieser verbesserten diagnostischen Möglichkeiten festgestellt werden kann, eine natürliche Folge.

Ich sagte dem Arzt: »Wenn die Autopsie früher eine wichtige diagnostische Methode bei der Pneumocystis-carinii-Pneumonie war, dann muß es schwierig sein zu sagen, warum die Fälle tatsächlich zunehmen. Immerhin haben wir nun die wesentlich empfindlicheren diagnostischen Verfahren.«

»Wir haben es mit einer komplexen Frage zu tun,« antwortete der Arzt. »Es gibt einige veränderliche Größen; die eine ist die Häufigkeit, mit der die Autopsien durchgeführt wurden (vor 1977). Die andere sind die neuen Methoden zur Diagnostizierung der Pneumocystis-carinii-Pneumonie, die sich seit 1977 allmählich durchgesetzt haben. Die andere ist AIDS ... Bei AIDS achten wir natürlich viel mehr auf die Möglichkeit, daß diese Form von Lungenentzündung auftreten könnte. Also denken wir eher daran, die entsprechenden Tests durchzuführen.«

Was ergibt sich alles in allem aus diesen Aussagen?

Es scheint offensichtlich so gewesen zu sein, daß eine Anzahl von Pneumocystis-carinii-Pneumonie-Fällen in der »Vor-AIDS-Zeit« aufgrund der schlechteren Diagnosemöglichkeiten übersehen worden sind, aber auch deswegen, weil weniger Augenmerk auf diese Krankheit gerichtet wurde und man weniger nach ihr geforscht hat.

Obwohl es eine lange Liste von a) Krankheiten, b) unterernährungsbedingten und c) chemischen Faktoren gibt, die den immunsuppressiven Boden bereiten können, auf dem der Pneumocystis-carinii-Erreger virulent wird, haben die amerikanischen CDC diese Faktoren weitestgehend ignoriert und stattdessen den HIV als den »neuen« Bösewicht ins Rampenlicht gestellt.

Ich muß noch einmal ganz besonders darauf hinweisen, daß die außerordentliche Mischung aus Drogen- und Rauschmittelkonsum, Chemotherapie und Medikamentenmißbrauch, die wie eine immunsuppressive Chemotherapie für sich zur Pneumocystis-carinii-Pneumonie prädisponieren könnte, in der offiziellen AIDS-Definition keine Rolle spielt.

Personen mit erheblichen gesundheitlichen Störungen, die jedoch reversibel wären, werden nicht darüber aufgeklärt, **wie** wichtig diese oben genannten Faktoren tatsächlich sind – eine Unterlassung, die man nicht anders als kriminell nennen kann.

Ein gutes Beispiel von AIDS-relevanter Forschungsarbeit, die noch keine Beachtung durh die NIH-Spitzenforscher gefunden hat, ist die Arbeit von Peter Walzer et al., die in der Ausgabe von *Infection and Immunity* vom Dezember 1984 erschienen ist. Darin geht Mr. Walzer der Frage nach, ob Antibiotika die Prädisposition zur Pneumocystis-carinii-Pneumonie bei Ratten erhöhen können.

Ich zitiere aus dieser Arbeit: »Bei Ratten, die Kortikosteroide, eine eiweißarme Ernährung und Tetrazykline erhalten haben, trat eine Pneumocystis-carinii-Pneumonie spontan innerhalb von acht Wochen auf, bedingt durch den Mechanismus einer Reaktivierung latenter Infektionen.«[4]

In den Vereinigten Staaten sind die Faktoren Fehl- und Unterernährung zusammen mit einem Mißbrauch von Tetrazyklinen und Kortikosteroide häufig in den Schwulenszenen anzutreffen gewesen.

Im Jahr 1973 fand ein großes Symposium über Pneumocystis-carinii-Pneumonie am National Cancer Institute statt. Die Autoren Hughes, Sanyal und Price erwähnten einen Faktor, den sie bei einem bestimmten Anteil der Pneumocystis-carinii-Pneumonie Fälle festgestellt hatten: »... Patienten mit Pneumocystis-carinii-Pneumonie waren untergewichtig mit einer Hypoproteinämie (Protein-Energie-Mangelsyndrom, PEM) ...« Also Unterernährung, ein häufiger Begleiter der Pneumocystis-carinii-Pneumonie.

Welches Resümee können wir nun ziehen?

1. Offensichtlich kann sich eine Pneumocystis-carinii-Pneumonie bei jeder Form von schwerer Immunsuppression entwickeln: bei schweren Anämien, Unterernährung, Protein-Energie-Mangelsyndrom (PEM), sowie durch toxische Pharmazeutika und Drogen, usw. Diese Krankheit muß nun dafür herhalten, die Diagnose »AIDS durch

HIV« zu rechtfertigen, wobei die Entwicklung und Geschichte der Pneumocystis-carinii-Pneumonie völlig aus dem Gesichtsfeld geriet und auch nach wie vor ignoriert wird.

2. Wenn jener Arzt aus Georgia, mit dem ich gesprochen habe, Anfang und Mitte der Siebzigerjahre am St. Jude's Krankenhaus 60 Fälle von Pneumocystis-carinii-Pneumonie pro Jahr gesehen hat, wie viele Fälle wurden wohl in Krankenhäusern im ganzen Land festgestellt (und übersehen)? Seit 1978 haben wurden 32.000 Fälle von Pneumocystis-carinii-Pneumonie, die als AIDS-Fälle registriert wurden. Die CDC liefern zwar keine Aufschlüsselung nach Jahren, doch läge der Durchschnitt bei 3.000 Fällen pro Jahr. Wenn ganze 50 Krankenhäuser in den Vereinigten Staaten in den frühen Siebzigerjahren 60 Fälle pro Jahr wie am St. Jude's Krankenhaus hätten, würde dies der heutigen Inzidenz der »AIDS-Pneumocystis-carinii-Pneumonien« entsprechen.

(Interessanterweise werden bei den CDC keine Statistiken über die derzeitigen »nicht-AIDS-bedingten« Fälle von Pneumocystis-carinii-Pneumonie geführt).

3. Jeder Mensch, bei dem eine Pneumocystis-carinii-Pneumonie diagnostiziert wird, sollte von einem gewissenhaften Arzt gründlich nach den Faktoren befragt werden, die für seinen individuellen Fall von Immunsuppression verantwortlich sein könnten. Bedauerlicherweise sind die meisten Ärzte in diesem Land jedoch unfähig, mit den Ergebnissen einer solchen Befragung etwas anzufangen, da sie, von einem sehr beschränkten Rahmen abgesehen, schlicht und einfach keine Ahnung von immunsuppressiven Medikamenten und Drogen haben. Desweiteren praktizieren viele von ihnen, im Einklang mit der gängigen schulmedizinischen Praxis unserer Tage, ohnehin eine Medizin, die das Immunsystem schädigt. Wir haben es hier mit einem blinden Fleck zu tun.

4. Wenn man zur Stützung einer AIDS-Theorie, die von einem ansteckenden Virus ausgeht, darauf hinweist, daß viele Homosexuelle seit 1977 eine Pneumocystis-carinii-Pneumonie bekommen haben, so ist damit lediglich die Wahrscheinlichkeit angesprochen, daß es in den Schwulenszenen bestimmte, gemeinsame immunosuppressiven Faktoren gegeben haben muß. Medikamenten- und Drogenmißbrauch, wiederholte Geschlechtskrankheiten mit den damit verbundenen massiven Antibiotikagaben, usw.

Man denkt natürlich sofort an synthetische Drogen wie Poppers und MDA, an den ungeheueren Antibiotikamißbrauch und an die Kortikosteroide. Wie kommt es, daß andere nur an einen Virus denken?

14. Das Kaposi-Sarkom

Viele Forscher haben versucht, die Vorstellung von AIDS als eine globale, infektiöse Epidemie zu stützen, indem sie auf die Verbindung zwischen dem angeblich gleichzeitigem Auftreten des Kaposi-Sarkoms, eines der Hauptsymptome von AIDS, in Afrika und in den Vereinigten Staaten hingewiesen haben. Im folgenden möchte ich die Tragfähigkeit dieses Arguments untersuchen.

Die meisten Wissenschaftler definieren das Kaposi-Sarkom als eine bösartige Geschwulstbildung, die die Blutgefäße, die Haut und das subkutane Bindegewebe befällt. Die Krankheit tritt auf der Haut oder auch an inneren Organen auf. Zu Beginn zeigen sich rosa, rote oder violette Flecken oder erhöhte Stellen, die sich im weiteren Verlauf zu dunkelblauen oder purpurbraunen Läsionen, Knoten oder derben, flächigen Herden entwickeln.

In etwa 30% der Fälle werden die Lungen befallen, wobei eine Unterscheidung von der Pneumocystis-carinii-Pneumonie schwierig ist. Beim Befall des Magen-Darmtraktes sind Blutungen die Hauptkomplikation.

Es gab eine Zeit, in der etwa 30% aller diagnostizierten AIDS-Fälle in den Vereinigten Staaten an Kaposi-Sarkom gelitten haben. Den CDC-Berichten zufolge hat ihre Zahl in den letzten zwei Jahren kontinuierlich abgenommen.

Im allgemein wissen die wenigsten Menschen, daß es mindestens drei Formen des Kaposi Sarkoms gibt. Die sogenannte »klassische« Form findet sich in Osteuropa und im Mittelmeerraum. Diese Form tritt meist bei älteren Personen auf und nimmt einen trägen (»indolenten«), langsamen Verlauf. Die Betroffenen können mit der Krankheit leben und sterben an natürlichen Todesursachen.

Desweiteren gibt es in bestimmten Teilen von Afrika, besonders in Kenia, Tanzania und Zaire ein endemisches Kaposi-Sarkom. Man geht davon aus, daß diese Form schon immer in diesen Gebieten vorgekommen ist. Die Betroffenen Personen haben meist nicht daran zu leiden, doch kann diese Form nach Jahren plötzlich aktiv werden und fortschreiten.

Schließlich gibt es die Form, die als aggressives oder epidemisches Kaposi-Sarkom bezeichnet wird. Diese Form tritt in den Vereinigten Staaten auf und begann sich um das Jahr 1980 auszubreiten, besonders unter Homosexuellen. Man ist sich im allgemeinen darüber einig, daß diese Verlaufsform mit einem gewissen Ausmaß an Immunsuppression einhergeht. Eine Reihe von Wissenschaftlern ist der Ansicht, daß der Zytomegalievirus (CMV) an der aggressiven Verlaufsform beteiligt ist – vielleicht durch wiederholte Ansteckung durch wechselnde Partner. Wie wir bereits früher ausführlich geschildert haben, ist der Mißbrauch von nitrithaltigen Inhalationspräparaten ebenfalls als ein Hauptfaktor diskutiert worden. Einer der wichtigsten Gründe, warum man einen Zusammenhang sah zwischen schwarzen Afrikanern und schwarzen Europäern und Amerikanern, die als AIDS-Fälle diagnostiziert worden waren, ist der Umstand, daß man in allen diesen Gruppen das Kaposi-Sarkom festgestellt hatte. Aber welche Formen des Kaposi- Sarkoms wurden eigentlich diagnostiziert? Wenn man hier ein wenig hinter den Kulissen schaut, läßt sich die Frage nicht mehr so leicht beantworten. Die ganze »Afrika-U.S.A.-Kaposi-Connection« steht dann nicht mehr auf so festem Boden.

In der Ausgabe der *Annals of Internal Medicine* vom Juni 1985 schildert A.A. Otu die Symptome der traditionellen Form des Kaposi-Sarkoms in Nigeria wie folgt: Man findet große, von Pilzen befallene Tumoren an den Armen und Beinen, »massive Lymphödeme«, und Gangrän, das schließlich zur Amputation der Füße und Beine führt. Desweiteren berichtet A.A. Otu daß keine dieser Patienten Fixer, homosexuell oder Bluter gewesen ist.

Es schließt seinen Bericht mit dem folgenden Satz: »Es ist kein Anstieg der Kaposi-Fälle im letzten Jahrzehnt zu verzeichnen gewesen, und es gibt kein epidemiologisches Material, das auf eine Veränderung der Krankheit selbst in diesem Zeitraum hinweist. In diesen Gebieten ist noch kein AIDS-Patient beobachtet worden.«

Mit anderen Worten, Otu berichtet von einer vierten, virulenten Form des Kaposi-Sarkoms, das immer schon in Nigeria existiert und nichts mit AIDS zu tun hat. Wenn diese Behauptung richtig ist, erhält das Szenario, welches besagt, daß eine völlig neue und aggressive Form von Kaposi-Sarkom mehr oder weniger gleichzeitig in den Vereinigten Staaten und Afrika aufgetreten ist, einen gehörigen Dämpfer.

Bijan Safai, ein bekannter Kaposi-Sarkom-Forscher, erwähnt, daß die neue epidemische Form dieser Krankheit, die in den Vereinigten Staaten aufgetreten ist, eine Ähnlichkeit mit einer Form des Kaposi-Sarkoms aufweist, die mit einer Lymphadenopathie einhergeht und bei afrikanischen Kindern auftritt. Ist diese afrikanische Form des Kaposi-Sarkoms neu? Offensichtlich nicht. Diese Infektion, von der Kinder betroffen sind, würde also eine fünfte Art des Kaposi-Sarkoms darstellen.

In der Ausgabe von *Family Practice* vom Juni 1986 berichtet K.R. Oates vom Centre Medical Evangelique Krankenhaus, das in Nyankunde im Nordosten von Zaire gelegen ist und ein Einzugsgebiet mit 500.000 Menschen versorgt. Hier macht das Kaposi-Sarkom 15% aller malignen Erkrankungen aus, eine Zahl, die sich übrigens in dreizehn Jahren nicht verändert hat und damit gegen die Vorstellung einer neuen Epidemie von AIDS-bedingten Kaposi-Sarkom-Fällen in jenem Gebiet spricht.

Im Zeitraum zwischen Oktober 1983 und Dezember 1984 wurden nur vier Ugander mit Kaposi-Sarkom am Uganda Cancer Institute registriert. Es ist mir nicht gelungen, veröffentlichte Studien über die späteren Jahre ausfindig zu machen; ich konnte jedoch mit einem ugandischen Arzt sprechen, der mir versichert hat, daß das Kaposi-Sarkom bis auf den heutigen Tag nur selten in Uganda beobachtet wird.

Im allgemeinen ist die aus Afrika erhältliche Information über AIDS sehr lückenhaft, und die Anhänger der einen oder anderen AIDS-Theorie scheinen die Berichte zu verwenden, die ihren Vorstellungen entsprechen. So erschien zum Beispiel am 11. Mai 1987 ein Artikel in der *London Times*, in dem Gesundheitsbeamte an der WHO in Genf 75 Millionen Fälle mit dem AIDS-Vollbild im südlichen Afrika innerhalb der nächsten fünf Jahre prognostizierten. Man vergleiche nur diese Zahl mit den offiziellen afrikanischen AIDS-Statistiken vom Oktober 1987, die von 5000 AIDS-Fällen auf dem gesamten Kontinent sprechen. (Ungerührt vom Argument Mangelernährung und keinerlei Möglichkeiten eines HIV-Tests spricht die WHO von 2,5-3,5 Millionen »Infizierter« allein in der Sub-Sahara-Region! Zeit Nr. 4, 19.1.90. Anm. des Verlags).

In der Ausgabe des *Western Journal of Medicine* vom Dezember 1987 spricht Renee Sabatier das Handbuch *Fodor's Guide to Kenia* für Urlauber an, in dem sich unter anderem die folgende Warnung findet: »Ärzte schätzen den mit AIDS infizierten Bevölkerungsanteil in manchen afrikanischen Ländern auf 30%.« Renee Sabatier fügt folgendes hinzu: »Es gibt kein Zahlenmaterial, das solche Behauptungen für irgendein afrikanisches Land stützen würde, am allerwenigsten für Kenia ...«

Diese Schätzungen der »HIV-infizierten Bevölkerungsanteile«, die auf den – gelinde gesagt – ungenauen (oder keinen) HIV-Bluttests beruhen, halten die Touristen in Scharen von Reisen nach Afrika ab. Aus der Tagespresse erfahren wir, daß die Nationen Afrikas an AIDS dahinsiechen, und dann gibt es wieder Quellen wie Sabatier, die

Gegenteiliges berichten. Wenn man die Lückenhaftigkeit und Ungenauigkeiten der Informationen über AIDS in Afrika so recht bedenkt, möchte man meinen, daß Afrika auf dem Mars liegt.

Werfen wir jetzt wieder einen Blick zurück in die Vereinigten Staaten, wo Fälle von Kaposi-Sarkom berichtet worden sind, die im Anschluß an eine immunosuppressive Medikamententherapie aufgetreten sind. Es sind auch Fälle von Kaposi-Sarkom bekannt geworden, die durch das Steroidhormon Prednison hervorgerufen wurden. In einem Fall bildete sich das Sarkom sogar nach Absetzen von Prednison zurück. In einem anderen Fall trat das Kaposi-Sarkom nach einer Langzeitanwendung von Sulfonamiden auf.

Einer amerikanischen Studie über das Kaposi-Sarkom zufolge, bei der 24 post-mortem Untersuchungen durchgeführt wurden, fand sich der Zytomegalievirus (CMV) bei 75% dieser Personen.

Mit anderen Worten, es ist **durchaus möglich**, daß die in den Vereinigten Staaten und in Afrika auftretenden Fälle von Kaposi-Sarkom sich unterscheiden, und zwar in dem Sinne, daß sie nicht die Manifestationen einer einzigen globalen Epidemie sind.

Wie ich bereits mehrfach erwähnt habe, ist es wahrlich nicht einfach, sich ein Bild von der Häufigkeit und den verschiedenen Formen des Kaposi-Sarkoms in Afrika zu machen. Ist das, was manche Kliniker dort als eine neue, aggressive Form vermelden, dasselbe wie in den Vereinigten Staaten? Wie weit ist diese Form in Wirklichkeit verbreitet? Stellt man nun mehr Fälle von den alten Formen aufgrund der schärferen Beobachtung fest, die wiederum eine Folge der »AIDS-Publicity« ist?

Ein Forscher einer Regierungsbehörde sagte mir neulich das Folgende: »Sehen Sie, es gibt die 'Sammler' und die 'Spalter'. Die 'Sammler' stellen Infektionen zusammen (und bezeichnen diese als AIDS), und die 'Spalter' teilen sie wieder in einzelne Krankheiten auf. In Afrika brauchen wir mehr Leute, die die Rolle der 'Spalter' spielen.«

In den Vereinigten Staaten gehören die Regierungsorganisationen NIC, CDC und die gesamte Behörde der Health and Human Services zu den »Sammlern,« in der gleichen Weise wie die Weltgesundheitsorganisation diese Rolle auf der Weltbühne übernommen hat. Sie alle haben das Bild einer teuflischen, einzigen Entität entworfen, das nun alle guten Menschen dieser Erde bedroht. Sie trommeln jetzt die Truppen zusammen, die diesen Kampf gegen den HIV führen sollen.

Wenn diese Schlacht erst einmal in Gang gekommen ist, werden die Kritiker natürlich ignoriert. Es gibt keinen Platz für Dissidenten. Der

Kampf darf nicht ruhen bis der Sieg errungen ist – und die Atmosphäre der Hysterie muß ebenfalls geschürt werden.

In den Vereinigten Staaten spricht vieles für einen Zusammenhang zwischen dem Kaposi-Sarkom, dem zweitwichtigsten Symptom von AIDS, und dem Konsum von Poppers, ein Zusammenhang, der noch nicht ausreichend erforscht worden ist. Die Bemühungen, einen Zusammenhang zwischen den Formen des Kaposi-Sarkoms in Afrika und denjenigen in den Vereinigten Staaten herzustellen, werden den Ansprüchen, die an seriöse wissenschaftliche Arbeit zu stellen sind schlicht und einfach nicht gerecht.

Diejenigen, die das Kaposi-Sarkom als Beweis für das globale Ansteckungspotential einer HIV-verursachten Krankheit anführen, verlassen sich auf recht grobe Vereinfachungen.

15. Ein Interview mit einem Molekularbiologen: Ist HIV die Ursache von AIDS?

Das folgende Interview mit einem angesehenen Molekularbiologen habe ich im Winter 1988 geführt. Als der Erscheinungstermin dieses Buches immer näher rückte, äußerte er den Wunsch, **nicht** namentlich genannt zu werden, und so tilgte ich seinen Namen aus den folgenden Seiten. Die Alternative hierzu wäre die Änderung einiger Passagen gewesen, was ich jedoch strikt ablehnte.

Ich möchte den Leser an dieser Stelle besonders darauf aufmerksam machen, daß mein Gesprächspartner von keinen seiner Aussagen abrückte. Auch hatte er einige Monate nach unserem Gespräch nicht das Gefühl, die Schärfe seiner Bemerkungen aufgrund irgendwelcher neuer Forschungsbefunde über AIDS mildern zu müssen. Ganz im Gegenteil, er war mehr denn je überzeugt, daß es nach wie vor keine handfesten Beweise für den HIV als Erreger irgendeiner Krankheit beim Menschen gibt.

Die Gründe, warum er seinen Namen getilgt haben wollte, waren mehr persönlicher Natur. Er hatte Bedenken, wie er vor seinen Kollegen und Vorgesetzten dastehen würde, die alle felsenfest davon überzeugt sind, daß der HI-Virus der zentrale Krankheitserreger unserer Zeit ist. Dazu sagte er mir: »Ich kann beim besten Willen nicht nachvollziehen, warum sie alle so denken. Hat die Qualität der Forschungsarbeit so nachgelassen? Lassen Sie mich meine eigene Frage beantworten. Ja, es ist so.«

In diesem und im nächsten Gespräch mit Peter Duesberg sind beide Männer der Ansicht, daß es nicht bewiesen ist, daß der HIV die Ursache von AIDS ist. Sie sind sich ebenfalls einig, daß der HI-Virus ein latenter, inaktiver Virus ist, der im Körper verbleibt, ohne sich zu vermehren und auszubreiten. Es gibt ebenfalls keine Beweise dafür, daß der Virus menschliche Zellen im Körper vernichtet. Es fehlen auch schlüssige Beweise dafür, daß der Virus indirekte Mechanismen auslöst, die wiederum Körperzellen zerstören oder schädigen. Wenn es tatsächlich gelingt, den Virus selbst bei einem Individuum zu finden, der als AIDS-Fall diagnostiziert worden ist, ist die Konzentration

(Titer) dermaßen gering, daß man besondere Laborverfahren anwenden muß, um den Virus außerhalb des Körpers zum Wachsen zu bringen, so daß er **dann** überhaupt festgestellt werden kann. Der Virus selbst existiert in so wenig Körperzellen, daß selbst dann, wenn es diese zerstören würde, die Folge so gravierend wie »ein Nadelstich« wäre.

Es ist wichtig eines festzuhalten: Ganz gleich, ob man mit der Art und Weise, in der die beiden befragten Wissenschaftler das Wesen des HIV charakterisieren, einverstanden ist oder nicht, es ist immer noch nicht bewiesen worden, daß der Virus die Ursache der Krankheit ist.

FRAGE: Sie haben viele wissenschaftliche Forschungsarbeiten über AIDS gelesen. Wie ist ihre Qualität im allgemeinen?
ANTWORT: Die allgemeine Qualität ist schlecht. Schlecht in Bezug auf gute virologische Forschungsarbeit, schlecht im Vergleich mit Arbeiten mit gründlich zusammengestellten Statistiken und schließlich auch schlecht vom rationalen Standpunkt her.
FRAGE: Haben Sie irgendeine Idee warum dies so ist?
ANTWORT: Nun ja, wir haben es mit einer sehr wichtigen Epidemie zu tun.
FRAGE: Ich verstehe nicht ganz.
ANTWORT: Es ist ein Gebiet, auf dem man leicht Forschungsgelder erhält. Man kann ohne weiteres Arbeiten veröffentlichen. Viele Leute neigen dazu, überhastet etwas zu veröffentlichen.
FRAGE: Warum sind so viele Forscher der Ansicht, daß HIV die Ursache von AIDS ist?
ANTWORT: Sie meinen die Leute, die mit dem HIV arbeiten? Ich weiß nicht, warum sie so überzeugt sind, daß der HI-Virus AIDS verursacht. Ich glaube, es gibt eine Menge durch die Umstände bedingte Beweise, die Sie heranziehen können, um sich davon zu überzeugen, daß das, woran Sie arbeiten wichtig und lohnend ist. Es gibt natürlich ein gerütteltes Maß an Autoritarismus in der Wissenschaft. Wenn Ihnen jeder erzählt, daß etwas so ist (HIV als Ursache von AIDS), dann ist es leicht, sich selbst davon zu überzeugen, daß es in der Tat so sein muß, denn sonst würden ja wohl nicht so viele Leute daran arbeiten.

Stellen Sie sich vor, Sie sind Retrovirologe. Jeder erzählt Ihnen von Transfusions-AIDS und daß man dieses nun durch entsprechende Maßnahmen unterbunden habe. Sie hören, daß es AIDS bei Kindern gäbe. Es gäbe auch statistische Arbeiten, welche die Übertragbarkeit von AIDS beweisen. Der Leiter der CDC und der Leiter der Abteilung

für Allergien und ansteckende Krankheiten erzählen Ihnen diese Dinge, und auf einmal bekommen Sie für Ihre Arbeiten über den Virus mehr Forschungsgelder, als Sie in den letzten zehn Jahren erhalten haben. Jedesmal, wenn Sie irgendetwas finden, wird es sofort in den besten Fachzeitschriften veröffentlicht. Also, warum sollten Sie eigentlich nicht daran glauben? Warum sollten Sie aufhorchen, wenn einer wie Peter Duesberg daherkommt und sagt: »Halt, wartet doch einmal, wir sollten das ganze Material, an das ihr glaubt noch einmal gründlich überprüfen.« Es ist in der Tat so, wenn Sie sich anschauen, was Sie über AIDS alles glauben, dann werden Sie sehen, daß es alles recht albern ist. Es gibt keine harten Beweise (daß der HIV AIDS hervorruft). Aber es gibt wenig Menschen, die ihren Standpunkt einmal ändern werden.
FRAGE: Ich habe gehört, daß es eine Zeit gab, in der solche Fragen wie der ganze Komplex für und wider den HIV frei und ernsthaft in Fachzeitschriften diskutiert haben. Man hat das Widersprüchliche nicht einfach ignoriert.
ANTWORT: Es hat vor der unseren noch nie eine Zeit gegeben, in der die medizinische und die biologische Grundlagenforschung beide in diesem Ausmaß an der Geldmaschine hingen. Der grundlegende Wandel ist der, daß die Biologie nun eine profitorientierte Wissenschaft ist. Das Verzeichnis der Biotechnologiefirmen schwillt jährlich an.
FRAGE: Gab es denn wirklich eine Zeit, in der die Fragen der Biologie freier und offener diskutiert wurden?
ANTWORT: Ja, sicher. Ich erinnere mich an die Zeit, in der ich sozusagen in die Molekularbiologie hineingewachsen bin, da wurden ständig die verschiedensten Theorien in den Fachzeitschriften diskutiert. Das war ja die eigentliche Molekularbiologie. So stritt man sich zum Beispiel über die Existenz eines Repressor-Moleküls, man diskutierte über verschiedene Initiatoren-Faktoren, über den Vorgang der DNA-Vervielfältigung beim Escherichia-coli, ob dieser Vorgang sich von einem einzigen oder mehreren Ausgangsstellen abspielte usw. Oder über die Frage, ob transformierende Viren besondere Onkogene haben oder nicht. Eine recht gute Debatte, die ja in der einen oder anderen Form noch weitergeht. Auf jeden Fall haben hochtalentierte Wissenschaftler alle diese Fragen diskutiert, und zwar auf der Basis von solide recherchiertem Material.

Man hört ja heute vom AIDS-Establishment das folgende Argument: »Mein Gott, was wäre denn bloß, wenn AIDS vor zwanzig Jahren aufgetaucht wäre, als wir nicht über unsere heutigen Verfahren verfügen konnten, die Krankheit hätte der Menschheit ein Ende bereitet.«

Dieses Argument möchte ich glatt umdrehen und sagen, daß mir das Auftreten von AIDS vor zwanzig Jahren in mancherlei Hinsicht lieber gewesen wäre. Man wäre mit orthodoxeren medizinischen Praktiken darangegangen und die Sache wäre heute beendet.
FRAGE: Es wird behauptet, daß man die Übertragbarkeit von AIDS beweisen kann.
ANTWORT: Wenn man versucht, die Übertragbarkeit der Krankheit von der Übertragbarkeit des Virus zu unterscheiden, dann ist das eine sehr einfache Sache. Wenn Sie von der Gleichung Abstand nehmen, nach der die Übertragung des Virus mit der Übertragung der Krankheit gleichzusetzen ist, sieht AIDS nicht mehr wie eine schreckliche, übertragbare Krankheit aus.
FRAGE: Mit anderen Worten, wenn Sie also nicht annehmen, daß HIV AIDS hervorruft, bleibt Ihnen lediglich die Übertragung eines interessanten, aber möglicherweise harmlosen Virus.
ANTWORT: Ganz richtig, die Krankheit selbst scheint nicht besonders übertragbar zu sein ... Die Übertragbarkeit innerhalb einer Personengruppe mit den gleichen statistischen Faktoren findet, wenn man sie genau studiert, immer innerhalb von Personengruppen statt, die die gleichen Aktivitäten praktizieren, so daß es unmöglich ist zu sagen, daß X die Krankheit an Y weitergegeben hat, und dieser wiederum an Z. Alles, was Sie wissen, ist daß X, Y und Z den gleichen Aktivitäten nachgingen und X,Y und Z alle die gleichen Infektionen bekamen.
FRAGE: Und die eine Aktivität war Sex untereinander, wie zum Beispiel in den Schwulenszenen.
ANTWORT: Das war eine der Aktivitäten ... von einer ganzen Reihe anderer ... unter dem Mantel eines erheblichen Konsums von starken chemischen Substanzen.

Und bei den anderen Risikogruppen, wer weiß denn eigentlich, was dieses jeweilige AIDS wirklich ist? Schauen wir uns das Transfusions-AIDS an und den Zeitraum zwischen 1978 und 1983. Es gab ja in diesem Zeitraum Millionen von Bluttransfusionen in den Vereinigten Staaten, und das Blut war nicht auf den HIV-Virus überwacht worden. Hier hätte es das größte Ansteckungspotential »in der Geschichte der Epidemie« geben müssen. Von den Millionen Transfusionen haben sich ganze 400 Fälle von Transfusions-AIDS ergeben. Von diesen 400 Fällen wiederum, wird nur ein kleiner Bruchteil in der medizinischen Literatur hinsichtlich ihrer Symptome beschrieben, und in **keinem** der Fälle ist der HIV-Status des Empfängers vor der Transfusion bekannt. Hinzu kommt, daß es sich bei den genannten Fällen um Transfusionen der gesamten Blutmenge handelt, bei der immer die Gefahr einer recht virulenten Mischung von Faktoren möglich ist (außer des HIV), die zum immunosuppressiven Zustand geführt haben könnten, welcher dann als AIDS diagnostiziert worden ist. Wenn man strenge Maßstäbe anlegen will, ist bei der Transfusion so großer Blutmengen **überhaupt nichts auszuschließen** (als mögliche Ursache einer nachfolgenden Krankheit).

FRAGE: Ich habe die Vorstellung, daß es nur wenige Menschen gibt, die über die notwendige Einrichtungen zur HIV-Forschung verfügen.

ANTWORT: Nein, das ist nichts Besonderes.[1]

FRAGE: Es gibt also viele Personen, die über solche Einrichtungen verfügen.

ANTWORT: Ja, ja, es sind eine Menge Leute, die am HIV arbeiten. Ganze Firmen sind zu diesem Zweck gegründet worden.

FRAGE: Einige wenige, aber nicht alle Studien zeigen, daß die Bildung von HIV-Antikörpern häufiger bei Menschen mit AIDS, oder Personen, die man den Risikogruppen zurechnet, vorzufinden ist als bei Personen, die zu den Gruppen mit geringerem Risiko zählen. Warum ist das so?

ANTWORT: Weil der Virus eben schwer zu übertragen ist. Er gibt auch kaum ein Zeichen, daß er im Körper anwesend war. Der Virus zeigt sich eher bei Menschen, deren Immunsystem bereits erheblich geschädigt ist. Sicherlich gibt es in den Risikogruppen im Großen und Ganzen mehr Menschen, deren Immunsystem bereits erheblichen Schaden genommen hat.

FRAGE: Was müßte man eigentlich demonstrieren können, um die Behauptung zu erheben, der HIV sei die Ursache von AIDS?

ANTWORT: Wollen Sie wissen, was mich überzeugen würde? Ein Schimpanse, der an AIDS erkrankt. Da würde ich stehenbleiben, die anderen Argumente anschauen und mir sagen, »hier ist etwas, das wir wirklich nicht verstehen.« Überzeugen würde mich auch, wenn man demonstrieren könnte, daß der Virus eine aktive Reduplikationsstelle[2] hat (im menschlichen Körper), an irgendeiner versteckten Stelle, über die wir kaum was wissen. Und daß die Reduplikation an dieser Stelle irgendwie die T-Lymphozyten zerstört. Auch müßte (um mich zu überzeugen) der Beweis eines plausiblen Mechanismus erbracht werden, welcher die Latenz des Virus erklärt.[3]

FRAGE: Sie meinen plausible genetische Mechanismen?

ANTWORT: Genetische, physiologische, biochemische, immunologische – ganz gleich was. Etwas, irgendwas – nur ein wenig biologischen Sinn machen sollte es. Aber ich sehe ja nichts dergleichen. Und ich bin auch der Ansicht, daß wir wirklich sehr viel über den HI-Virus wissen. Sein Genom (genetische Struktur) birgt kein einziges Geheimnis, da ist kein neuer Gen, der da drin sitzt und wartet bis er rauskommt. Es gibt harte Beweise dafür, daß der HIV sich nur in einer ganz bestimmten Art und Weise benimmt. Nun, wie alle Retroviren hat er eine extreme Latenz, ist extrem inaktiv ... gewiß kein Killer, der anderen Körperzellen seinen genetischen Stempel aufdrückt.

Wir finden den HIV bei Personen, die Symptome haben, sowie bei Menschen, die keine Symptome aufweisen. Wenn es eine verborgene Stelle gibt, wo der Virus sich redupliziert, würde man meinen, daß man in Anbetracht der bisherigen wissenschaftlichen Untersuchungen diese Stelle längst hätte finden müssen.

FRAGE: Wie konnte man gleich zu Beginn der Mär verfallen, wonach der HIV sich redupliziert?

ANTWORT: Man hat dies einfach gleich zu Beginn angenommen, und während der ganzen Zeit, als die Befunde zeigten, daß dies nicht der Fall ist, hat man sie einfach ignoriert. Man sagte in etwa: »Nun, wir wissen, daß der Virus die Ursache der Krankheit ist, und wenn wir das Verhalten des Virus besser verstehen, werden wir auch die Geschichte mit der Vermehrung besser begreifen. Auch dieses Rätsel werden wir lösen.« Dieses Märchen wird nun ständig von Gallo, Fauci und anderen der übrigen Welt weitererzählt, die schlicht und einfach behaupten, daß wir es mit dem kompliziertesten Retrovirus in der Geschichte des Universums zu tun haben. »Weitere Studien werden über alles Aufschluß bringen, der Virus ist in der Tat sehr eigenartig, sein Verhalten, wie er diese Krankheit verursacht, aber machen Sie sich keine Sorgen, wir kriegen das schon alles heraus.«

Aber diese ganzen eigenartigen Eigenschaften sind eher dazu angetan, bei näherem Hinsehen den Schluß zu ziehen, daß es sich um einen Virus handelt, der nicht pathogen ist. Er tut ja gar nichts. Die Antikörperreaktion darauf ist sehr gut, ja das ist vielleicht einer der Gründe, warum der Virus sich so latent (harmlos) verhält.

FRAGE: In jüngster Zeit hat Gallo erwähnt, daß es auch keine Tiermodelle[4] für Pocken und Tuberkulose gegeben habe, und hat dies als eine Argument benützt, um die Tatsache, daß Affen kein AIDS bekommen, zu übergehen.

ANTWORT: Ich bin mir bei Tuberkulose nicht so sicher. Es ist richtig, daß Affen keine Pocken bekommen. Es gibt aber eine sehr virulente Form von Affenpocken, und der Virus ist ein exaktes Model des Pockenerregers beim Menschen.

Affenviren sind aber wirklich lausige Modelle für AIDS beim Menschen. Man sagt zwar, daß sie ja gute Modelle abgeben, aber kein

Mensch glaubt aus folgenden Gründen wirklich daran: Es ist ja keine Krankheit (AIDS bei Affen), die in der freien Wildbahn vorkommt. AIDS tritt nur bei Affen in Gefangenschaft auf, und zwar nur dann, wenn man ihnen hohe Konzentrationen des Virus zu einem Zeitpunkt injiziert, da ihr Immunsystem noch schlecht entwickelt, noch nicht ausgereift sind.

Bei diesem Vorgehen tritt die Immunodefizienz rasch ein, es gibt eine begleitende Virämie, und die opportunistischen Infektionen setzen rasch ein und führen zum Tod. Das ganze ist sehr schnell vorbei. Nun sagen Sie einmal, wie groß die Ähnlichkeit dieser Symptome mit AIDS ist? Hinzu kommt, daß der Affenvirus selbst nur sehr entfernt mit dem HIV verwandt ist. Was ist das eigentlich für ein Modell für AIDS beim Menschen? Es ist ein erbärmliches Modell, und zwar in allen seinen Aspekten.[5]

FRAGE: Was sagen Sie zu den Leuten, die Viren wie den Visna-Virus bei Schafen als gutes Modell für den HIV heranziehen? Man geht davon aus, daß der Visna-Virus bei Schafen sich lange Zeit latent verhält und dann einen Verwesung des Gehirns bewirkt, an der die Tieren verenden.

ANTWORT: Ja, das ist auch einer von den Viren ... wenn die Krankheit ausbricht, können Sie den Virus überhaupt nicht mehr nachweisen.

FRAGE: Sie meinen, das es dem HI-Virus in dieser Hinsicht ähnlich ist?

ANTWORT: Ja. Wenn Sie Visna zur Stützung von AIDS heranziehen, gehen Sie davon aus, daß wir das ganze Material über Visna wirklich verstehen. Daß wir also wirklich verstehen, wie diese Krankheit (Schafskrankheit) sich entwickelt, daß wir verstehen, wie ein Schaf infiziert werden kann und zehn, zwanzig Jahre später diese Neuroenzephalie entwickelt. Das ganze Gebiet der langsamen Viren kann wohl schlecht herhalten (als ein Beispiel für AIDS). Es gibt da auch Viren, deren Existenz noch überhaupt nicht bewiesen ist, die existieren nur in den Fachzeitschriften. Wie der »Kuru-Virus«, eine recht trügerische Angelegenheit.

FRAGE: Mit anderen Worten sagen Sie, da wir den Mechanismus des Visna-Virus bei dieser bösartigen Schafskrankheit nicht verstehen, kann man wohl keine Parallele zu AIDS ziehen.

ANTWORT: Ja, sicher, bei Visna gibt es ja auch keine Vermehrung des Virus. Wenn das Tier stirbt, können Sie keinen Virus mehr nachweisen.

Die HIV-Latenz anhand der Visna-Latenz erklären zu wollen, heißt sich vormachen, daß wir die Visna-Latenz wirklich verstehen.

FRAGE: Glauben Sie denn, daß es Wissenschaftler gibt, die sich sagen: »Ja, eigentlich würde ich gerne Duesberg öffentlich zustimmen, aber ich sollte es lieber doch nicht tun.«
ANTWORT: Es muß schon so sein. Auf jeden Fall wird Duesberg dafür sorgen, daß es in Zukunft schwieriger sein wird, das Zahlenmaterial zu manipulieren, das Bild einer Epidemie aufrechtzuerhalten, die in Wirklichkeit nicht existiert, und die Angst weiterhin zu schüren, wir könnten es alle gleich bekommen (AIDS); es wird schwieriger sein, die Leute zu manipulieren, was meiner Ansicht nach die politische Hauptabsicht bei der ganzen AIDS-Frage ist. Wenn Duesberg recht hat ... werden sich die prognostizierten Zahlen nicht bewahrheiten. Allem Anschein nach haben sich die Prognosen für Haiti zum Beispiel nicht bewahrheitet. Ich kann überhaupt keinen Menschen finden, der über irgendwelche handfesten Informationen über die 200.000 Fälle verfügt, die dort den Prognosen nach inzwischen hätten auftreten müssen.

Die AIDS-Literatur ist voller Nieten, Artikel, die mit großer Autorität über Dinge sprechen, die nicht haltbar sind. Man schaut sich die Zahlen an, und kommt aus dem Staunen nicht mehr heraus, welche Schlüsse daraus gezogen werden: zum Beispiel die Arbeiten über die Homologie zwischen AIDS-Eiweiß und anderen Eiweißen. Weiter die Gen-Experimente mit HIV, die letztlich nichts darüber aussagen, wie diese HIV-Gene im Körper, im menschlichen Organismus funktionieren. Wir reden ja über einen Virus, der keinerlei Aktivität entfaltet außer in Gallos H9-Stamm (ein Stamm von Laborzellen, die zur Züchtung und Vermehrung des HIV verwendet wird).[6] Wahrscheinlich behauptet er, daß der HIV sich in diesem Zellstamm besser als in allen anderen Zellstämmen der Welt vermehrt, weswegen er den Virus besser als alle anderen Forscher studieren kann. Dabei übersieht er geflissentlich die Tatsache, daß er einen HIV-infizierten Zellstamm hat, der mehr HIV-Viren hervorbringt, mehr von diesem »tödlichen« Virus als es jeder andere bekannte Zellstamm in der Welt vermag. Und trotzdem zerstören diese »tödlichen« Viren nicht die Zellen, in denen sie wachsen – eine bizarre Angelegenheit.

Es war sehr modisch geworden, an einem bestimmten Punkt zu sagen, wenn Sie eine Krankheit haben, und es gelingt Ihnen, beim Patienten einen Retrovirus zu isolieren (die Klasse von Viren, zu denen der HIV gehört), dann ist der Retrovirus automatisch die Ursache der Krankheit. Dieses Vorgehen hat den Weg bereitet für das Isolieren eines Retrovirus bei AIDS-Patienten und für die Behauptung, dieser sei mit Sicherheit die Ursache der Krankheit.

FRAGE: Eine Modeerscheinung?
ANTWORT: Ja.

Dieses Interview legt einer der Gründe dar, warum Wissenschaftler nicht daran interessiert sind, ernsthaft mit den Anti-HIV Protagonisten, sprich in den entsprechenden Fachzeitschriften, zu diskutieren. Ihre Kritik am HIV wurzelt in einer zugrundeliegenden Kritik an unbestätigten Annahmen über die Latenz von bestimmten Tier-Viren. Damit würde die Debatte um zwanzig bis dreißig Jahren bedeutender biologischer Forschung zurückversetzt und der Wert dieser Forschung natürlich in Frage gestellt.

16. Ein Interview mit Peter Duesberg: Ist HIV die Ursache von AIDS?

Peter Duesberg, Molekularbiologe an der Universität von Kalifornien in Berkeley, hat kürzlich einen Studienurlaub an den National Institutes of Health in Maryland[1] verbracht, wo er mit den führenden AIDS-Forschern unserer Zeit zusammengekommen ist. Peter Duesberg war auch einer der leitenden Wissenschaftler des »Kampf dem Krebs«-Programms, wo er Seite an Seite mit den Personen zusammengearbeitet hat, die jetzt die führenden AIDS-Forscher sind. Hierzu gehört auch sein alter Freund Robert Gallo, der (angebliche) Mitentdecker des AIDS-Virus.

Duesberg vertritt die Meinung, daß der HI-Virus nicht die Ursache von AIDS ist.

Um die Tragweite dieser Überzeugung besser abschätzen zu können, muß man die Tatsache bedenken, daß die amerikanischen National Institutes of Health (NIH) mehrere Hundert Millionen Dollar erhalten haben, um die Heilung von AIDS zu ermöglichen. Diese gewaltigen Mittel, das Versprechen einer Heilung hängen an einer einzigen bahnbrechenden Erkenntnis, die die schulmedizinische Forschung für sich beansprucht: Der Entdeckung des AIDS-Virus, HIV.

Die angesehene Fachzeitschrift *Cancer Journal* hat am 1. März 1987 einen von Peter Duesberg verfaßten Artikel über HIV veröffentlicht, und seit dieser Zeit ist so etwas wie ein Element der Herausforderung ins Spiel gekommen. Nichts ist mehr so, wie es vorher war. Einige Wissenschaftler sind privat und inkognito an Peter Duesberg herangetreten und haben ihre Übereinstimmung mit seiner Einschätzung bekundet, wonach es dem Forschungsestablishment nicht gelungen ist, die Rolle des HIV als »den AIDS-Virus« schlüssig zu beweisen, in der Tat sind auch sie der Ansicht, daß Duesberg ja nur das Offenkundige aufzeigt – nämlich daß der Kaiser keine Kleider anhat.

Das Folgende sind Auszüge aus mehreren Gesprächen, die ich im Sommer 1987 und im Winter 1988 mit Professor Duesberg geführt habe.

FRAGE: Wenn ich Sie richtig verstehe, sind Sie der Ansicht, daß der HI-Virus in Wirklichkeit ein inaktiver Virus ist, der sich im Grunde genommen überhaupt nicht aggressiv verhält.
ANTWORT: Das ist richtig. Der Virus befällt einen sehr, sehr kleinen Prozentsatz der Zellen in niedrigen Konzentrationen, also eine von 10.000, eine von 100.000 Zellen. Die ganze Klasse, zu der dieser Virus gehört, die Gruppe der Retroviren, ist eigentlich eine sehr unwahrscheinliche, ja denkbar schlechte Kandidatin für eine Krankheit wie AIDS.
FRAGE: Wenn das, was Sie sagen wahr ist, dann müßten doch Robert Gallo und andere diese Dinge auch wissen. Ich meine, wenn es sich um Fakten handelt, die jeder Biologe kennen müßte...
AANTWORT: Sie müßten am NIH gewesen sein, um zu verstehen, wie diese Leute denken. Sie machen sich sehr, sehr viele Sorgen um ihren nächsten Schritt in der Forschung. Um den Schritt, der eben auf das, was sie gerade entdeckt haben, folgen sollte. Man könnte sie daran erinnern, daß die Art von Virus, die sie studieren, also der HI-Virus, kaum »qualifiziert« ist, eine Krankheit wie AIDS hervorzurufen. Sie würden das, was Sie sagen, wohl verstehen und Ihnen vielleicht sogar recht geben, was die allgemeinen Prinzipien anbelangt, aber sie würden sich dann wieder umdrehen und die gleiche Arbeit weitermachen, mit der sie vorher schon beschäftigt waren.
FRAGE: Kommen Sie eigentlich mit Robert Gallo am NIH zusammen?
ANTWORT: Ich kenne ihn schon sehr lange. Über meinen Aufsatz (in *Cancer Research*) möchte er jedoch nicht reden. Er sagte: »Mit Freunden wie dich braucht man keine Feinde.«
FRAGE: Wird er von anderen wegen Ihrem Papier angesprochen?
Antwort: Ja, das kommt öfter vor. Es irritiert ihn auch, aber er will sich auf keinen Fall in eine Debatte über HIV hineinziehen lassen. Ich habe neulich ein Seminar abgehalten. Sabin (der Erfinder der oralen Polio-Impfung) hat das Wort ergriffen und meinen Artikel gelobt. Das war natürlich schön – er meinte, die Arbeit verdiene Beachtung.
FRAGE: Warum ist Robert Gallo ganz oben, warum führt er den Feldzug gegen AIDS?
ANTWORT: Ich weiß es wirklich nicht.
FRAGE: In Ihrem Aufsatz »Retroviruses as Carcinogens and Pathogens: Expectation and Reality,« heißt es wörtlich: »Man kann den Schluß ziehen, daß der AIDS-Virus nicht ausreicht, um AIDS zu verursachen. Außer seiner Anwesenheit in einer latenten Form gibt es keine Beweise dafür, daß der Virus eine notwendige Voraussetzung für

die Entstehung von AIDS ist.« Mit anderen Worten sagen Sie, daß obwohl der Virus bei einem gewissen Teil der AIDS-Patienten vorhanden ist, Gallo und seine Mitstreiter noch lange nicht bewiesen haben, daß der HI-Virus diese Krankheit auch verursacht.

ANTWORT: Bei vielen AIDS-Patienten finden Sie auch den Herpes-Virus, aber niemand sagt, daß dieser AIDS verursacht.

FRAGE: Im Fernsehen wurden immer wieder Darstellungen, wahrscheinlich Computermodelle, vom HI-Virus gezeigt, wie dieser die Körperzellen angreift und diese zwingt, Kopien des Virus zu bilden. Man sieht, wie der Virus erhebliche Schäden anrichtet. Handelt es sich hierbei um Simulationen?

ANTWORT: Ja. Der HI-Virus tritt in die befallene Zelle ein, aber das ganze Zerstörungswerk – ich will nicht sagen, daß die im Fernsehen gezeigten Modelle eine bewußte Irreführung sind, aber sie sind keine Darstellungen einer beobachteten Wirklichkeit.

FRAGE: Wissen wir mit Sicherheit, daß AIDS eine Viruskrankheit ist?

ANTWORT: Nein.

FRAGE: Wäre es möglich, daß der HI-Virus den Thymus befällt, den Ort, wo die T-Lymphozyten des Immunsystems gebildet werden? Könnte der HI-Virus das Immunsystem auf diese Weise zerstören?

ANTWORT: Ich denke daß es theoretisch möglich ist, aber es gibt keine Beweise dafür, daß sich so etwas abspielt. Wenn der HI-Virus die Thymusdrüse angreifen würde, fänden wir eine Konzentration des Virus, ein Reservoir in irgendeinem Teil des Thymus, aber so etwas ist bislang nicht beobachtet worden.

FRAGE: Abgesehen davon, daß Sie nicht auf den Virus als Ursache der Krankheit setzen, welche einschneidenden Veränderungen würden Sie vornehmen, wenn Sie für die AIDS- Forschung verantwortlich wären? Ich habe den Eindruck, daß Ihr Aufsatz eine sehr umfassende Kritik an der Art und Weise übt, in der die Laborforschung durchgeführt wird. Zum Beispiel auch an der Verwendung von künstlichen hohen Titern, um eine Virulenz zu erzielen, die im wirklichen Leben, im menschlichen Körper, nicht gegeben wäre.

ANTWORT: Ich würde das Hauptaugenmerk der AIDS-Forschung vom Labor auf die klinische Situation verlagern. Ich würde mir die Patienten und ihre Symptomatik viel genauer anschauen. Mit unserem hochentwickelten, hochsensiblen diagnostischen Instrumentarium besteht leider die Tendenz, vom wirklichen Leben abzurücken.

FRAGE: In der Führungsriege der etablierten AIDS-Forschung geht es doch auch um politische Fragen, insofern, als man ja die Behaup-

tung aufstellen muß, daß die Entdeckung des HIV bahnbrechend ist und daß man an einer Heilung arbeitet, um Forschungsgelder in Millionenhöhe zu rechtfertigen. Besteht hier nicht die Gefahr einer wissenschaftlichen Voreingenommenheit?
ANTWORT: Es ist natürlich sehr schwer, sich mit einem Menschen zu unterhalten, der einen lukrativen Vertrag mit einem Arzneimittelhersteller in der Tasche hat. Wie können Sie sicher sein, daß Sie die ganze Wahrheit erfahren? Die Zeiten haben sich geändert, wir leben im Zeitalter einer Wissenschaft, die mit hohen finanziellen Einsätzen agiert.
FRAGE: Könnten wir sagen, daß **es eine Korrelation** zwischen dem HI-Virus und AIDS gibt?
ANTWORT: Es gibt eine Korrelation zwischen AIDS und Antikörpern, die gegen den HI-Virus gebildet wurden. Antikörper sind aber ein Zeichen dafür, daß Ihr Körper erfolgreich mit einem Virus fertig geworden ist, und keine Krankheitsprognose. Es gibt bislang erst einen Bericht, von **einem einzigen Patienten**, bei dem es gelungen ist, einen Titer (meßbare Konzentration im Körper) des HIV zu registrieren. Gallo, Levy und Montagnier geben zu, daß es in mehr als 50% der Fälle nicht möglich ist, den HIV selbst zu isolieren.

Wir haben unsere Schlüsse voreilig gezogen. Wir sollten jetzt zurückgehen und das, was wir mit dieser Krankheit meinen, genau definieren. Wir reden darüber, als ob wir es mit einer festumrissenen Krankheit, mit einer klar definierten **Entität** zu tun hätten. Dabei haben wir eindeutig eine höchst heterogene Kombination von Symptomen, die wenig miteinander zu tun haben.
FRAGE: Es heißt, daß Männer und Frauen in Afrika gleichermaßen HIV-infiziert seien.
ANTWORT: Also was Afrika betrifft, möchte ich erst einmal festhalten, daß wir ja nicht einmal richtig wissen, was in den Vereinigten Staaten los ist, also trägt die Lage in Afrika wenig zur Klärung bei. Gallo und ein paar andere fahren mit ihren HIV-Antikörper-Test-Sets nach Afrika, bringen ein paar Bilder von sterbenden Menschen mit und erzählen uns, daß der ganze Kontinent dem Tod geweiht ist. In der Zwischenzeit werden etwa 4.000 registrierte AIDS-Fälle aus Afrika vermeldet.
FRAGE: Sie sagen, daß es mit den High-Tech-Apparaturen, über die unsere Virologen heute verfügen, keine Probleme bereitet, Retroviren wie den HIV aufzuspüren. Und daß ihre bloße Entdeckung nichts über ihre Rolle als Erreger einer Krankheit aussagt.
ANTWORT: Es gibt auf der ganzen Welt keine einzige Maus, die nicht wenigsten fünfzig Retroviren mit sich herumträgt, die sich alle so

latent verhalten wie der HI-Virus. Dasselbe trifft auch für Hühner, Kühe und Katzen zu. Mit unseren heutigen Möglichkeiten können wir im Labor einen (viralen) Teil in einer Milliarde (von Zellvolumen) sehen, oder auch einen Teil in zehn Milliarden. Wir nähern uns hier dem Bereich der Physik. Aus diesem Grund wäre mein Vorschlag, die Kochschen Postulate dahingehend abzuändern, daß wir bei einem bestimmten Virus eine biochemische Aktivität erkennen müssen, ehe wir den Gedanken ins Auge fassen, daß der jeweilige Virus eine Krankheit hervorzurufen vermag.

Als Koch und Pasteur ihre Überlegungen darüber anstellten, unter welchen Umständen ein bestimmter Keim oder Virus eine Krankheit hervorrufe, konnten Sie von unseren heutigen Vergrößerungsmöglichkeiten natürlich nichts ahnen. Sie wären ja nie imstande gewesen, den HI-Virus zu sehen. Die Menschen, die Koch untersuchte, waren **voll** mit dem Tuberkulose-Erreger, ebenso wie die Menschen, an denen Pasteur seine Beobachtungen anstellte, **voll** mit dem Tollwut-Virus waren. Was unsere Forscher heute können, ist zwar großartige Detektivarbeit (das Auffinden von Retroviren), aber klinisch absurd. Aber das ist ja alles was sie können. Das ist ihre ganze Kunst, ihr ganzes Handwerk, und daher müssen sie glauben, daß sie die Ursache der Krankheit finden.

FRAGE: Als Ergänzung der Kochschen Postulate fordern Sie also den Nachweis der biologischen Aktivität eines Virus.

ANTWORT: Ja, ein Erreger muß mehr Zellen infizieren als der Wirt verkraften kann. Jeden Monat werden die Hälfte der T-Lymphozyten erneuert, also müßte der HI-Virus jeden Tag einige Prozent dieser Zellen infizieren. Dies geschieht aber nicht. Der Verlust von 0,1% Ihrer Gehirnzellen führt schließlich auch nicht zur Demenz, und der Verlust von 0,1% der T-Lymphozyten macht einen Menschen auch nicht zum AIDS-Patienten ... Das ist wie ein Nadelstich, denn der HI-Virus befällt eine von 10.000, eine von 100.000 Zellen.

FRAGE: Ein Wissenschaftler hat zugegeben, daß die Pathologie des HI-Virus zwar sehr unkonventionell sei, dies aber kein Grund wäre, den Virus zu ignorieren.

ANTWORT: Ja klar, wenn wir auch wirklich wüßten, daß HIV die Krankheit verursacht. Aber dies ist in unserem Fall, bei AIDS, noch nicht bewiesen worden.

FRAGE: Es gibt Wissenschaftler, die auf bestimmte Viren bei Tieren als eine Analogie zum HI-Virus hingewiesen haben. Das wäre zum Beispiel der bovine Leukämie-Virus (BLV), von dem behauptet wird, daß dieser Leukämie hervorruft und aus gesunden wie auch aus leukämischen Zellen isoliert werden kann.

ANTWORT: Aber der Beweis dafür, daß BLV tatsächlich Leukämie hervorruft, ist überhaupt noch nicht erbracht worden, **man hat bislang lediglich den Virus isoliert.** Darin haben wir freilich eine Analogie zu AIDS. Der BLV verhält sich dauernd latent, sogar während der Leukämie, und es werden große Mengen BLV-Antikörper gebildet. Diese zwei Tatsachen sprechen doch genau **gegen** eine virale Ursache der Leukämie. Ein durchgehend latenter (inaktiver) Virus, gute Antikörperreaktion, diese Faktoren umschreiben das, was man normalerweise eine Immunisierung oder auch eine Impfung nennt – eine gesunde, normale Reaktion.

Wenn Sie Neugeborenen (Tieren) BLV injizieren, können Sie Abmagerung und Schwund hervorrufen, aber das liegt daran, daß diese Neugeborenen noch kein ausgebildetes Immunsystem haben.

FRAGE: In der Ausgabe des **New York Native** vom 6. Juli 1988 haben Sie Folgendes über das Arzneimittel AZT gesagt: »(Unter diesen Umständen eine Behandlung mit AZT durchzuführen) ... ist, um es so wohlwollend wie möglich zu formulieren, im hohen Maße unverantwortlich ... (AZT) hat eine verheerende Wirkung auf das Knochenmark ... Es tötet normale Körperzellen in großer Zahl ... AZT ist ein Gift, ein Zellgift. Die Verordnung von AZT an Menschen mit AIDS ist nicht zu verantworten ... das Mittel kann nur Schaden anrichten.«

ANTWORT: Das ist richtig. Und nun wird es Personen verordnet, die noch überhaupt keine Symptome haben. AZT soll die Replikation von HIV verhindern, aber bislang hat man noch überhaupt keine Beweise für diese Virusvermehrung im Körper gefunden.

FRAGE: Was würde Sie persönlich von der Rolle des HIV bei AIDS überzeugen?

ANTWORT: Wenn man irgendeine Art von Aktivität, von biochemischer Aktivität aufzeigen könnte.

FRAGE: Also wenn man beweisen könnte, daß der HIV nur wenige Immunzellen infiziert und diese dann nach fünfzig Generationen, in denen sie den HIV als latenten Virus mit sich herumgetragen haben, plötzlich verrückt spielen und den Rest des Immunsystems vernichten ...?

ANTWORT: Was Sie da beschreiben klingt wie das Öffnen einer Zyanidkapsel. Göring hatte so etwas in seinem Zahn. Wenn die Lage aussichtslos ist, brechen Sie einfach die Kapsel auf und weg sind Sie. Wenn der Virus das könnte ... nein, ich möchte nur **Beweise für die biologische Aktivität des Virus.**

Es gibt noch eine andere Theorie, derzufolge der HIV inaktiv ist, aber ein Molekül nach dem anderen an eine Art von Schaltstelle abgibt, die dann explodiert. Also ein Signal, das quasi eine Atombombe in der Thymusdrüse zündet. Dieses Signal würde ich auch unheimlich gerne mal sehen.

Und wenn HIV biologisch aktiv ist und man mir zeigen könnte, daß es RNA- und DNA-Eiweiße herstellt, dann würde ich sagen, wir müssen uns ernsthaft damit befassen – denn auf diesem Weg entfalten alle anderen Parasiten ihre pathogene Wirkung.

Zweitens möchte ich sehen, wie die T-Lymphozyten, oder welche Zellen auch immer – vielleicht geht man jetzt gerade zu den Makrophagen über (als Sitz der angeblichen HIV-Infektion – wie diese Zellen (durch HIV) vernichtet werden, und zwar nicht nur 0,1% über einen Zeitraum von fünf Jahren. Wenn Sie ein Land erobern wollen, können Sie dies nicht erreichen, indem Sie täglich 5000 Feinde beseitigen, während jeden Tag 100.000 neue Einwohner geboren werden.

Wir müßten auch die Situation haben, daß der Wirt sich dem Virus gegenüber permissiv verhält. Wenn Antikörper (gegen den HIV) gebildet werden, kann der Virus keinen Erfolg haben. Viren können am besten sozusagen auf jungfräulichem Boden zuschlagen, das heißt noch ehe eine Immunreaktion stattgefunden hat. Aber genau das tut der HI-Virus nicht.

Wenn ein Schimpanse nach Injektion mit HIV an AIDS erkranken würde, dann würde ich mir gerne anschauen, was der Virus macht.

FRAGE: Und wenn diese Symptome beim Tier sich über einen Zeitraum von drei Jahren entwickelt hätten?

ANTWORT: Alles mit einer langen Latenzperiode ist verdächtig, ganz besonders wenn diese lange Latenzzeit auf den Erwerb der Immunität folgt. Bei Tierversuchen kommt es natürlich vor, und ganz besonders während der jetzigen AIDS-Hysterie, daß ein Wissenschaftler vergißt, die Titer der Viren, die sie den Tieren injizieren, festzuhalten, oder die Tatsache zu erwähnen, daß es sich bei den Experimenten um neugeborene Tiere handelt, die noch zu keiner vollwertigen Immunleistung fähig sind. In diesen Fällen mit neugeborenen Tieren und hohen Titern der injizierten Viren können Sie in der Tat durch Retroviren Krankheiten hervorrufen. Man kann dann akute Infektionen beobachten, die nach kurzer Zeit auftreten.

Wir haben jetzt ungefähr fünfzehn Symptome, die alle als Zeichen von AIDS gewertet werden. Da fällt schon alles darunter was nicht gerade eine Schwangerschaft ist oder vielleicht Brustkrebs. Ich möchte gerne wissen, was nicht AIDS ist! Es reicht offenbar aus, HIV-positiv zu sein und einmal die Autoschlüssel zu vergessen. Das ist keine Erfindung, sondern so geschehen im Fall eines jungen Kubaners in Florida,

der seine Autoschlüssel des öfteren vergaß. Er konnte sich nicht erinnern, wo er sie liegengelassen hatte und war mit einigen anderen Beschwerden ins Krankenhaus gekommen. Der Arzt fragte nach seiner Beschäftigung und der Junge antwortete, daß er auf den Strich gehe. Der Arzt sagte, wir wollen Sie mal testen. Das Ergebnis ergab Antikörper-positiv und die Diagnose lautete AIDS-Demenz. Dieser Fall geht dann an die CDC und wird in die AIDS-Statistik aufgenommen. Was **ist denn eigentlich** AIDS? Ich glaube, diese Frage sollte unser Ausgangspunkt sein.
FRAGE: Während des Kampfes gegen Krebs haben Sie an einem besonderen Krebs-Virus-Projekt gearbeitet. Ist bei dem Versuch den Beweis zu erbringen, daß Krebs durch einen Virus übertragen wird aus einem Überzeugten ein Desillusionierter geworden?
ANTWORT: Desillusioniert ist vielleicht ein zu starker Ausdruck. Ich war zu Beginn naiv und bin jetzt etwas realistischer geworden. Sie sind einfach nicht so wichtig (Viren als Krebserreger) wie ich ursprünglich gedacht habe, oder wie viele Leute immer noch denken. Ich bin auch nicht so wichtig, wie ich gedacht habe, und meine Arbeit ist es auch nicht. Hierin möchte ich jedoch auch eine ganze Reihe unserer führenden Wissenschaftler einschließen: So zum Beispiel die Herren Baltimore, Weinberg, Varmuse und auch den Herrn Gallo – ja sogar Temin und Essex. Ihr Ruf als Wissenschaftler beruht auf dieser Sichtweise der Retroviren als wichtige potentielle Krebserreger, eine Sichtweise, die sich letztlich nie bewahrheitet hat. Aber sie erklärt, warum es im allgemeinen so wenig Kritik an der Ansicht gibt, wonach HIV (ein Retrovirus) AIDS verursacht. Diese Sicht der Dinge gefällt doch den alten Veteranen des Krebs-Virus-Forschungsprogramms. Nach einer Zeit als Reservisten können die alten Kameraden doch jetzt wieder marschieren. Auf einmal haben sie wieder eine Windmühle als Zielscheibe. Sie mobilisieren wieder alle Kräfte, nehmen die Waffe in die Hand und blasen zum Angriff auf die Retroviren. Das ist ja eben das, was sie können. Eine Zeitlang waren sie latent, in der Reserve sozusagen, aber nun marschieren sie wieder. Das Lied ist ja das alte geblieben – Retroviren.

Wissen Sie, die Retroviren sind alle sehr ähnlich. Ich meine, es gibt schon Unterschiede, aber was die Pathologie anbelangt, gibt es keinen Marker, den wir erkennen könnten und der erklären würde, warum der schlafende Virus angeblich aufwacht und plötzlich aktiv wird. Was Sie allerdings sehen können sind Marker (Kennzeichen) in der Genstruktur, die uns erklären können, warum der eine Virus blond ist und der andere brünett, aber dies sind keine klinisch relevanten Faktoren.

FRAGE: Könnten die potentiellen Auswirkungen einer AIDS-Impfstoff-Forschung eine Gefahr für die Menschen darstellen?
ANTWORT: Meiner Meinung nach ist die Impfstoff-Forschung eher ein Unsinn als eine Gefahr. Vielleicht könnten die Personen, die die Forschung durchführen, zu einer Gefahr werden, ich weiß es nicht. Auf der einen Seite sagen sie: »Schaut her wie toll wir sind, wir werden euch gegen HIV schützen, indem wir euch einen Impfstoff geben, der euch Antikörper gegen den HIV bilden läßt.« Auf der anderen Seite, wenn Personen von selber Antikörper gegen den HI-Virus bilden und dies im Bluttest festgestellt wird, werden ihre Häuser in Brand gesteckt oder sie begehen Selbstmord.
FRAGE: Robert Gallo sagt, es gäbe außergewöhnliche Immunreaktionen auf den HI-Virus, bei denen wiederum die eigenen T-Lymphozyten zerstört werden.

Das ist eine Hypothese. Ich sehe aber auch keine Grundlage für diese Hypothese. Auf jeden Fall können wir nichts dergleichen bei den ein bis zwei Millionen Amerikanern beobachten, die Antikörper gegen den HIV gebildet haben. Bei Personen, die tatsächlich AIDS bekommen, passiert auch nichts dergleichen. Mir ist wirklich nichts bekannt, was diese Hypothese stützen könnte. Es ist einer der vielen großartigen Ideen des Dr. Gallo.
FRAGE: Gallo sagt, auch wenn der Virus in niedrigen Konzentrationen vorhanden ist, er durch indirekte Mechanismen wie Autoimmunreaktionen (Angriff des Immunsystems auf den Organismus) die Krankheit verursachen kann, oder durch Supressor-Proteine, die die Vermehrung der T-Lymphozyten blockieren, oder indem der HI-Virus das Gehirn befällt.
ANTWORT: Hier haben wir es wieder mit einem dieser großartigen Ideen des Dr. Gallo zu tun. Ich habe noch keine wissenschaftliche Arbeit von ihm über Autoimmunisierung gelesen. Ich weiß auch nicht, warum nur besondere Risikogruppen wie Homosexuelle oder Fixer von diesen Autoimmunreaktionen betroffen sein sollten und nicht Heterosexuelle oder Frauen. Die Supressor-Proteine – eine andere großartige Idee. Wenn Dr. Gallo so viel darüber weiß, möge er doch bitte etwas darüber veröffentlichen.[2] Leider sind die Beweise für den Befall des Gehirns durch den HI-Virus ebenfalls recht dürftig. Man hat Gehirnzellen untersucht und nichts gefunden. Sie haben den Virus in Blutzellen im Gehirn gefunden, aber in äußerst geringen Mengen.
FRAGE: Gallo sagte einmal folgendes: »Peter Duesberg versteht den Begriff der Latenz nicht. Glauben Sie denn, daß Krebs in der Natur innerhalb von zwei Wochen auftritt ... Beim Leukämie-Virus HTLV-1,

den wir 1978 entdeckt haben, tritt Krebs erst nach zwanzig Jahren auf.«[3]
ANTWORT: Was soll ich denn darauf bloß antworten? Guten Morgen, Dr. Gallo!? AIDS ist ja ein bißchen etwas anderes, nämlich eine degenerative Krankheit, bei der wir angeblich T-Lymphozyten verlieren. Krebs ist das Gegenteil – da wächst etwas im Körper, neues, überschüssige Gewebe, das man nicht haben möchte. Für mich sind also die beiden Krankheiten nicht so ohne weiteres miteinander vergleichbar. Vielleicht für Dr. Gallo, aber nicht für mich.
FRAGE: AZT ist ein sehr finsterer Aspekt von AIDS, das muß man noch einmal betonen.
ANTWORT: Ich glaube, daß AZT der unheilvollste Aspekt dieser ganzen Geschichte ist. Damit zerstören sie lebendige, wachsende (normale Zellen), das ist eine sehr schwerwiegende Angelegenheit ... Hazeltine (ein Harvard Forscher) schlägt sogar vor, HIV-positive Babies mit AZT und Interferon im wöchentlichen Wechsel zu behandeln.[4]
FRAGE: Am 20. Februar 1988 haben Sie vor einer Kommission des Präsidenten über AIDS ausgesagt. Frank Lilly, ein Mitglied dieser Kommission hat einige ihrer Argumente kritisiert. Er brachte unter anderem den Einwand, daß eine globale Betrachtung einen gleichmäßigen HIV-Befall zwischen Männern und Frauen, Heterosexuellen und Homosexuellen ergibt. Von daher verhält sich der HI-Virus genau wie alle anderen Viren.
ANTWORT: Zum einen möchte ich sagen, wenn es zuverlässige Statistiken gibt, dann sind es diejenigen aus den Vereinigten Staaten und nicht aus anderen Ländern. In den Vereinigten Staaten gibt die CDC den Anteil der männlichen AIDS-Patienten mit 92% an. Satte 92% und die übrigen 8% setzen sich aus Frauen und Kindern zusammen. Und ich würde auch gerne wissen, woran diese Frauen wirklich leiden oder gelitten haben, und nicht einfach, daß diese Frauen AIDS haben. War es Durchfall, Demenz, Brustkrebs oder haben sie den Namen des Cousins ihres Schwagers kurzzeitig vergessen, oder was auch immer? Und dann würde ich doch gerne wissen, wie viele dieser sogenannten »AIDS«-Symptome vor zehn Jahren in einer vergleichbaren Gruppe von Frauen existiert haben, als es das Wort AIDS noch nicht gegeben hat. Und **diesen Anteil** würde ich von den heutigen 8% abziehen und dann würden vielleicht drei Frauen übrig bleiben, die jetzt angeblich AIDS haben.

Was ich hier deutlich machen möchte ist, daß eine solche extreme Präferenz für Männer gegenüber Frauen bislang noch niemals bei einer Epidemiologie irgendeines Erregers beobachtet werden konnte. Mikroben sind normalerweise nicht so wählerisch.

FRAGE: In dem Interview mit Robert Gallo, das in der Zeitschrift *Spin* veröffentlicht wurde, hat Gallo immer wieder Dinge gesagt wie: »Duesberg ist ein eigenartiger Mensch«, »man muß ihn kennen«, oder: »Er ist einfach anders.« Was will er denn damit sagen?
ANTWORT: Ich glaube er will sagen, daß ich genau sage, was ich denke und keine Angst vor den Konsequenzen habe. Sie müssen verstehen, was diese NIH-Forscher für Leute sind, ich meine die, die an den HIV glauben. Sie sind mit diesen Viren förmlich aufgewachsen, es ist das erste, mit dem sie sich auseinandergesetzt haben, und diese Tatsache als solche trägt sehr stark dazu bei, ihre spätere Sicht der Dinge zu formen. Bei diesen Wissenschaftlern waren das eben die Retroviren. **Von Anfang an haben sie gelernt, daß Retroviren Krankheiten verursachen.** Es ist also ein Glaubensbekenntnis, und es wird wohl auch eins bleiben. Von ihrer Haltung, ihrer Einstellung her kann man die NIH mit dem Militär vergleichen. Die schauen mich an, ich bin von Berkeley, und so denken sie gleich, daß ich anders bin – freie Meinungsäußerung und so weiter. Nun ja, ich arbeite an einer Universität und ich habe keine Scheu, meine Meinung zu sagen. Wenn Sie aber bei der NIH anfangen, in der Öffentlichkeit Fragen über diese Viren zu stellen, dann sind Sie Ihren Job los. Die Retrovirologie ist mit einer Religion vergleichbar. Weltweit gibt es etwa 700 Millionen Katholiken, nicht wahr? Sie alle glauben, daß Jesus der Sohn Gottes war, aber dafür gibt es bestenfalls Indizienbeweise. Es ist genau das gleiche beim NIH mit dem HI-Virus.
FRAGE: Glauben Sie, daß diese Wissenschaftler in ihren eigenen Kreisen, unter sich sozusagen, ihre Zweifel aussprechen?
ANTWORT: Ich bin sicher, daß sie auch ihre Fragen haben. Sie wollen nur nicht, daß ihre Zweifel in die Öffentlichkeit dringen.

Aktuelle Ergänzung

EIN BRIEF VON PETER DUESBERG

27. Dezember 1989

An den Herausgeber des
New England Journal of Medicine
Editorial Offices
10 Shattuck St.
Boston, MA 02115-6094
Tel: 617-734-9800

Sehr geehrte Damen und Herren,

Ho et al. (1), sowie Feinberg und Baltimore (2) sind der Ansicht, daß »noch verbleibende« (1) oder »anhaltende Zweifel« (2) über die Virus-AIDS-Hypothese durch die im *New England Journal of Medicine* (1-3) veröffentlichten neuen Beweise für das Auftreten einer Virämie bei AIDS-Patienten nun ausgeräumt werden. Ein von mir verfaßter Artikel wird als Quelle dieser Zweifel zitiert. Aus den nachfolgenden Gründen bleiben meine Zweifel jedoch nach wie vor bestehen:

1. Sowohl die Angaben von Ho et al. (1), wie auch diejenigen von Coombs et al. (3) enthalten AIDS-Fälle mit sehr niedrigen oder fehlenden HIV-Titer[5], mit Schwankungen zwischen 0-10 Infektionseinheiten/ml, welche genau so niedrig sind, wie die Werte von asymptomatischen Trägern. Daraus folgt, daß das Auftreten einer HIV-Virämie für AIDS nicht obligatorisch ist.

2. Ho et al. (1), sowie Feinberg und Baltimore (3) vertreten nun die Ansicht, daß HIV AIDS verursacht, in dem der Virus die T-Lymphozyten direkt vernichtet. Dies ist aus mehreren Gründen unwahrscheinlich: Trotz dieser neu beschriebenen Virämie, wird der Prozentsatz der infizierten Lymphozyten bei AIDS mit nur 0.25% (1) angegeben, weit weniger als die 5% die vom Wirt während der 2 Tage, die der Retrovirus zu Replikation benötigt, regeneriert werden (4,5). Da mehr als 99% der infizierten T-Zellen die Infektion überleben und den Virus im Zustand der Latenz halten (4,6), sind es höchstens 1% von 0,25% oder 0,0025% der Lymphozyten, die jeden Tag vernichtet werden könnten. Desweiteren zeigt der HIV, wie alle Retroviren, keine zelltötende Wirkung (4). Der HIV wird zum Zweck der »AIDS-Testung« in chronisch infizierten, »unsterblichen« T-Zellenstämmen gezüchtet, bei wesent-

lich höheren Titern als diejenigen, die *in vivo* beobachtet werden – auch zum gegenwärtigen Zeitpunkt (4).

3. In Anbetracht der Tatsache, daß alle latente Parasiten, ob pathogen oder nicht, beim Vorliegen von Immundefizienz aktiviert werden, könnte die HIV-Virämie sehr wohl die Folge und nicht die Ursache der erworbenen Immundefizienz sein. Denken wir an das Beispiel der Reaktivierung des Herpes-Virus bei Immunsuppression bei Menschen oder die durch Bestrahlung induzierte Reaktivierung von Retroviren bei Tieren (4,7). Desweiteren läßt sich eine Immundefizienz welche nur nach extrem langen, asymptomatischen Zeiträumen, im Durchschnitt 8-10 Jahren nach der ursprünglichen Infektion auftritt, nicht im Sinne der orthodoxen Viralpathologie erklären. Alle herkömmlichen Viren entfalten ihre stärkste pathogene Wirkung bald nach der Infektion und vor dem Einsetzen der antiviralen Immunität, zum Zeitpunkt ihrer höchsten Vermehrungsraten.

Es finden sich jedoch biochemisch plausible Ursachen für eine Pathogenität nach langen, asymptomatischen Zeiträumen bei über 90% der Personen, die in den Vereinigten Staaten an AIDS erkrankt sind (8), und zwar der intravenöse Konsum von psychoaktiven Drogen, welcher oft mit Unterernährung und parasitären Infektionen einhergeht. Die letztgenannten Faktoren konnten bei 30% der Betroffenen bestätigt werden (4,8). Viele, möglicherweise der Großteil der Homosexuellen, die an AIDS erkrankt sind, haben ebenfalls Drogen- und Medikamentenmißbrauch betrieben (4,8), zum Beispiel von amylnitrithaltigen Inhalationsmitteln, deren Konsum einen direkten Bezug zum ausschließlichen Auftreten des Kaposi- Sarkoms bei Homosexuellen aufweist (4,9,10). Die individuellen Verträglichkeitsschwellen hinsichtlich toxischer Einwirkung erklärt die langen und variablen asymptomatischen Zeiträume, welche als Latenzperioden des HIV aufgefaßt werden (4). Man bedenke, daß der jährliche Kokainkonsum in den Vereinigten Staaten in den zehn Jahren, in denen der HI-Virus hervorgetreten ist, sich verfünffacht hat (1). In jüngster Zeit kommt ein weiteres immunsuppressives Pharmazeutikum dazu, nämlich der zytotoxische DNA-Ketten-Terminator AZT, welcher seit 1987 an 20.000 Antikörperpositiven Amerikanern (12) und an 50.000 Personen weltweit verabreicht worden ist (13).

Desweiteren wirft eine Virämie bei symptomatischen und asymptomatischen Trägern eine Reihe von neuen Fragen auf:

a) Warum haben zahlreiche frühere Studien (4) unter Verwendung der gleichen Methoden bislang keine HIV-Virämie aufzeigen können?

b) Wie können Personen mit einem positiven AIDS-Test, welcher die neutralisierenden Antikörper mißt (4) gleichzeitig relative hohe HIV-Titer haben?

c) Wo kämen denn die relativ hohen HIV-Titer her, wenn der HIV nur bei weniger als 0,00025% aller Lympozyten nachweisbar ist?

d) Wieso gibt es eine HIV-Virämie ohne p24 Antigenämie, wenn p24 ein Bestandteil des HIV ist?

e) Warum gibt es unter den 2000 Angestellten im Gesundheitswesen, die sich mit Injektionsnadeln, die bei HIV-Patienten verwendet wurden, verletzt haben, nur 20 Fälle von Serokonversion und nicht einen einzigen AIDS-Fall (4)?

Es ist letztendlich beruhigend zu wissen, daß auch aufgrund des neuen Materials HIV sich unter jener langen Liste von Viren und anderen Mikroben einreiht, deren Titer bei immundefizienten Patienten ansteigt (4). Ein weiterer Widerspruch wäre hiermit geklärt.

Mit freundlichen Grüßen,

Peter Duesberg

Literaturangaben:

1. D.D. Ho, T. Mougdil, M. Alam. Quantitation of human immunodeficiency virus Type 1 in the blood of infected persons. *New England Journal of Medicine* 1989; 321: 1621-1625.
2. M.B. Feinberg, D. Baltimore (editorial) HIV revealed. *New England Journal of Medicine* 1989; 321: 1673-1675.
3. R.W. Coombs, A.C. Collier, J-P. Allain, B. Nikora, M. Leuther, G.F. Gjerset, L. Corey. Plasma viremia in human immunodeficiency virus infection. *New England Journal of Medicine* 1989; 321: 1626-1631
4. Duesberg P.H. Human immunodeficiency virus and acquired immunodeficiency syndrome: correlation but not causation. Proceedings of the National Academy of Science U.S.A. 1989; 86:755-764. Dt. Peter H. Duesberg, HIV und AIDS: Korrelation, aber nicht Ursache, in: AIDS-Forschung 3/89 (B.S.Schulz-Verlag), München 1989, S. 115-129.
5. M. Levy, A. Bandiera, L. Forni und A. Couthino. A phenotypic and functional analysis of longlived B and T lymphocytes. *Cellular Immunity.* 1988; 117: 327-338.
6. S.M. Schnittmann, M.C. Psallidopoulos, H.C. Lane, L. Thompson, M. Baseler, F. Massari, C.H. Fox, N.P. Salzman & A. Fauci. The reservoir for HIV-1 in human peripheral blood is a T-cell that maintains expression of CD4. *Science* 1989; 245: 203-208.
7. L. Gross. *Oncogenic Viruses* (2. Ausgabe) Pergamon Press, New York 1970.
8. Centers for Disease Control. *HIV/AIDS Surveillance.* CDC, Oktober 1989.

9. J. Lauritsen und H. Wilson. Death Rush, Poppers and AIDS. Pagan Press, New York, 1986.
10. H.W. Haverkos, J.A. Dougherty. Epidemiologic studies – Kaposi's sarcoma vs. opportunistic infections among homosexual men with AIDS, in: Health Hazards of Nitrite Inhalants, H.W. Haverkos & J.A. Dougherty (Herausgeber). National Institute on Drug Abuse, NIDA Research Monograph 1988; 83: 96-105.
11. The National Narcotics Intelligence Consumers Committee: NNICC Reports 1978-1988. Office of National Drug Control policy (Executive Office of the President, Washington, D.C. 20500).
12. J.L. Marx. Drug-resistant strains of AIDS virus found. *Science.* 1989; 243: 1551-1552.
13. B. Deer. Revealed: fatal flax of drug that gave hope. Sunday Times (*London*) S. 18A, 16. April, 1989.
14. L.A. Falk, D. Paul, A. Landay, H. Kessler. HIV isolation from plasma of HIV-infected persons. *New England Journal of Medicine* 1987; 316: 1547-1548.

17. AIDS-Demenz und die Psychiater

Ich sprach wieder einmal mit meinem anonymen Arztfreund in New York, und wir kamen bald auf das Thema der sogenannten AIDS-Demenz zu sprechen. Zu den in medizinischen Fachzeitschriften angeführten Frühsymptomen gehörten Dinge wie die Unfähigkeit, die Handlungsabfolge eines umfangreichen Romans zu behalten, das Vergessen von Terminen sowie Schwäche der Beine.

Man ging davon aus, daß diese Symptome sich später weiterentwickeln und ein Bild von voll entwickelter geistiger Verwirrung bieten würden.

Diese ganze Frage mit der Demenz war schon recht merkwürdig, um es zurückhaltend auszudrücken, denn schließlich gab es einige auf diesem Gebiet tätige Wissenschaftler, die die Ansicht vertraten, daß die Demenz bei bestimmten Personen das erste oder gar **einzige** Zeichen von AIDS sein könnte.[1]

Der Arzt zeigte mir einen Zeitschriftenartikel (*Science,* vom 5. Februar 1988, Band 239, Seite 586). »Hören Sie sich doch um,« waren seine Worte an mich. »Befragen Sie einige Leute zu diesem seltsamen Diagramm in dem Artikel. Es ist eine Darstellung der vermeintlichen Pegel-Ebenen der HIV-Infektion im Gehirn. Ich meine, schließlich ist dies der Grund, warum sie so sicher sind, daß diese Symptome wirklich eine Form von AIDS sind. Sie behaupten, die Demenz rühre daher, daß AIDS das Gehirn angreift.«

Ich hatte auch Gelegenheit, mit einem angesehenen Molekularbiologen zu sprechen und habe ihn nach seiner Meinung zur AIDS-Demenz und zu dem jüngsten Versuch befragt, diesen Vorgang graphisch darzustellen.

»Oh ja,« sagte er, »das da.« Er hatte es ebenfalls gesehen. »Dieses Diagram soll das wechselnde Ausmaß, das Auf und Ab der HIV-Infektion des Gehirns im Verlaufe der Demenz darstellen. **Es fehlen aber zeitliche Angaben sowie Meßwerte zu den Konzentrationen. Es werden ja überhaupt keine Zahlen angegeben.** Das ist natürlich absurd. Die ganze Vorstellung, nach der man eine immer stärkere HIV-Infektion mit einer zunehmend fortschreitenden Demenz verknüpft, ist überhaupt vollkommen verfehlt. Die Wahrheit ist, daß überhaupt noch niemand jemals bei **irgendeinem** AIDS-Patienten hohe Konzentrationen von HIV gefunden hat. Die tatsächlich festgestellten Konzentrationen sind sehr gering, ja außerordentlich gering.«

Mein Arztfreund aus New York hatte einiges mehr über die AIDS-Demenz zu sagen. »Nehmen sie eines der aufgelisteten Symptome, zum Beispiel die Ataxie. Damit ist lediglich eine mangelnde oder fehlerhafte Muskelkoordination gemeint. Nehmen Sie einmal ein medizinisches Wörterbuch in die Hand, da finden sie eine ganze Reihe von Ataxieformen aufgelistet, von der Alkoholataxie angefangen bis zur vasomotorischen Ataxie. In der Tat finden Sie bei der Alkoholataxie fast alle Symptome, die bei der AIDS-Demenz aufgelistet werden.«

»Wollen Sie damit sagen, daß es sich hier um einen Etikettenschwindel handelt?« fragte ich.

»Nun, sie behaupten, daß der HI-Virus das Gehirn befällt und diese Symptome hervorruft, aber ist dies schon bewiesen worden? Nein, auch nicht annähernd.«

»Was uns übrig bleibt sind also die Symptome.«

»Allerdings, und es sind ihrer nicht wenig. Alle diese Symptome könnten jedoch auf eine Reihe verschiedener Ursachen zurückgeführt werden. Denken Sie einfach einmal an schweren Durchfall. Wenn dieser lange genug anhält kommt es zur Austrocknung und zum Verlust von Elektrolyten. Und das wiederum kann alle möglichen psychischen Symptome hervorrufen, wie Verwirrung, Desorientierung, eigenartige Gedanken und Vorstellungen.«

Wir haben uns danach über die erweiterte Rolle der Psychiater bei AIDS unterhalten, die teilweise eine Folge der AIDS-Demenz ist.

Mein Bekannter meinte folgendes dazu: »Nun ja, jeder möchte eben ein Stück vom Kuchen, und die Psychiater sind keine Ausnahme. Am einfachsten weist man nach, daß bestimmte AIDS-Symptome in das eigene Fachgebiet fallen. Diese Demenz wird in der offiziellen Definition als eine der Indikatorenkrankheiten geführt. Das heißt, wenn man diese Demenz bei einem Patienten diagnostiziert, *hat* dieser auch das *AIDS-Vollbild*.«

Der Arzt machte mich auf eine Reihe von anderen interessanten Aspekten aufmerksam, die sich aus dem neuen Engagement der Psychiater in der AIDS-Frage ergeben.

Angesichts der weitverbreiteten Meinung, daß AIDS eine tödliche Krankheit sei, nimmt die Frage von Selbstmord und Euthanasie einen höheren Stellenwert bei der Beratung von Patienten ein, und zwar nicht nur bei Personen, die tatsächlich an einer fortgeschrittenen Immunsuppression leiden, sondern auch bei Menschen, die lediglich test-positiv sind, also gegen den Virus Antikörper gebildet haben. Jetzt, wo die AIDS-Industrie allmählich auf volle Touren kommt – und ich habe einige Berichte über diesen Punkt – »gestattet« man den Patienten den Glauben, der Test sei der Faktor, der allein darüber entscheidet, ob man unweigerlich dem Tod geweiht sei oder nicht.

In Kalifornien wird derzeit über eine Gesetzesvorlage entschieden, die Euthanasie bei tödlichen Krankheiten zulassen soll. Es spricht einiges dafür, daß die Versicherungsindustrie einer solchen Gesetzesänderung zustimmen könnte. Schließlich bekommen sie die finanzielle Belastung der Krankenhausbetreuung von AIDS-Patienten bereits erheblich zu spüren.

»Diese Demenz«, meinte der Arzt, »ist der Punkt, an dem man ansetzen und darüber befinden kann, ob der jeweilige AIDS-Patient überhaupt noch fähig ist, über seine eigene Zukunft zu entscheiden. Hier wären die Psychiater zur Diagnosestellung gefragt. In anderen Fällen würden sie auch suizidgefährdete AIDS-Patienten betreuen, und sie würden schließlich auch bei der Legalisierung der Euthanasie ein Wort mitzureden haben. Die Befugnis, über die Zurechnungsfähigkeit eines Patienten zu entscheiden und die Mitsprache bei Fragen, die Suizid/Euthanasie betreffen ist ja eine brisante Mischung. Brisant ist auch die Frage der ungewollten Einflußnahme auf Patienten. Natürlich gibt es Patienten, bei denen die Diagnose 'frühe AIDS-Demenz' gestellt wird, die dann tatsächlich an erheblichen seelischen Störungen leiden. Sie werden inkontinent, bettlägerig und können nicht für sich selbst sorgen. Manche von ihnen sterben. Aber so etwas können Sie bei **jeder schweren degenerativen Krankheit beobachten.**«

Mit der AIDS-Demenz hat man also auf der Grundlage einer Liste von geistigen Symptomen eine weitere Gelegenheit geschaffen, die bislang noch nicht ausreichend bewiesene, emotional jedoch verheerende Krankheitsbezeichnung AIDS ins Feld zu führen. Eine weitere Gelegenheit, dem HI-Virus alles mögliche und unmögliche zur Last zu legen. Nicht zuletzt auch eine weitere Möglichkeit, die Statistiken der AIDS-Fälle aufzublähen. Und sogar die Möglichkeit, Selbstmord als letzten Ausweg gutzuheißen.

»Schwerer Drogen- oder Medikamentenmißbrauch, das Zusammenwirken verschiedener chemischer Wirkstoffe könnte ebenfalls die Symptome hervorrufen, die man nun als die Frühzeichen der AIDS-Demenz anführt«, meinte ich hierzu.

»Sicher«, erwiderte der Arzt, »aber auch die Diagnosestellung HIV-positiv allein könnte solche Symptome auslösen.«

Später habe ich mir eine Broschüre mit dem Titel *Die Wirkung von*

AIDS auf das Gehirn angesehen, die von einem in San Francisco ansässigen Gesundheitsprojekt unter der Leitung von Mitgliedern des Verwaltungsrates der Universität von Kalifornien herausgegeben wurde. Ich möchte einen interessanten Auszug hieraus zitieren: »Bei manchen Menschen, die an AIDS leiden, können Verwirrung und Persönlichkeitsveränderungen auftreten. Diese Veränderungen können eine Folge der **direkten** Infektion des Gehirns durch den HI-Virus sein, der Ursache von AIDS. Sie können jedoch auch von anderen Ursachen wie Angst, Depressionen oder der Wirkung von Medikamenten herrühren, jedoch auch durch eine andere, im Zusammenhang mit AIDS stehende Krankheit bedingt sein, die einer Behandlung zugänglich wäre.

Etwa die Hälfte aller Personen mit AIDS oder ARC zeigen Symptome einer Gehirnbeteiligung im Verlauf ihrer Krankheit. Viele dieser Symptome haben jedoch eine andere Ursache als eine HIV-Infektion des Gehirns. **Nur ein Arzt ist in der Lage, die zugrundeliegende Ursache dieser Veränderungen zu diagnostizieren. Treten bei einem AIDS-Patienten die in dieser Broschüre genannten Symptome auf, ist es unbedingt erforderlich sich ärztlichen Rat einzuholen.**« (Hervorhebungen durch den Autor).

Die Vorstellung, nach der ein Arzt unbedingt aufgesucht werden muß, da nur dieser fähig sei, die Ursache dieser geistigen Symptome zu ermitteln, verstrickt die potentiellen AIDS-Patienten nicht nur weiter in das Räderwerk der Schulmedizin, sondern bedeutet wohl auch die Verschreibung weiterer Pharmazeutika, die die seelische Lage des Patienten verbessern sollen. Man muß sich noch einmal vor Augen führen, auf welch »gesicherter« Grundlage diese fachärztlichen Diagnosen gestellt werden! In der Fachzeitschrift *Psychosomatics* (August 1986, Band 27, S. 562, James Dilly et al.) werden die ethischen und psychiatrischen Fragen bei der Behandlung von AIDS-Patienten diskutiert. In einem Abschnitt kommen die Autoren zu folgendem Schluß: »Im Fall von AIDS und anderen tödlichen Krankheiten ... sollten medizinische und juristische Fachleute die Frage diskutieren, ob ein Selbstmord vom moralischen Standpunkt vertretbar ist oder nicht, sowie die Frage des Eingreifens von Seiten der Ärzteschaft oder der Polizei. Es gibt keinen klar definierten medizinischen, moralischen oder rechtlichen Konsens darüber, ob Selbstmord bei solchen Krankheiten immer abzulehnen ist.«

So läßt man also die AIDS-Patienten im Glauben, daß ihre »Krankheit« immer zum Tod führt. Im Fall der Demenz ist es dann wohl legitim an Selbstmord zu denken, da der Virus irreversible Gehirnschäden hervorruft.

Im allgemeinen geht die Schulmedizin dazu über, die tödliche AIDS-Diagnose **früher** zu stellen. Wenn dieser Trend anhält, und es gibt mündliche Berichte vom Verwaltungspersonal der Kliniken, die in diese Richtung weisen, wird man bald Patienten, die lediglich testpositiv sind, wortreich über ihre »tödliche Krankheit« aufklären.

Mir ist der Fall eines Patienten bekannt, dessen Arzt in Los Angeles die Diagnose AIDS gestellt hatte. Er verließ seinen Arzt daraufhin und beschloß, sich einer Reihe von Behandlungen zu unterziehen, die von der Schulmedizin nicht anerkannt werden. Einige Monate später kehrte er zu seinem Arzt zurück und erzählte diesem, daß Laborbefunde deutliche Zeichen einer Verbesserung angezeigt hätten, zudem habe er wieder wesentlich mehr Energie.

Der Arzt entgegnete: »Die Besserung bilden Sie sich nur ein. Sie leiden wahrscheinlich an AIDS-Demenz. Der Virus hat nun Ihr Gehirn befallen.«

Ein anderer Patient erhielt den ärztlichen Rat, sich mit einem Arzt in Holland in Verbindung zu setzen, wo Euthanasie legal ist.

Um die Diagnose »Frühstadium von AIDS-Demenz« zu stellen, reichen also einige verschwommene Symptome vollkommen aus, zusammen mit dem Vorhandensein von Antikörpern gegen einen Virus, dessen Verursacherrolle ungeklärt und unbewiesen ist. Der Patient erhält weitere Medikamente für seinen seelischen Zustand; er erfährt, daß seine Krankheit unweigerlich zum Tode führt und daß seine geistige Zurechnungsfähigkeit im Schwinden begriffen ist. In dieser Situation werden möglicherweise Andeutungen über die veränderte moralische Bewertung von Selbstmord und Euthanasie gemacht. Man muß sich zuweilen fragen, ob dies alles wirklich wahr sein kann!

18. Ein Interview mit Dr. Joseph Sonnabend

Dr. Joseph Sonnabend arbeitete zehn Jahre lang an dem englischen Pendant zur amerikanischen NIH, dem National Institut for Medical Research. Er ist Mitglied des British Royal College of Physicians und war Associate Professor of Medicine an der Mount Sinai Medical School in New York City. Seit 1978 ist er mit der Behandlung von Patienten mit Geschlechtskrankheiten und AIDS in New York befaßt. Zudem war er Mitte der Achtzigerjahre einige Jahre Herausgeber der medizinischen Fachzeitschrift *AIDS Research*.

Diese Fachzeitschrift, die sich heute ausschließlich auf die HIV-orientierte Sichtweise von AIDS konzentriert, galt einst als die einzige unabhängige Stimme auf dem Gebiet der AIDS-Forschung. Als es offenkundig wurde, daß Dr. Sonnabends Betrachtungsweise von AIDS in einen schweren Konflikt mit der weiter verbreiteten HIV-orientierten Betrachtungsweise geraten war, wurde er vom Verlag seiner Stelle als Herausgeber enthoben.

Ich sprach mit Dr. Sonnabend am 25. März 1988.

FRAGE: Wo kam die HIV-Hypothese her?
ANTWORT: Von verschiedenen Stellen. Eine Quelle hatte mit einer außerordentlich nachlässig geführten CDC-Analyse von AIDS-Patienten in Los Angeles zu tun.
FRAGE: Von der Behauptung, daß AIDS durch das Zusammenwirken verschiedener Faktoren hervorgerufen wird, zur Behauptung, daß AIDS auch keine einzige, fest definierbare Krankheitsentität ist, scheint es nur ein kurzer Schritt zu sein.
ANTWORT: Das ist ganz richtig.
FRAGE: Wenn also ein Patient mit einer Pneumocystis-carinii-Pneumonie auftaucht, könnte der Arzt versuchen, die Faktoren zu ermitteln, die die zugrundeliegende Immunsuppression hervorgebracht haben, die wiederum das Entstehen der Pneumocystis-carinii-Pneumonie ermöglicht hat – und dann wäre die Bezeichnung AIDS überflüssig. Es gäbe dann keinen Grund weiterzugehen und zu sagen, der Patient habe etwas **anderes**, das als AIDS zu bezeichnen wäre.
ANTWORT: Das ist richtig. Ich stimme Ihnen zu.

FRAGE: Wenn dem so wäre, sieht es doch so aus, als ob die HIV-These eine Abweichung von der Wahrheit sei.

ANTWORT: Ja, es gibt geradezu eine geschichtliche Entwicklung in dieser Sache. Da wurde dermaßen überhastet gehandelt – das Schlimmste war im Jahre 1984 die Verkündung der Entdeckung des HIV als Ursache von AIDS. Das hat den wissenschaftlichen Bemühungen insgesamt sehr geschadet.

Wissen Sie, bei dieser ganzen Annahme, daß es für jede Krankheit eine Einzelursache gibt, sind auch soziale Faktoren am Werk. Es gibt eben viele Menschen, die gerne glauben wollen, es gäbe nichts in unserem Leben, in unserer Umwelt, was wirklich ungesund und schädlich ist. Sie wollen gerne glauben, daß die Armut im Grunde nichts Schlechtes ist, die Betroffenen haben es sich so ausgesucht, und Armut mach auch niemand krank. Viele wollen auch gerne glauben, daß bestimmte Formen von sexuellem Verhalten und »Lebensstilen« in Wirklichkeit harmlos sind. Wenn alle durch die Bank sich der These der Einzelursache von Krankheiten verschreiben und dabei die Umwelt- und andere Faktoren unter den Tisch fallen lassen, werden diejenigen reingewaschen, deren Wirtschaftspolitik zur Schaffung von Ghettos und Aufrechterhaltung der Armut beitragen. Man macht es sich unheimlich leicht, indem man sagt, ja, da ist dieser Virus aufgetaucht und dadurch sind die Leute krank geworden, nicht etwa durch ihre Lebensbedingungen. Leute, die eine außerordentlich promiske Lebensweise führen, wollen gerne glauben, daß die tödliche Gefahr nichts mit dieser Lebensweise zu tun hat, sondern mit einem Virus, der auf einmal aufgetaucht ist. Was Afrika anbelangt ist es ebenfalls einfacher, das Ausmaß der Krankheiten, die mit dem Zusammenbruch der Anti-Malaria-Programme und dem Hunger zu tun haben, einfach dem HIV in die Schuhe zu schieben.

Wir sind doch auch so verliebt in High-Tech-Lösungen. Die Theorie einer Einzelursache kommt unseren Wissenschaftlern am meisten entgegen. Die gesamte Vergabe von Forschungsgeldern ist nur in diese Richtung gegangen. Natürlich ist auch das Versprechen einer schnellen Lösung, einer schnellen Heilung verlockend.

Im Fall von AIDS wird die Einzelursachen-Theorie auch für diejenigen Politiker attraktiv, die auf »traditionelle Werte«, auf »Familienwerte« setzen, die Sex außerhalb der Ehe verteufeln. Politiker, die diese Art von politischer Richtung verfolgen.

In der Zwischenzeit haben wir wirklich so etwas wie das »AIDS-Establishment.« Es handelt sich um eine Gruppe, die fast die gesamten Forschungsgelder einheimst, deren Vertreter in allen wichtigen Gremien und Kommitees sitzen (wie in der Organisation »Americans for AIDS Research«, eine Vereinigung, die Geldmittel beschafft). Man kann hier wirklich von einer Gruppe sprechen, und leider haben sich in ihr nicht gerade die größten Talente versammelt.

FRAGE: Haben Sie jemals den Eindruck gehabt, daß manche Wissenschaftler mit böswilliger Absicht gehandelt haben?

ANTWORT: Wem gegenüber? Den AIDS-Patienten?

FRAGE: Ja.

ANTWORT: Das fände ich schwer zu glauben ... das wäre schrecklich. Verfehlungen einzelner sind nie auszuschließen, aber eine ganze Gruppe ... viel wahrscheinlicher finde ich Ego-Probleme, die menschliche Dummheit, die fatale Neigung die eigenen Vorstellungen als Tatsachen durchzudrücken. Es ist eine Mischung aus Arroganz, Egomanie und Dummheit.

FRAGE: Wenn man mit einer Reihe von Wissenschaftlern gesprochen hat, wird es offensichtlich, daß es Leute gibt, die Fragen zu HIV haben, die sie sich jedoch nicht öffentlich zu stellen trauen, da sie Angst um ihre Forschungsgelder und Arbeitsplätze haben.

ANTWORT: Diese Ängste sind wahrscheinlich durchaus gerechtfertigt.

FRAGE: Ist dieses Ausmaß der Angst etwas Neues?

ANTWORT: Nein, das nicht. Allerdings, bei HIV war das **Ausmaß**, mit dem diese Hypothese die ganze Diskussion verstummen ließ, einfach monumental. Ich bin sicher, daß ich auch darunter gelitten habe.

Am Anfang haben die Leute behauptet, daß HTLV-1[1] die Ursache von AIDS ist, was ein offensichtlicher Unsinn war. Später, als man HTLV-1 verworfen hatte, wurden Behauptungen aufgestellt, die erklären sollten, **wie** dieser Fehler passiert sein könnte. Man hat behauptet, daß HTLV-1 ähnliche Reaktionen wie HIV bei den Bluttests gezeigt hat. Aber die französischen Forscher konnten dies überhaupt nicht bestätigen. Wo waren die Wissenschaftler, die ihre Stimme erhoben und auf diese Diskrepanzen aufmerksam gemacht haben? Wenn es sie gab, hat man auf jeden Fall nichts von ihren Arbeiten veröffentlicht.

FRAGE: Man hat mir immer wieder folgendes gesagt: »Wenn HIV nicht die Ursache von AIDS ist, warum gibt es so viele Wissenschaftler weltweit, die eben dies behaupten?«

ANTWORT: Es ist ein Ausleseprozess. Diejenigen, die der Ansicht sind, daß HIV AIDS verursacht, haben keine Probleme, ihre Artikel veröffentlicht zu bekommen.

FRAGE: Aber viele Leute sagen dann auch, wenn die HIV-Theorie nicht stimmt, wieso hat noch kein namhafter Wissenschaftler öffentlich Widerspruch angemeldet.

ANTWORT: Das ist lächerlich, ja schrecklich. Damit schreibt man den Forschern eine Qualität zu, die sie eindeutig nicht besitzen. Eines ist bei dieser ganzen AIDS-Frage deutlich hervorgetreten, was wir im Grunde genommen immer schon gewußt haben ... Man würde eigentlich meinen, daß diese Forscher mehr Respekt für die Wahrheit hätten, ein größeres soziales Gewissen. Aber in Wirklichkeit sind diese Wissenschaftler nicht anders als alle anderen Menschen. Sie kämpfen um ihre Arbeitsplätze, sie lassen sich einschüchtern und leisten keinen Widerstand. Aber sie leisten sich die Arroganz zu glauben, daß ihnen mehr als andere Menschen an der Wahrheit gelegen ist. (Hinzu kommt, daß die öffentlichen Medien nicht bereit sind, anderen Thesen als der Virus-Theorie eine Plattform zu bieten; Anm. des Verlags).

Im Jahr 1984 oder 1985 fand ein Workshop für Wissenschaftsjournalisten in New York statt. Dies war kurz nachdem es den amerikanischen Wissenschaftlern das erste Mal gelungen war, den HI-Virus herauszuzüchten, und dieser Virus sah ganz genau so aus wie der Virus, den die Franzosen zuerst isoliert und herausgezüchtet hatten. Als die Sequenzanalyse der beiden Viren durchgeführt wurde, war die Ähnlichkeit **zu** groß. Dies legt natürlich den Schluß nahe, daß die amerikanischen Wissenschaftler die Isolierung des HIV einfach aus der Züchtung der Probe vorgenommen hatten, die sie nur kurze Zeit zuvor von Montagnier und dem französischen Team erhalten hatten, und daß es eben nur **eine** Probe gegeben hatte.[2]

Ich nahm an diesem Workshop teil, und unterhielt mich draußen im Gang mit einem amerikanischen Nobelpreisträger. Ich sagte ihm, wir müßten die Reporter auf die Identität dieser beiden herausgezüchteten HI-Viren aufmerksam machen, daß hier irgendetwas Unsauberes im Gange sei. Da sagte mir dieser Mann: »Bitte tun Sie es nicht, ich möchte nicht, daß Sie es tun.« Ich kenne ihn als einen selbstgerechten Menschen, der sich für einen Hüter wissenschaftlichen Besitzes hält. Das ist ein Mensch, der auf keinen Fall möchte, daß die Öffentlichkeit einen Blick auf die unsauberen Machenschaften hinter den Kulissen wirft, das seien doch Dinge, die wir Wissenschaftler unter uns ausmachen sollten. Das ist natürlich eine elitäre Sicht der Dinge.

FRAGE: Die Tatsache, daß der HI-Virus menschliche T-Lymphozyten im Labor vernichtet, wird häufig als Beweis für den HIV als Ursache von AIDS zitiert.

ANTWORT: Die Tatsache, daß ein Virus Zellen in vitro vernichten kann, hat nichts mit dem zu tun, was dieser im menschlichen Körper tut oder nicht tut. Es gibt jede Menge von Viren, die menschliche Zellen in vitro recht effizient zerstören. Sie können dieselben jedoch literweise trinken, ohne daß Ihnen irgendetwas geschieht. Die Wahrheit ist, daß der HI-Virus menschliche Zellen in vitro nicht einmal sehr zuverlässig vernichtet.

Ich erinnere mich an eine der Arbeiten, die wir seinerzeit in *AIDS Research* veröffentlicht haben. Sie handelte davon, daß man im Blut von 60 oder 70 AIDS-Patienten selbst nach einer gründlichen Analyse in drei verschiedenen Labors keine Spur des HTLV-1 finden konnte. Dies war zu der Zeit, als man den HTLV-1 als Ursache von AIDS proklamiert hatte. Der Verfasser schickte seinen Artikel an die üblichen Fachzeitschriften und keine einzige fand sich bereit, den Artikel abzudrucken. Seine Arbeit war eine recht bissige Abhandlung über die Dummheit der HTLV-1-Theorie. Ich habe seine Ausdrucksweise ein wenig gemildert und den Artikel in die Zeitschrift aufgenommen. Es tut mir noch heute leid, daß ich dem Artikel etwas von seinem Biß genommen habe.

Es gibt möglicherweise eine Reihe von Leuten, die die HIV-Theorie in Frage stellen, aber man stellt ihnen kein wissenschaftliches Forum zur Verfügung.

FRAGE: Es gibt angeblich mehrere unterschiedliche AIDS-Viren, die alle diese einzigartige Krankheit namens AIDS hervorrufen.

ANTWORT: Ich bin erstaunt, daß noch niemand auf die Unsinnigkeit dieser Vorstellung hingewiesen hat. Hier haben wir also HIV-1 und HIV-2. Es sind zwei **verschiedene** Viren, nicht bloß verschiedene Stämme eines Virus. Die zeigen erhebliche Abweichungen voneinander. Nun behauptet man aber, beide riefen die gleiche neue Krankheitsentität hervor, die als AIDS bezeichnet wird. Diese beiden Viren hätten sich also durch unvorstellbare Zeiträume unabhängig voneinander entwickelt und seien nun ganz zufällig beide zur selben Zeit aufgetaucht und riefen die gleiche Krankheit hervor. Die Wahrscheinlichkeit eines solchen Ereignisses ist beinahe ausgeschlossen.

FRAGE: Sie haben an den frühen Forschungsarbeiten über Interferon und AIDS-Patienten teilgenommen, bei denen man anhaltend erhöhte Werte bei diesen Personen festgestellt hatte. Warum gibt es aber Wissenschaftler, die an Studien arbeiten, bei denen den AIDS-Patienten **mehr** Interferon zugeführt wird? Interferon hat doch eine immunsuppressive Wirkung in diesem Zusammenhang, oder?

ANTWORT: Ohne Zweifel, und es kommt gewiß nichts Gutes hierbei heraus. Ich habe einen Interferon-Forscher gefragt, wie man dazu käme, Interferon an AIDS-Patienten zu verabreichen, obwohl die immunsuppressiven Wirkungen so deutlich auf der Hand lägen. Er sagte, nun, die Hersteller hätten solche riesigen Mengen davon, die man nicht absetzen könne – man sei bereit alles zu tun, was die jährliche Gesellschafterversammlung zu einem frohe Ereignis geraten ließe ... Sie glauben gar nicht, wie groß die Inkompetenz auf diesem Gebiet ist. Wissen Sie, es gibt Leute, die ungeheuer stolz auf jene unrühmlichen Versuche für die AZT-Zulassung sind. Sie halte diese für eine wunderbare Sache. Dieser ganze Versuch war so mißraten, so schlecht durchgeführt, es war eine einzige Schande.

Aber AIDS ist zu einem internationalen Geschäftszweig geworden, eine Industrie, die etliche Milliarden Dollar schwer ist.

FRAGE: Einen Teil der Verantwortung liegt aber auch bei den Ärzten, die ihren homosexuellen Patienten alles, aber auch wirklich alles einschließlich Poppers und dies nicht zu knapp verordnet haben.

ANTWORT: Ja ich weiß, unter den Ärzten, die zahlreiche homosexuelle Patienten in ihrer Praxis hatten, gab es viele die sich scheuten, Werturteile über sogenannte Fragen des »Lebensstils« zu fällen. Es gab so eine Art von Philosophie, wonach man das Verhalten der Patienten sowieso nicht ändern könnte. Ich bin auch in diese Sicht der Dinge verfallen, aber nach etwa einem Jahr habe ich meine Meinung geändert. Ich meine, ich habe da junge Männer gesehen, die hätten doch eigentlich kerngesund sein müssen, und dabei hatten sie schon zweimal Hepatitis, Syphilis und sonst noch was durchgemacht. Das war schrecklich anzuschauen, und so war es für mich doch kein Problem, meine Patienten verstärkt auf diese Risiken aufmerksam zu machen. Und dabei ist mir kaum je ein Patient abgesprungen.

TEIL ZWEI

DIE LÄMMER DER MEDIEN UND DIE SÜNDENBÖCKE DER POLITIK

19. Offizielle, bizarre Definitionen von AIDS

Im Verlauf von meinen Recherchen habe ich mit Hunderten von Wissenschaftlern gesprochen. Die meisten von ihnen konnten herzlich wenig zu der Frage beitragen, ob HIV Krankheiten oder Immunsuppression beim Menschen hervorruft, aus dem ganz einfachen Grund, daß sie diese Aussage unangefochten von den jeweiligen medizinischen Autoritäten übernommen hatten. Wenn diese den HI-Virus für den Übeltäter halten, dann muß es wohl auch so sein.

Diese Entdeckung war anfangs ziemlich überraschend für mich. Weit davon entfernt, die Rolle des HI-Virus als den gefährlichsten Killer seit der Erfindung des Automobils aktiv zu begründen und zu verteidigen, haben sie sich im wesentlichen auf die Aussage zurückgezogen: »Soviele Wissenschaftler sind sich über den HI-Virus als Ursache von AIDS einig, also muß es auch so sein.«

Wenn ich dann die Frage erhoben habe, ob AIDS als solches wirklich eine eigenständige, zusammenhängende Krankheit für sich sei oder lediglich ein Sammelsurium von Symptomen und anderen Krankheiten, stieß ich auf **wesentlich weniger** Nachdenklichkeit. Für gute 99% dieser Personen war die Existenz einer »zentralen Realität« namens AIDS die selbstverständlichste Sache der Welt. Wenn ich gelegentlich so frei war, nach Beweisen oder Zitaten aus Fachzeitschriften zu fragen, fand ich mich vor einer Mauer von abwehrenden Haltungen gestellt. Die handfesten Beweise fehlten nach wie vor.

Vielleicht hätte man nichts anderes dürfen.

Wenn nicht bewiesen werden kann, daß das, was als AIDS bezeichnet wird, allein durch einen einzigen Virus hervorgerufen wird, wenn dessen Hauptsymptome, die Pneumocystis-carinii-Pneumonie und das Kaposi Sarkom nicht zwingend mit der Wirkung des Virus zusammenhängen – was bleibt uns dann eigentlich übrig?

Es gibt einige sehr weitgefaßte Definitionen von AIDS, die weltweit angewandt werden. Es ist nicht ohne Reiz, einen näheren Blick darauf zu werfen. Ihnen allen gemeinsam ist das Bestreben, alle möglichen Symptome unter einen Hut zu bringen, die die meisten Ärzte nicht einmal in ihren kühnsten Träumen miteinander in Verbindung bringen würden.

Zum einen gibt es die gängige CDC-Definition, die in den Vereinigten Staaten und in Teilen von Afrika verwendet wird. Sie wurde im August und September 1987 der Öffentlichkeit bekanntgegeben und am 4. September 1987 im *Journal of the American Medical Association (JAMA)* veröffentlicht. Diese Definition wird in voller Länge im Anhang 3 dieses Buches aufgeführt. Dieses monumentale Werk listet in etwa 25 verschiedene Krankheiten und Infektionen auf sowie einige Kategorien von Krankheiten. Unter den meisten Bedingungen reicht jede einzelne Krankheit oder Kategorie aus, um die Diagnose AIDS zu stellen.

Es ist schon eine sehr merkwürdige Sache. Vier Jahre lange hat man geforscht, um einen Virus zu finden der angeblich AIDS verursacht – die CDC-Definition jedoch läßt die Diagnosestellung von AIDS auch ohne HIV-positive Bluttestbefunde zu.

Es gibt nun in der Tat gleichsam drei Türen, durch die ein Patient zur Diagnose AIDS gelangen kann. Durch die erste Tür wandern die HIV-Positiven. Durch die zweite Tür gelangt man auch mit einem unbekannten oder unsicheren HIV-Testbefund. Um die dritte Tür zu passieren ist ein **negativer** HIV-Test ebenfalls kein Hindernis.

Gibt die CDC hiermit zu, daß der HI-Virus wenig mit AIDS zu tun hat? Beim Durchlesen dieses langen Dokuments, stieß ich auf eine wirklich erstaunliche Aussage, die ich im folgenden wörtlich zitieren möchte (S. 1149, *JAMA*, 4. September, 1987): »Ungefähr ein Drittel der AIDS-Patienten in den Vereinigten Staaten stammen aus New York und San Francisco. Von diesen Patienten wurden der CDC seit 1985 7% mit HIV-Antikörper Testbefunden gemeldet, im Vergleich zu über 60% aus anderen Teilen des Landes.«

Wie ist denn so etwas möglich? Dies heißt schlicht und einfach, daß die Ärzte entweder ihre Patienten nicht getestet oder, wenn sie es taten, sie die CDC nicht über die Ergebnisse unterrichtet haben.

Ich habe mit einigen Personen bei der CDC gesprochen, und konnte nichts als Widersprüche zu Tage fördern. Eine Sprecherin war sich sicher, man habe immer schon die Diagnose AIDS auch ohne positiven HIV-Bluttest stellen können. Ein anderer Sprecher war sich sicher, seit der Einführung des Tests 1985 sei ein positiver HIV-Befund immer schon eine Notwendigkeit gewesen. Von einer dritten Quelle, einem Statistiker, konnte ich in Erfahrung bringen, daß die fehlenden Berichte über die Testresultate keine Unterlassung der CDC seien, sondern auf die Gesundheitsbehörden in New York und Kalifornien zurückgingen, die möglicherweise die Zuverlässigkeit der Tests in Frage stellten.

Egal was, Tatsache ist, daß die überwältigende Mehrzahl der von der CDC aufgezeichneten AIDS-Fälle in den Vereinigten Staaten ohne ihren HIV-Status registriert worden sind.

Diese Verfahrensweise stellt die Gesamtzählung der AIDS-Fälle durchaus in Frage.

Im wesentlichen bringt die Definition vom September 1987 die ganze AIDS-Frage wieder zum Ausgangspunkt zurück. In den frühen Achtzigerjahren haben Ärzte Krankheiten wie die Pneumocystis-carinii-Pneumonie untersucht, um sich über die Ursache der Immunsuppression klarzuwerden. Ein Forschungsprogramm wurde eingeleitet, das schließlich die Ursache ans Licht brachte: den HI-Virus. Trotz der wackligen Beweislage wurde dies die »zentrale Entdeckung« des AIDS-Establishments. Zu jenem Zeitpunkt haben Ärzte, deren Patienten Infektionen und Krankheiten aufwiesen, die scheinbar mit AIDS zusammenhingen, auch entsprechende HIV-Bluttests durchgeführt. Jetzt, nach der neuen Definition, ist ein positiver Testbefund auf einmal nicht mehr erforderlich. Nun kann ein Arzt, der sich einen Fall von Pneumocystis-carinii-pneumonie anschaut, einfach **davon ausgehen**, daß es sich um AIDS handelt. So wacklig wie die ganze HIV-AIDS Konstruktion stets gewesen ist, muß einem diese neue Permissivität eigentlich noch absurder vorkommen. Aus dem Nichts heraus heißt es: »Man gehe davon aus, daß alle diese Infektionen und Kranheiten AIDS sind.«

Statt handfeste Beweise einfach ein Wortspiel, ein Etikettenspiel, ja Bauernfängerei. Man bringe jetzt die Bezeichnung AIDS mit einer ganzen Reihe von Infektionen in Verbindung, die man früher als eigenständige Krankheiten betrachtet hat.

Ich werde an dieser Stelle nicht den Versuch machen, alle diese in der neuen Defintion enthaltenen »AIDS-bezogenen« Krankheiten und Infektionen aufzulisten. Sie können diese umfangreiche Liste, in ihrer ganzen Herrlichkeit im Anhang 3 studieren. Ich möchte Sie nur bei dieser Gelegenheit auf eine besonders bemerkenswerte neue Kategorie aufmerksam machen, die es jetzt gestattet, einen jeden Menschen unter der Sonne mit der Diagnose AIDS zu belegen. Diese Kategorie lautet schlicht und ergreifend: »Und andere bakterielle Infektionen.«

Die Ärzte, mit denen ich über diese Definition sprechen konnte (sie waren mit diesem Aspekt noch nicht vertraut), waren mehr als verblüfft.

Einer kommentierte diese Wendung mit folgenden Worten: »Das Schlimmste ist, mit der ganzen gegenwärtigen AIDS-Hysterie werden die Diagnosen die Definition an Elastizität noch übertreffen. Bei dem

Spielraum, den die Definition von AIDS nun zuläßt, wird es Ärzte geben, die mit der Diagnose AIDS schnell bei der Hand sind. Bei diesem sogenannten Schwund-Syndrom (wasting syndrome), zum Beispiel, gibt es jetzt auch schon Ärzte, die keine Tests durchführen, um andere Ursachen für den Gewichtsverlust, wie ungewöhnliche Parasiten, auszuschließen ... stattdessen nennen Sie es einfach AIDS.«

Die medizinischen Fachzeitschrift *The Western Journal of Medicine* (Ausgabe Dezember 1987, S. 695) berichtet, daß die internationalen AIDS-Fälle gegenwärtig auf zwei oder möglicherweise gar drei verschiedene Definitionen beruhen, eine etwas verworrene Ausgangslage. Die sogenannte Bangui/WHO Definition enthält wenigstens die Einschränkung, daß schwere Unterernährung die Diagnose AIDS ausschließen sollte. Sie macht jedoch keinen Versuch, dem Arzt bei der Abgrenzung zu helfen, wenn er den sogenannten Hauptsymptomen von AIDS in Afrika gegenübersteht – nämlich Gewichtsverlust, Durchfall und Fieber – und zu ermitteln versucht, welchen Anteil auf bestimmte Erreger oder auf chemische Substanzen zurückzuführen ist, oder welchen Anteil chronische Mangel- und Unterernährung an diesen oben genannten Symptomen hat.

Dann gibt es auch noch die CDC-Definition, die ich gerade besprochen habe. Diese Definition wird in manchen Teilen Afrikas angewandt, mitsamt dieser unrühmlichen Kategorie »andere bakterielle Infektionen«, mit der man so ziemlich jeden Menschen als AIDS-Fall diagnostizieren kann. Die dritte Version ist die sogenannte Schweden-Tansania-Definition (*Lancet*, 24. Oktober, 1987), in der Unterernährung nicht besonders von AIDS abgesetzt wird und ansonsten weitgehend mit der Bangui-Definition übereinstimmt.

Wenn man die internationale Szene betrachtet, kann man im allgemeinen sagen, daß grassierende Unterernährung und Tropenkrankheiten, die zu Immunsuppression führen, nur allzuleicht als AIDS eingestuft werden. Jede Form von Immunsuppression bietet den Boden für opportunistische Infektionen, und dieses altbekannte Muster hat man nun auf den Neuankömmling AIDS umgemünzt.

Tatsächlich haben die beiden Autoren Peter Piot und Robert Colebunders, die im *Western Journal of Medicine* (Dezember 1987) für die Weltgesundheitsorganisation geschrieben haben, die folgende erstaunliche Bemerkung zu Papier gebracht: »Die wichtigsten Veränderungen in der Definition (von AIDS) bestehen in der Einbeziehung ... von AIDS-Patienten deren Indikatorenkrankheiten nach der Wahrscheinlichkeit diagnostiziert werden (ohne spezifischen Laboruntersuchungen), **und darin, daß das Fehlen anderer Ursachen von Immundefizinz nun nicht mehr erforderlich ist.«** (Hervorhebungen durch den Autor).

Den letzten Satz muß man sich schon auf der Zunge zergehen lassen. Niemand muß sich mehr vergewissern, daß der potentielle AIDS-Patient nicht an irgendeiner anderen, nicht AIDS-bedingten Form von Immundefizienz leidet, ehe man die Diagnose AIDS austeilt.

Jetzt kann man praktisch jeden Zustand von Immunsuppression unter dem großen Oberbegriff AIDS unterbringen. Was ist jetzt mit den ganzen Patienten, die aufgrund ihrer Leukämie mitsamt den immuntoxischen Pharmazeutika eine Pneumocystis-carinii-Pneumonie bekommen haben? AIDS, ganz klar. Und die ganzen Leute die an Hypogammaglobinämie[1] leiden, die überhaupt keine Antikörper mehr gegen **irgend etwas** bilden und alle möglichen opportunistischen Infektionen bekommen? AIDS, was sonst.

Sie können mir glauben, die Liste ist sehr lang. Es gibt noch andere, bereits bekannte Krankheiten, die ein Bild bieten, das AIDS sehr ähnlich ist: Hashimoto-Thyreoditis, SCID (Severe Combined Immunodeficiency), Di-George-Syndrom. Bei letzterem können Pneumocystis-carinii-Pneumonie, Candidiasis, CMV und atypischer Mykobakterienbefall auftreten – alles Indikatorenkrankheiten nach den letzten AIDS-Definitionen.

Hinzukommen noch die immunsuppressiven Wirkungen des massiven Mißbrauchs von Drogen und Pharmazeutika und nicht zuletzt die Auswirkungen des Hungers.

In der gleichen Ausgabe der Zeitschrift *Western Journal of Medicine,* wird uns die Definition einer neuen Kategorie angeboten: das »Frühstadium der HIV-Erkrankung.« Man nimmt an, daß dieses Stadium bereits eine Woche nach Kontakt mit dem Virus eintritt, noch ehe ein Bluttest die Bildung von Antikörpern gegen den Virus anzeigen würde.

Die Autoren Piot und Colebunders schreiben hierzu das folgende: »Einige Studien haben nun die klinischen Manifestationen des Frühstadiums der HIV-Krankheit beschrieben. Die Serokonversion (Umwandlung einer negativen in eine positive Antikörper-Reaktion) ging mit Symptomen wie Fieber, Lymphadenopathie (Erkrankungen der Lymphknoten), Nachtschweißen, Kopfschmerzen und Husten einher. Bei einem Drittel bis zur Hälfte aller Patienten konnte mindestens eines dieser Symptome beobachtet werden.«

Was ist denn das für eine Ausgangslage? Zunächst wurde eine statistische Tabelle präsentiert mit den Ergebnissen zweier Studien, die, soweit ich sehen konnte, die gewaltige Zahl von 62 Patienten umfaßt. Dies zur Definition einer neuen Krankheit.

Zum anderen reichen Husten oder Kopfschmerzen aus, um in die Kategorie »Frühstadium der HIV-Krankheit« zu fallen.

Das Vorhandensein dieser neuen Krankheit gilt dadurch als bewiesen, da **ein Drittel bis die Hälfte der befragten Patienten wenigsten eines dieser Symptome aufzuweisen hatte.** Kopfschmerzen? Ein Husten?

Hier haben wir eine weitere, auf Annahmen beruhende Novität, eine neue AIDS-Phase, eine weitere Gelegenheit, einen Patienten mit der Diagnose AIDS zu belegen. Vielleicht werden wir als nächstes erfahren, daß dem Frühstadium von AIDS mit einem Hustensaft und Kopfschmerztabletten abzuhelfen ist.

Zum Schluß noch eine Anmerkung über die Infektionen, die nun ausreichen, um die Diagnose AIDS zu stellen. Die Ausgabe des *JAMA* vom 11. Dezember 1987 berichtet vom größten Ausbruch von Salmonellose in der Geschichte der Vereinigten Staaten, von der zwischen 168.000 und 197.000 Personen betroffen waren. Hierzu zwei interessante Tatsachen. Diese Salmonellose zeigte sich antibiotikaresistent und ging von einem Milchwerk aus. Ist der Konsum von verdorbener Milch zusammen mit einer übermäßigen Verordnung von Antibiotika demnächst mit AIDS gleichzusetzen?

Die CDC wendet einen bestimmten Kniff an, um ihre Definition von AIDS zu rechtfertigen. Im Bestreben die »Ausbreitung der AIDS-Fälle« zu überwachen, müssen die am breitesten gefaßten Definitionen angewandt werden, damit möglichst wenig Fälle durch die Maschen des Netzes fallen. Natürlich käme niemand auf den Gedanken, daß ein Arzt bei der Beurteilung eines einzelnen Patienten so weit gefaßte Kriterien bei der Diagnosestellung anwenden könnte.

In unserer Zeit wird leider nicht sorgfältig in der Praxis unterschieden zwischen der CDC-Definition und der soliden, umsichtigen Praxis der Medizin. Das Scheinwerferlicht der Öffentlichkeit richtet sich so stark auf die AIDS-Frage, daß jede Art von Diagnose – ob zur weiteren Überwachung oder in der Klinik – schon wie eine Todesurteil für den Patienten wirkt.

Können Sie sich einen Angestellten vorstellen, der seinen Arbeitgeber unterrichtet: »Mein Arzt sagt mir, ich sei ein Überwachungsfall von AIDS. Das ist nicht dasselbe wie ein echter, gesicherter Fall, aber er muß meinen Fall dennoch melden. Kein Anlaß zur Sorge...«

Man braucht wahrlich kein Genie zu sein, um sich die Auswirkungen dieser unterschiedlichen AIDS-Definitionen vorzustellen. Indem man die wichtigsten Symptome der Unterernährung heranzieht – Fieber, Abmagerung und Durchfall – und diese kurzerhand zu Symptomen von AIDS erklärt, wird die Anzahl der registrierten Fälle anschwellen. Indem man eine Reihe von Infektionen und Krankheiten alle unter dem großen Oberbegriff AIDS unterbringt, kann man sicher sein, daß die registrierten Fälle immer mehr werden. Wenn man schließlich auch keinen positiven Blutbefund mehr benötigt, wird die Zahl der Fälle weiter steigen.

Je größer die Zahl der gemeldeten Fälle, desto größer wird die weltweite Bedrohung der Volksgesundheit erscheinen. Diese Bedrohung wird dann irgendwann ihren Niederschlag in der Therapie finden. Man wird Pharmazeutika und Impfstoffe benötigen, und die Pharmabranche wird gewaltige Profite zu verzeichnen haben.

Vor einigen Monaten erzählte mir Dr. Herbert Ratner aus Oak Park, Illinois, die folgenden Geschichte:

In den Jahren 1954-55, als er für die öffentliche Gesundheitsbehörde in Oak Park tätig war, hatte die National Foundation for Infantile Paralysis kurz vor der Einführung der ersten Polio-Impfung den Ärzten 25 Dollar für jeden gemeldeten Fall von paralytischer Poliomyelitis gezahlt. Dr. Ratner erinnert sich: »Ein Patient kommt hinkend zum Arzt nach einem Unfall. Der Arzt erfährt, daß er vor einigen Tagen Fieber hatte ... und dreimal dürfen Sie raten, welche Diagnose gestellt wurde!«

Paralytische Poliomyelitis, natürlich. Dr. Rater sagte weiter, es sei damals bekannt gewesen, daß 50% aller Fälle innerhalb von sechzig Tagen von selbst in Heilung übergingen. Nach der Einführung der Impfung wurde die Definition von Polio geändert. Um die Diagnose paralytische Poliomyelitis stellen zu können, mußte ein Fall **länger** als sechzig Tage dauern.

Ein krasser Fall von Etikettenschwindel, wenn dieser Vorfall wahr sein sollte. Zunächst bläht man die Statistiken auf, indem man die Diagnosestellung belohnt; dann, nach Einführung der Impfung, ändert man die Definition, so daß es den Anschein hat, als fiel die Zahl der gemeldeten Fälle in den Keller. Natürlich glaubt doch kein Mensch, daß es solche krummen Touren in der sauberen Welt der Medizin wirklich geben könnte. Aber schauen wir doch einmal hin, was jetzt mit AIDS passiert. Wir sind in der Phase, in der man die Definition elastisch gestaltet und die Zahl der Fälle aufbläht. Wenn dann der Impfstoff mit Pauken und Trompeten herausgebracht wird, kann es sein, daß ein heller Kopf die bahnbrechende Entdeckung macht, daß AIDS in Wirklichkeit aus wesentlich **spezifischeren** Symptomen besteht, als man zuvor angenommen hatte. Der gute Mann wird wahrscheinlich angenehm überrascht sein, daß seine Arbeit sofort anerkannt und verbreitet wird, und zwar nicht nur durch die Öffentlichkeit, sondern von Seiten der Schulmedizin.

1. Schritt: Die Definition einer Krankheit wird immer weiter abgefaßt. Die Anzahl der Fälle bläht sich auf.

2. Schritt: Pharmazeutika/Impfstoffe werden eingeführt.

3. Schritt: Die Definition wird wieder enger gefaßt. Die Zahl der Fälle nimmt ab.

Kann so etwas passieren? Ja.

Warum haben die Medien die Fragen, die sich um die AIDS-Definitionen ranken, bislang so sträflich vernachlässigt?

20. Die Medien und die AIDS-Linientreue

In den Vereinigten Staaten gab es einmal den Feldzug gegen Krebs, ein epischer Kampf, den die NIH während der Siebzigerjahre geführt hat. Aufgrund der Politik seines Herausforderers Ted Kennedy haben Nixon's Berater ihm damals nahegelegt, etwas für die Volksgesundheit zu tun. Nixon hat dem Krebs den Krieg angesagt, die Wissenschaftler wurden rekrutiert und in die Schlacht geschickt.

Es kam zu Bildung zweier Lager. Das eine Lager, von dem man eine zeitlang so gut wie nichts gehört hat, vertrat die Ansicht, Krebs würde durch Substanzen verursacht, die unsere Industriegesellschaft produziert. Das andere, von Robert Gallo angeführte Lager, suchte nach Viren. Im Endeffekt hat keines der Lager gewonnen. Gallo gelang die Entdeckung von zwei Leukämie-Viren, über die heute mit wesentlich mehr Behutsamkeit geschrieben wird, als in den frühen triumphalen Tagen ihrer Entdeckung. In der Zwischenzeit hatte die »Umweltfraktion« ihre Anliegen so ausufern lassen, daß die Auflistung aller in der Umwelt befindlichen Stoffe und Verbindungen, die im Verdacht einer kanzerogenen oder mutagenen Wirkung standen, Hunderte von Seiten verschlang.

Streitfälle wie diesen hat es auch früher schon gegeben. Man betrachtet Pocken als eine Virenerkrankung, die durch die entsprechende Impfung vollständig ausgeschaltet werden kann. Es gibt jedoch auch Quellen, die den Rückgang der Krankheit am Ende des vorigen Jahrhunderts in England allein auf die Verbesserung der sanitären Verhältnisse zurückführen.

In den späten Siebzigerjahren wurden Cholera-Epidemien in Afrika mit Antibiotika behandelt. Es wird jedoch auch berichtet, daß die besten Ergebnisse in Zaire erzielt wurden, wo man weniger auf Antibiotika setzte, und sich stattdessen auf die Verbesserung der sanitären Verhältnisse konzentrierte und die Betroffenen mit aus Salz und Zucker bestehenden Präparaten versorgte, die mit Wasser gemischt wurden und der starken, durch Cholera hervorgerufenen Austrocknung, entgegenwirkten.

Was nun AIDS anbelangt, so haben sich unsere Medien scheinbar entschlossen, sich nicht in die Frage nach der Ursache hineinziehen zu lassen. Sie erhalten ihre Informationen von den Presseleuten der Universitäten und Gesundheitsbehörden, die wiederum ausschließlich mit dem HIV-Dogma gefüttert werden.

Wenn Sie Reporter sind und von Forschungsinstitutionen Informationen haben wollen, verweist man Sie an PR-Leute, die zwar recht engagiert sind, aber wohl dafür bezahlt werden, damit sie nicht selber zu denken brauchen.

Diese Leute geben die Informationen weiter, die sie von den Abteilungsleitern der verschiedenen Forschungslabors erhalten haben.

Sie werden ebenfalls mit der Auslese von unbequemen Anfragen beauftragt. So haben eine Reihe von Reportern sich mit dem National Cancer Institute in Verbindung gesetzt und wollten mit Robert Gallo über seine felsenfeste Überzeugung sprechen, wonach HIV AIDS verursacht. Seine Weigerung über diese Frage zu sprechen ist inzwischen notorisch, besonders wenn der Name seines Widersachers Duesberg in diesem Zusammenhang erwähnt wird.

Nach langer Zeit beginnt Duesberg endlich die Presse zu bekommen, die er verdient hat. Während der ersten sieben Jahre von AIDS hat jedoch kein Fürsprecher einer nicht-viralen Ursache oder (nach 1984) einer Ursache, die nichts mit HIV zu tun hat, die Aufmerksamkeit der Medien bekommen.

Wie ist denn so etwas möglich? Nun, der offiziellen Standpunkt, der von unserer Tagespresse gedruckt wird, stammt direkt von Organisationen wie der CDC und NIH. Das ist nun einmal der Lauf der Dinge, von einigen bemerkenswerten Ausnahmen abgesehen wie Nick Rush von der *Montreal Gazette*, John Crewdson bei der *Chicago Tribune* sowie Terry Krieger und Dr. Cesar Caceres, deren Beiträge beim *Wall Street Journal* erschienen sind.

Die Journalisten, die für unsere Tagespresse schreiben, werden schließlich auch nicht für eigene bio-medizinische Recherchen in Fachbibliotheken, für das selbständige Zusammenstellen von Informationen, die sie aus der medizinischen Literatur oder aus Befragungen gewonnen haben, bezahlt. Kein Wunder also, daß Reporter sich gerne auf die Gesundheitbehörden verlassen, deren Verlautbarungen stets den richtigen Ton von Autorität und Seriösität treffen.

Eine weitere Überlegung für Angehörige der berichterstattenden Zunft erhebt sich dann, wenn ein Einzelgänger sich von den traditionelle Informationsquellen abwendet und auf eigenen Wegen wandelt. Kann er weiterhin auf das Wohlwollen und Vertrauen seines Herausgebers zählen? Wirft dieser Unbequeme den Deckmantel der Anonymität ab, unter der die »anerkannten Autoritäten« stets das letzte Wort haben? Versucht dieser Mann mit seiner eigenen Stimme, aufgrund der eigenen Recherchen zu sprechen? Ist dieser verwegene Narr dabei, seinen Gehaltsscheck aufs Spiel zu setzen, indem er im Rahmen einer hochkontroversen Berichterstattung nach bislang unbekannten Aspekten forscht? Versucht er sich als Autorität ohne die erforderlichen Qualifikationen aufzuspielen? Wer sagt, daß dieser Kerl hier schreiben darf, was ihm paßt, ohne einen medizinischen Titel zu führen?

Nun, unser Mann weiß nur allzugut, daß solche Fragen unausgesprochen im Raum stehen, und er weiß, daß sie zu seiner fristlosen Kündigung führen können, wenn er zu oft ins Fettnäpfchen treten sollte.

Hier spielen auch Fragen des Anstands und des guten Geschmacks eine Rolle. Eine der grundlegenden Annahmen dieser Art von Medienarbeit besagt: Im großen und ganzen sind die Dinge, so wie sie sind, in Ordnung.

Also weiß der Schreibende auch, wie nahe er daran kommt, die grundlegende Vernunft einer Sache in Frage zu stellen, er weiß, wann er im Begriffe ist, den Eimer umzukippen und eine Sache ganz unverblümt als Schwindel auffliegen zu lassen.

Nun, so etwas verstößt natürlich gegen die wichtigste Regel, welche besagt, daß die Dinge im großen und ganzen in Ordnung sind. Diese Regel bricht man nicht, man könnte genausogut zu einer Pressekonferenz in Hemd und Unterhosen erscheinen.

Bei einer Geschichte wie AIDS wird einem sehr schnell bewußt, daß man ein erhebliches Maß an konventioneller Weisheit in Frage stellt, nicht nur in einzelnen Teilaspekten, sondern in jeder Hinsicht. Es bleibt einem nichts anderes übrig, als schonungslos darzulegen, daß das gesamte Forschungsprogramm, auch in seiner gigantischen Starbesetzung, mit rasender Geschwindigkeit in eine Sackgasse steuert.

Wenn Sie für eine unserer großen Tageszeitungen schreiben, werden Sie tunlichst einen Bogen um Erkenntnisse dieser Art machen. Sollten Sie sich für einen anderen Weg entscheiden, werden Sie sich zuerst und am meisten schaden.

Reportagen auf der Basis von gründlichen, eigenen Recherchen kosten Geld. Eine umfangreichere Geschichte ist dermaßen vielschichtig und erfordert das Aufspüren von so vielen Personen, daß man als Schreibender bald ohne Geld dasteht, wenn man keine zusätzliche finanzielle Unterstützung über einen Zeitraum von vielen Monaten erhält. Natürlich wird während dieser Zeit auch nichts von einem veröffentlicht.

Abgesehen davon, daß sich die meisten Herausgeber der »Alles-ist-in-Ordnung-Regel« beugen, wissen Sie auch, daß sie allzu große Ausgaben für langwierige Recherchen nur bedingt rechtfertigen können. Sie unterstützen die eine oder andere längere Geschichte, aber Sie treffen ihre Wahl mit Bedacht. Wissenschaftliche Themen sind fast nie darunter, denn es ist kein leichtes, einen Blick in die maßgeblichen Organisationen und Institutionen zu tun, wo angeblich ohnehin nur einige große Koryphäen der Medizin oder der Wissenschaft wirklich wissen, was Sache ist.

In der AIDS-Frage haben sich die Richtigen getroffen – die Zurückhaltung der Medien und die Hypnose der Massen. Die Männer in Weiß sind die Könige. Sie residieren in ihren Hi-Tech- Forschungslaboratorien und geben hin und wieder ihre Statements ab, denen das Fußvolk über die Medien erfahren und huldigen darf.

Grund genug, Zweifel zu hegen an den Todesurteilen, die von den Herren in den weißen Kitteln ausgesprochen werden. Die Macht, die sie über manche Patienten ausüben können, ist fast eine absolute. Wenn Menschen bereit sind, vom zehnten Stockwerk zu springen, weil sie HIV-positiv sind, dann kann man schon vermuten, daß etwas im Busch ist. Einen Teil davon könnte man als kulturelle Hypnose abhandeln, denn seien wir ehrlich, diese hysterischen Menschen haben doch keine Ahnung, ob ihre Krankheit, wenn sie wirklich eine haben, zum Tode führt oder nicht. Sie regieren auf das, was sie glauben oder man ihnen glauben macht.

Es gibt gewiß nicht wenige Bücher, die sich mit den Besitzverhältnissen unserer etablierten Medien befassen, und sich mit den Personen auseinandersetzen, die unsere Rundfunk- und Fernsehanstalten, unsere Zeitschriften und Zeitungen besitzen und kontrollieren. Es ist nicht mein Anliegen, weiter in dieses Thema einzudringen. Es scheint mir aber eine Zeit gegeben zu haben, in der diese Menschen eine genauere alltägliche Kontrolle ausgeübt haben, um sicher zu gehen, daß das, was ihre Angestellten produzieren, auch mit ihren Grundsätzen übereingestimmt hat.

Heute gibt es aber eine Tendenz, die Dinge ihrem eigenen, störungsfreien Lauf zu überlassen. Viele der Arbeiten, die für unsere großen Zeitungen und Fernsehanstalten geschrieben werden, bedürfen weder Anleitung, Korrektur noch des Lektorierens, denn die Schreiber liefern doch weitgehend ohnehin nur das, was ihre Vorgesetzten gerne sehen. Sie wissen sich also gut zu benehmen und fallen nicht unangenehm auf.

Nur allzuleicht übersieht man die kumulative Wirkung vieler, vieler

Menschen, die über einen Zeitraum von sieben oder acht Jahren eine Geschichte wie AIDS in der »richtigen« Art und Weise aufgebaut haben. Dem dadurch geschaffenen Moloch ist dann außerordentlich schwer Einhalt zu gebieten.

Zum einen haben wir die Tatsache, daß eine »Epidemie« dieser Art ein wunderbares Thema für die Medien ist. Der unsichtbare Killer ist mitten unter uns, er bewegt sich lautlos und niemand weiß, wo er wieder zuschlagen wird.

Dann sehen wir die bedauernswerten Opfer in aller Ausführlichkeit.

Und schließlich ergießt sich ein anhaltender Strom an neuen, wissenschaftlichen Erkenntnissen über uns, ein Durchbruch folgt dem anderen. Wir Laienleser fühlen uns glücklich, den brilliantesten Forschern unserer Zeit ein wenig über die Schulter schauen zu dürfen, während diese begnadeten Geister das Licht der Wissenschaft auf die Geheimnisse der Gene und der Viren werfen, um so die innersten Mysterien des Leben zu entschlüsseln.

Aber dann packt uns mal wieder die Angst. Wer sagt, daß ich nicht das nächste Opfer sein könnte? Ja, vielleicht bin ich der nächste, den irgend so ein Junkie anniest ... obwohl man eigentlich weiß, daß der Virus nicht auf diesem Weg übertragen werden kann. Aber vielleicht kann es doch passieren! Wie war denn das doch gleich mit dieser jungen Laborassistentin, ein Stich mit der Nadel und da hatte sie es. Und dann dieses AIDS-Opfer in Los Angeles der auf dem Polizisten blutete, der ihn angeschossen hat. Ob der Beamte ihn wohl verklagen wird? Meine Freundin und ich ... wir leben erst seit vier Jahren zusammen. Aber vorher wohnte sie in Baltimore, da könnte sie sich den Virus geholt haben ... wie hieß denn dieser Heini gleich wieder, mit dem sie damals gegangen ist?

Beim großen Rundumschlag haben unsere Medien alle Register gezogen, das muß man ihnen schon lassen.

Es gibt eine Zeitschrift in den Vereinigten Staaten, die sich aus dieser grauenhaften Mischung aus Oberflächlichkeit, Linientreue und Sensationsjournalismus herausgehalten hat, und sie verdient es, besonders erwähnt zu werden. Die *New York Native* ist eine kleine Zeitung, und als solche hatte sie von vornherein keine Chance als eine zweite *New York Times* zu agieren und so einen Einfluß auf die AIDS-Frage zu nehmen – schließlich hatte der Herausgeber Chuck Ortleb die Zeitung seinerzeit mit einem Startkapital von 500 Dollar gegründet und kann nicht über einen weltweiten Mitarbeiterstab verfügen. Aber Chuck Ortleb fühlt sich einer Form von Berichterstattung verpflichtet, die den Dingen schonungslos auf den Grund geht, und so kann seine

Zeitung für sich beanspruchen, die AIDS-Frage in New York wie keine andere in der Kontoverse gehalten zu haben.

Sein Ansatz dabei ist recht einfach: alle Fragen direkt und frontal angehen. In dieser Hinsicht erinnert die *New York Native* an jene uralte Tugend des amerikanischen Journalismus, die sich nie zu schade war, im Schlamm zu wühlen, um die Wahrheit ans Licht zu bringen (eine Tugend, die in unseren Tagen wohl ein wenig aus der Mode gekommen ist).

Die **Native** hat die wissenschaftlichen Fragen zu AIDS nicht mit jener üblichen, verwaschenen Haltung behandelt, die sich einige Stimmen von beiden Seiten holt und es sich damit bewenden läßt. Sie haben Reporter auf die AZT-Frage angesetzt, mit der Absicht, die **entscheidenden Fakten** in Erfahrung zu bringen und zu klären, wie gefährlich dieses Chemotherapeutikum wirklich ist. Sie haben Peter Duesberg auf die erste Seite gesetzt, und haben die einzige intelligente, kontroverse Diskussion über HIV und dessen nicht-Rolle bei AIDS in den Vereinigten Staaten in Gang gehalten.

Sie haben die Öffentlichkeit darüber unterrichtet, wie die Behörde New York City Health Department die Frage erstickt hat, ob die afrikanische Schweinecholera möglicherweise bei AIDS eine Rolle spiele. Sie haben das Interesse der schwarzen Bevölkerung von New York geweckt, indem sie einen kurzen Abriß über jene wahrlich unrühmliche »Tuskegee-Syphilis-Studie« (1932-72) auf die erste Seite plaziert haben. Bei dieser wissenschaftlichen Studie wurden 400 arme, schwarze Farmpächter beobachtet, die an Syphilis erkrankt waren. Aus wissenschaftlichem Interesse hat man bei dieser Studie dafür gesorgt, daß die Personen weder über ihre Krankheit aufgeklärt noch dafür behandelt wurden, bis sie tatsächlich an Syphilis gestorben waren. Dieses Experiment wurde von der Behörde CDC und Mitarbeitern des U.S. Public Health Service durchgeführt. Angesichts der Tatsache, daß es einige Wissenschaftler gibt, die die Möglichkeit einer Verbindung zwischen AIDS und Syphilis in Erwägung ziehen, hat die *New York Native* ganz einfach gefragt, ob man diese Möglichkeit ignoriert, ob böswillige Unterlassungen an der Tagesordnung sind und ob AIDS in New York gar eine Fortsetzung jener »Tuskegee-Syphilis-Studie« darstellen könnte?

Der Herausgeber Chuck Ortleb hat einen offenen Brief an den Bürgermeister von New York auf die erste Seite gesetzt, einschließlich seinen Beteuerungen, wonach **jedermann wisse**, daß der ehrenwerte Bürgermeister nicht mit Absicht einer Fortführung der Tuskegee-Studie in New York zustimmen würde, aber könnte unser Bürgermeister sich dahinterklemmen und herausfinden warum seine Gesundheitsbehörden in der Frage einer AIDS-Syphilis- Verbindung so zögerlich agieren?

Man kann sicherlich darüber streiten, ob es nicht möglich wäre, diese Fragen etwas seriöser und geschmackvoller darzustellen, aber in einer Stadt, in der es weltweit die meisten AIDS-Fälle gibt, gleicht die zuweilen drastische Berichterstattung des *Native* der eines Kriegsreporters, der an vorderster Front steht. Mit anderen Worten, hier wird der Versuch unternommen, das AIDS-Rätsel zu lösen, und nicht bloß darüber zu schreiben. Immerhin weiß diese Zeitung, wie man Druck ausübt. Diese Haltung unterscheidet sich erheblich von der übrigen Presse in einem Land, in dem die sogenannten alternativen Zeitschriften diese Fähigkeit weitgehend verloren haben und dabei sind, sich zu eigenen kleinen Bürokratien zu entwickeln.

Unsere großstädtischen Tageszeitungen erfüllen die Funktion, eine große Bandbreite an Informationen zu sammeln. Insgesamt vermitteln alle Medien den Eindruck, es werde ein Rahmen um die Ereignisse herum errichtet, welcher einer Debatte und dem Tätigwerden der Öffentlichkeit im Wege steht.

Bei AIDS ist deutlich erkennbar, wie sich die Medien von einer Beurteilung der wissenschaftlichen Fragen wegbewegen, die doch letztendlich die Kernfragen bei der Aufklärung dieser Krankheit sind oder zumindest sein sollten. Die Medien bringen fast nichts, was das bisherige **Vorgehen der Wissenschaft** in Frage stellt. Wir erfahren nichts über die Forscher an den Universitäten, denen fast der Kragen platzt, weil sie keinen Pfennig für Virusforschung erhalten, wenn sie nicht ganz oben auf ihrem Antrag **»Ich glaube an den HI-Virus«** hinschreiben. Es wird auch nichts über Fragen berichtet, die mit Heilungsmöglichkeiten von AIDS zu tun haben.

Wenn wir uns darauf verlassen könnten, daß die von der NIH getragenen wissenschaftlichen Bemühungen zu einer Lösung der AIDS-Frage führen würden, könnten wir die Trägheit der Medien natürlich mit einer gewissen Gelassenheit betrachten. Es gibt jedoch einige Faktoren in der Wissenschaft, die gegen eine solche AIDS-Lösung sprechen, und über diese Faktoren schweigen sich unsere großen Zeitungen, und erst recht das Fernsehen, gründlich aus.

Ich würde es nur begrüßen, wenn einige der großen Zeitungen eine Umfrage unter den Wissenschaftlern an den Universitäten und in den Gesundheitsbehörden der Vereinigten Staaten durchführen würden (wobei man den einzelnen Wissenschaftlern die Möglichkeit der Anonymität einräumen müßte). Sie sollten diese Personen befragen, ob politische und gesundheitspolitische Fragen bei der Vergabe von Forschungsgelder und der Veröffentlichung von Artikeln über AIDS in der Fachliteratur eine Frage spielen. Mit »politisch« ist auch das Bekenntnis zum HI-Virus als Ursache von AIDS gemeint.

Es gibt einen Faktor, der aus dem Alltag des Wissenschaftsbetriebs nicht wegzudenken ist, nämlich das Urteil der Fachwelt, die Bewertung durch die Kollegen des gleichen Faches. Die Führungskräfte der AMA stimmen gerne einen Loblied darauf an, und die fanatischsten Fürsprecher dieses Verfahrens der wissenschaftlichen Bewertung sind der Ansicht, daß es für die Mehrzahl der großen Durchbrüche in der Wissenschaft verantwortlich ist. Es geht ganz einfach um folgende Tatsache: die Entscheidung, welche Artikel in Fachzeitschriften erscheinen, welchen Anträgen auf Forschungsgelder stattgegeben wird, treffen Wissenschaftler, die sozusagen vom Fach sind. Außenstehende haben nichts zu sagen.

Mit »Außenstehenden« sind Personen gemeint, die nicht über die erforderlichen fachlichen Qualifikationen verfügen. Auf den ersten Blick scheint dies nur vernünftig und rechtens zu sein. Wie sollen wir Laien schließlich über den Wert und die Förderungswürdigkeit eines Forschungsprojekts befinden können?

Worauf ich aber hinausmöchte ist, daß Laien ein Informationsrecht hinsichtlich der Richtung haben, die die Wissenschaft einschlägt, der gesetzten Schwerpunkte und der eventuell übergangenen Risiken. In den meisten Fällen behandeln Wissenschaftler diese Fragen als ihre Privatsache. Die zuvor erwähnte Tuskegee-Syphilis-Studie ist ein eklatantes und extremes Beispiel für das, was passieren kann, wenn es keine andere Kontrolle gibt als durch Personen der gleichen Fachrichtung. Wer sich über dieses schwarze Kapitel der Medizin und unseres Wissenschaftsbetriebs näher informieren möchte, der sei auf das ausgezeichnete Buch *Bad Blood* von James Jones hingewiesen (Macmillan, 1981).

Bis zu jenem Zeitpunkt, an dem Reporter die Öffentlichkeit schließlich aufgerüttelt hatten, wurde ein Projekt von unseren Gesundheitsbehörden über einen Zeitraum von 40 Jahren fortgesetzt, und in bestimmten Abständen wieder mit finanziellen Mitteln ausgestattet, bei der 400 syphiliskranken Männern in Alabama ihre Krankheit verschwiegen und jegliche Behandlung verhindert wurde. Das Ziel des Projekts bestand darin, die Syphilis in ihren Spätstadien bis zum Tode zu beobachten.

Auch nachdem Penicillin um 1950 zum Mittel der Wahl in den Vereinigten Staaten erklärt wurde, wurde die Entscheidung getroffen, den

400 Männern eine medizinische Behandlung vorzuenthalten. Es versteht sich, daß eine Aufklärung ihrer Frauen und Kinder ebenfalls nicht vorgesehen war. Als die »Studienteilnehmer« nach und nach an ihrer Krankheit verstarben, wurden Autopsien durchgeführt und die erkrankten Organe an die NIH zur Analyse gesandt.

Im nachhinein scheint es keinerlei Probleme gegeben zu haben, die Ärzte vor Ort für eine Zusammenarbeit mit den Gesundheitsbehörden in Washington zu gewinnen. Man mußte sich auf »Fachleute vor Ort« verlassen können, denn diese sollten sicherstellen, daß »Teilnehmer«, die auf eigene Initiative Ärzte ihrer Wahl aufsuchten, unter gar keinen Umständen Penicillin bekommen würden, denn dies würde den natürlichen Verlauf der Krankheit verfälschen. Diese Ärzte, die am Projekt teilgenommen hatten, mußten wohl das Gefühl gehabt haben, an einer großen und wichtigen Sache zu arbeiten, denn nicht einer hat je die Frage gestellt, warum diese Farmpächter nicht behandelt oder über ihre Syphiliserkrankung aufgeklärt werden sollten.

Was die »Studienteilnehmer« anbelangt, so wußten sie nicht mehr, als daß sie wegen ihren gesundheitlichen Störungen behandelt wurden. Die rosaroten Tabletten, die man ihnen bei den Untersuchungen aushändigte, waren wohl Aspirin oder so etwas ähnliches.

Es versteht sich, daß die Durchführung einer so umfangreichen Studie sich auf das Zusammenwirken vieler Ärzte, Wissenschaftler und Behörden stützen muß. Hätte es Laien in den Aufsichtsgremien gegeben, die über die Vergabe von weiteren finanziellen Mitteln zu entscheiden hätten (man stelle sich vor, wie oft das wohl über einen **Zeitraum von vierzig Jahren** erforderlich war), wäre wohl die eine oder andere Frage erhoben worden – unangenehme Fragen wie Körperverletzung und Mord. Jene Hypnose, in die der Zauberstab der Wissenschaft die Verantwortlichen versetzt hatte, wäre wohl wie eine Seifenblase geplatzt.

Apropos Verantwortliche: die Tatsache, daß keiner dieser Personen sich jemals für ihre Beteiligung an der Tuskegee-Studie rechtlich verantworten mußten wird vielleicht den einen oder anderen Leser nicht unberührt lassen.

Was nun die AIDS-Frage anbelangt, so hat keine unserer Zeitungen die Tatsache untersucht, daß wir den »Fachkreisen« eine Politik zu verdanken haben, bei der einzig der HI-Virus den Ausgangspunkt aller Forschungsanstrengungen bildet und alle anderen wissenschaftlichen Ansätze, so vielversprechend sie auch erscheinen mögen, außen vor bleiben.

Den folgenden Kommentar gab ein Virologe an einer Universität in

Südkalifornien ab, mit dem ich über den HI-Virus als Ursache von AIDS gesprochen habe: »Es gibt in unseren Kreisen auch solche, die vom politischen Tagesgeschehen ein wenig zurückstehen ... und sehen können, daß man in Wirklichkeit noch nicht bewiesen hat, daß HIV AIDS verursacht. Modeströmungen in der Medizin sind jedoch nichts Neues. Die Schweden haben bereits 1911 wesentliche Forschungsarbeiten über Kinderlähmung durchgeführt, doch wurde die wesentlichen Inhalte ihrer Arbeit hier erst 1950 zur Kenntnis genommen, da die Forschung in Amerika in eine völlig andere Richtung gegangen war.«

Auch dieser Mann wollte nicht namentlich genannt werden.

An einer anderen Universität im Süden Kaliforniens war ich einmal zugegen, als man einigen Virologen die neueste CDC- Definition von AIDS vorgelesen hat. Als ihnen klar geworden war, daß ein positiver HIV-Befund nicht mehr für die Diagnosestellung erforderlich war, sind sie beinahe vom sprichwörtlichen Stuhl gefallen. Einer von ihnen stieß die Bemerkung aus: »Aber ... das ist doch nicht legal.« Aber natürlich, wie so oft, wollte auch hier keiner der Beteiligten namentlich genannt werden. Einer ging sogar soweit, seine Neutralität mit der folgenden Bemerkung zu unterstreichen: »Sind Sie denn verrückt? Glauben Sie, daß ich bei **dieser** Sache meinen Kopf aus dem Fenster strecken werde?«

Hier haben wir also intelligente Menschen, die von ihren Ängsten um ihre Arbeitsplätze, um ihre Forschungsgelder beherrscht werden und sich weigern, eine widersprüchliche oder kritische Haltung zu AIDS in der Öffentlichkeit einzunehmen. Ein Großteil dieser Angst rührt sicher aus der Bedrohung, die eine Bewertung durch ihre eigenen, konservativen Kollegen darstellt. Man hat Angst aus dem Kreis ausgestoßen zu werden mit all den möglichen Folgen – man erhält keine Forschungsgelder mehr, die eigenen Artikel werden nicht mehr veröffentlicht, und schließlich könnte man ganz ohne Job dastehen.

Auf der einen Seite stellen unsere großen Tageszeitungen die Diagnose HIV-positiv als gleichbedeutend mit der Erkrankung an einer tödlichen Krankheit als eine Tatsache dar – eine Behauptung, die auch durch großangelegte Studien noch nicht belegt werden konnte – doch wagen sie nicht eine Andeutung, daß es unter der Oberfläche des akademischen Betriebs eine Menge Ressentiments über die Art und Weise gibt, in der die AIDS-Forschung gehandhabt wird. Daß so etwas wahr sein könnte, wird wiederum als ein unbestätigtes Gerücht bezeichnet.

Man hat uns auch schon glauben machen wollen, daß die Frage von mehr oder weniger Forschungsmittel die einzige Kontroverse ist. Die Medien konzentrieren sich derzeit auf Analysen in dieser Sache. In

Wahrheit ist es eine fragwürdige Praxis, noch mehr Geld in das Faß zu werfen, dem wir die HIV-Theorie und die AZT-Behandlung zu verdanken haben. Wer aber jetzt hervortreten und behaupten wollte, es sei noch mehr faul im Land außer einem vermeintlichen Mangel an Forschungsmittel, verstößt gegen die zentrale Regel demzufolge die Dinge im großen und ganzen in Ordnung sind. Es ist unhöflich, die breite Öffentlichkeit auf die morschen Strukturen, das Heer von Problemen und auf eine AIDS-Forschung hinzuweisen, die schon immer schwammig war und es wohl auch immer bleiben wird.

Ich kann mir gut vorstellen, daß die Öffentlichkeit anders reagieren würde, wenn eine große Medieninstitution die Widersprüche und Skandale in der AIDS-Frage mit einer knallharten Kampagne, Tag für Tag, Schlag auf Schlag aufs Korn nehmen würde. Wenn gut recherchierte Artikel immer wieder auf die ersten Seiten plaziert würden, wenn die ganze Sache nicht aus den Schlagzeilen herauskäme, dann würden die Vertreter und Besitzer von Zeitungen und Fernsehanstalten eingreifen und das ganze Thema fest aufs Programm setzen. Der öffentliche Druck wäre dann stark genug, so daß sie gar nicht anders handeln könnten.

Wenn man zurückschaut auf die Zeit zu Beginn der Achtzigerjahre, muß man sagen, daß die NIH mit gestrichenen Segeln und einem abgebrochenen Masten in das neue Jahrzehnt gesegelt ist. Gemessenen an den großen Erwartungen, die sowohl in Fachkreisen als auch in der Öffentlichkeit gehegt wurden, war der Feldzug gegen Krebs ein Flop. Dann kam AIDS – genau zum richtigen Zeitpunkt. Die NIH entschied sich für Robert Gallo, einer der Wissenschaftler aus dem Krebsprogramm, der über die neue Klasse von Retroviren gearbeitet hatte, als den Mann, der die Suche nach dem AIDS-Erreger leiten sollte. Die Technologie stand bereit, es fehlte an nichts für einen weiteren High-Tech-Forschungsfeldzug.

Robert Gallo hat ein großes Geschick bei der Lenkung der Forschung bewiesen. Mit Hilfe anderer Mitstreiter ist es ihm gelungen, die Anzahl der zulässigen Verursachungs-Szenarien erfolgreich zu reduzieren. Mehr als jeder andere Forscher in den Vereinigten Staaten hat Gallo die Bedeutung von Umweltfaktoren heruntergespielt und alle anderen Vorstellungen über AIDS, die sich nicht auf den HI-Virus stützen, abgewertet. Lammfromm haben die Medien alles nachgebetet, was man ihnen höheren Orts vorgesetzt hat.

Wenn es dennoch hin und wieder vorkommt, daß die Presse über etwas berichtet, was sich hinter den Kulissen abspielt, kann man sicher sein, daß die Geschichte in einigen Tagen ganz von alleine stirbt.

Ein gutes Beispiel ist die Meldung, die am 22. Oktober 1987 in der *New York Times* erschienen war und durchaus dazu angetan gewesen wäre, einen mittelprächtigen Skandal zu verursachen.

Die Gesundheitsbehörde der Stadt New York hat die von der CDC herausgegebenen Statistiken über AIDS-Todesfälle in Frage gestellt. Anstatt des vermeldeten Anteils von 31% Fixern unter den AIDS-Todesfällen in New York, lag die korrekte Zahl bei 53%.

Mit anderen Worten war der Anteil der Fixer bei den in New York diagnostizierten AIDS-Fällen höher als der Anteil der Homosexuellen. Die CDC hatte behauptet, daß der Anteil von Homosexuellen bei den AIDS-Todesfällen in New York bei 55% lag. Die Gesundheitsbehörde der Stadt New York widersprach und korrigierte diese Zahl auf 38%.

Man tat sich außerordentlich schwer, an weitere Informationen zu dieser Geschichte heranzukommen. Sie ist schlicht und einfach gestorben. Es hat weder einen Skandal, noch irgendwelche sichtbaren Konflikte bei der CDC gegeben.

In Wirklichkeit waren diese Befunde das Ergebnis der Detektivarbeit, die zwei Jahren zuvor von Terry Krieger und Dr. Cesar Caceres (*Wall Street Journal*, 24. Oktober 1985) und noch früher von John Lauritsen (*Philadelphia Gay News*, 14. Februar, 1985) geleistet worden war.

Obwohl die beiden Arbeiten aus dem Jahr 1985 in bestimmten Punkten von einander abwichen, war ihre wichtigste Botschaft im Grunde genommen dieselbe: AIDS ist ein Phänomen, das fast durch die Bank mit Drogen zu tun hat. Läßt man die sogenannten Risikogruppen außer Acht und erforscht nur die Vorgeschichte der Personen, bei denen die Diagnose AIDS gestellt wurde, stößt man in der überwältigenden Mehrzahl der Fälle auf Drogen- und Medikamentenmißbrauch.

Da diese Berichte so etwas wie gesunden Menschenverstand an den Tag legten, wurden sie auch ignoriert.

Die Wissenschaftler hatten in der Zwischenzeit den intravenösen Drogenmißbrauch mit AIDS in Verbindung gebracht, indem sie sich auf den Faktor der gebrauchten Nadeln stützten. Dieses lieferte das gewünschte Szenario für eine virale Übertragung, eben das, wonach man gesucht hatte. Was die Homosexuellen anbelangt, hat man die Übertragung des Virus zwischen Samen und Blut beim Analverkehr als wahrscheinlichen Übertragungsweg für den HI-Virus zitiert.

Dabei hat man einen ganz wesentlichen Faktor einfach übersehen und beiseite gelassen, nämlich den Drogen- und Medikamentenmißbrauch. Die Substanzen und die Mengen, die tagtäglich von Fixern konsumiert werden und deren unbestrittene immunsuppressive Wirkung, dürfen für einen unvoreingenommenen Beobachter so wenig zu übersehen sein, wie eine Leuchtreklame von hundert Metern Länge.

Desweiteren hat die CDC-AIDS-Definition die Kategorie der i.v. (intravenösen) Drogenabhängigen nur für Heterosexuelle vorgesehen. Die Homosexuellen, die ebenfalls Fixer waren, landeten in der Kategorie »homosexuell/bisexuell«, da man **einfach davon ausging**, daß diese Personen AIDS durch homosexuelle Sexpraktiken bekommen hatten.

Krieger und Caceres berichteten hierzu folgendes: »Wenn wir die 1163 homosexuellen und bisexuellen i.v. Drogenabhängigen zu den 2342 ausschließlich heterosexuellen i.v. Drogenabhängigen hinzuzählen, stellen wir fest, daß mindesten 25% der AIDS-Patienten Fixer gewesen sind.

Aufgrund von einigen CDC-Studien von AIDS-Patienten haben Krieger und Caceres einen projizierten Anteil von 54% von AIDS-Patienten errrechnet, die **oralen** Drogenmißbrauch getrieben haben. Zählt man 54 % und 25% zusammen, kommt man auf 79%. Die Autoren hierzu: »...wir haben festgestellt, daß der Anteil der AIDS-Patienten, die einen Drogenmißbrauch getrieben haben, sich auf 79% beläuft.«

Wie sich jeder unschwer vorstellen kann, müßte die CDC durch Entdeckung eines einzigen Virus bei 79% der Patienten mit einer neuen Krankheit in einen wahren Freudentaumel verfallen.

Die Entdeckung aber, daß 79% aller Personen, die als AIDS-Patienten diagnostiziert worden sind, in aller Wahrscheinlichkeit drogenabhängig gewesen sind oder erheblichen Drogenmißbrauch getrieben haben, gibt wohl nichts für die Nachrichten her. Eine Meldung, für die sich wohl kein Mensch interessiert. Nun, zugegebenermaßen, gibt es kein Medikament, das die Pharmaindustrie produzieren und zur Beseitigung allen Drogen- und Medikamentenmißbrauchs verordnet werden könnte. Doch beim Schreiben dieser Zeilen beschleicht mich das ungute Gefühl, es könnte doch irgendwo ein Wissenschaftler an eben so einem Medikament arbeiten, und dieser eifrige Mensch könnte nur allzu bereit sein, die unweigerlich vorhandenen, gefährlichen Nebenwirkungen zu übersehen.

Im Oktober 1987 wurde der Anteil der i.v. Drogenkonsumenten unter den registrierten AIDS-Fällen mit 24% angegeben. Darüberhinaus gibt die CDC den Anteil der Fixer unter den Schwarzen, die mit AIDS diagnostiziert wurden, mit 42% an, während der gleiche Prozentsatz für den aus Südamerika stammenden Bevölkerungsanteil geführt wird. Die zweimalige Nennung eines Anteils von 42% legt den Verdacht nahe, daß es sich bei diesen Zahlen um Schätzungen handelt, wenn sie aber dennoch der Wahrheit nahekommen, deuten sie auf einen wichtigen Faktor in der AIDS-Frage hin, der bislang sträflich vernachlässigt wurde. Wenn wir den von Krieger und Dr. Caceres projizierten Anteil von 54% der AIDS-Kranken akzeptieren, die oralen Drogen- oder Medikamentenmißbrauch getrieben haben, oder jeden anderen **nur annähernd** großen Anteil, dann sprechen wir immerhin von etwa 90% der AIDS-Patienten unter der schwarzen oder lateinamerikanischen Bevölkerung, die in irgendeiner Form drogenabhängig sind oder nennenswerten Drogenmißbrauch treiben.

Natürlich haben die Menschen im Verlauf von Jahrhunderten immer schon irgendwelche Drogen genommen – aber nicht in den heutigen Kombinationen und nicht mit den heutigen Verunreinigungen. Aber einen wichtigen Faktor dürfen wir nicht vergessen: ein bestimmter Anteil von schwer drogenabhängigen Personen hat in der Tat Zustände von Immunsuppression mit einhergehenden opportunistischen Infektionen – das sogenannte AIDS-Muster – entwickelt und ist auch daran gestorben. Dies ist beileibe nichts Neues. Diese Menschen sind abgemagert, haben starken Gewichtsverlust sowie Lungenentzündungen und virale und bakterielle Infektionen erlitten, an denen sie schließlich gestorben sind.

Die von Krieger und Dr. Caceres verfaßten Artikel sind im angesehenen *Wall Street Journal* erschienen und prompt in der Versenkung verschwunden. Sie dürfen wohl als eine interessante Randbemerkung gelten, nichts weiter.

Ergänzung des Verlags: Die Zahlen, die von der WHO im September 1989 für Europa angegeben werden (siehe *Die Zeit* vom 19.1.90), bestätigen die Aussagen bezüglich des hohen Anteils an Drogenabhängigen. Während für Länder wie Italien und Spanien der Anteil bei ca. 75% liegt, beziffert sich der Anteil für i.v. Drogenabhängige in Ländern wie der Bundesrepublik, Dänemark, Niederlande und England mit 5-10% und der Anteil der Homo- und Bisexuellen mit 70-78%. Wie kommt dieses Nord-Süd-Gefälle zustande? Der Experte Dr. Heinrich Kremer erklärte es den Teilnehmern einer AIDS-Konferenz in Hamburg so: In südlichen Ländern werden die Leute zuerst nach Drogenabhängigkeit befragt, weil dort Homosexualität gesellschaftlich noch mehr verpönt ist als bei uns, während in den nördlichen Ländern zuerst nach Homosexualität gefragt wird.

Außerdem sind die statistischen Zahlen natürlich interessant: In der erwähnten WHO-Statistik (die von 1983 an fortzählt) hat Schweden 346 AIDS-Fälle, Dänemark 470, die Niederlande 983, Großbritannien 2649 und die Bundesrepublik 3872. In all diesen Ländern liegt der statistische Anteil der Homo/Bi-Sexuellen bei durchschnittlich 75%. In all diesen nördlichen Ländern ist der Anteil der anderen sogenannten Risikogruppen in diesen Zahlen verschwindend gering. Würde man nun genauer untersuchen, wieviele der 75% Homosexuellen auch mit Drogen und Pharmazeutika zu tun hat, würden ähnliche Zahlen herauskommen wie in der oben erwähnten Berechnung des *Wall Street Journals.*

Das Bundesgesundheitsamt hat vom 1. 1. 1982 bis 1. 5. 1990 insgesamt 4749 »AIDS-Fälle« registriert. In 5,05% der Fälle haben die rückmeldenden Ärzte und Kliniken keine Angaben zum Infektionsrisiko machen können oder wollen. Die verbleibenden 4488 »Fälle« gliedern sich in 9 Gruppen mit bekanntem Infektionsrisiko. Davon haben 152 Patienten heterosexuellen Geschlechtsverkehr angegeben. Angesichts des hohen Tabuisierungsgrades sexueller und süchtiger Gewohnheiten räumt Prof. Koch, Leiter des AIDS-Zentrums beim BGA ein, »ist es nicht völlig abwegig anzunehmen, daß die Angaben zum Infektionsweg nicht in allen Fällen den tatsächlichen Sachverhalt wiedergeben.«

Außerdem hat das Bundesgesundheitsamt seit 1982 insgesamt 32 »AIDS-kranke« Neugeborene, fast ausschließlich Kinder von i.v. drogenabhängigen Müttern, gemeldet.

Der Anteil der Frauen beläuft sich auf 350 im Zeitraum von über 8 Jahren, also 40 pro Jahr, insgesamt 0,0001% der weiblichen Bevölkerung von 32 000 000, davon 70% drogenabhängig, hämophil oder sonstwie krank. Also keine Frau ohne immunschwächende Vorgeschichte.

21. Anstelle der Tagesschau

Stellen Sie sich vor, Sie würden etwas von ungeheurer Bedeutung im Fernsehen sehen: Sie erfahren, daß man bislang keine einzige signifikante Studie über die Veränderungen der menschlichen Gesundheit durchgeführt hat, welche bei Personen auftreten, denen es gelingt, die wesentlichen, schädlichen immunsuppressiven Faktoren aus ihrem Leben zu eliminieren. Aber nein, so etwas werden Sie in Wirklichkeit doch nicht zu sehen kriegen, diese Geschichte ist zu kompliziert für das Fernsehen und schlimmer noch, sie verstößt gegen die bekannte »Die-Dinge-sind-im-Grunde-genommen-in-Ordnung-Regel«. Sie könnten jedoch auf den Gedanken verfallen und sich fragen, wenn die medizinische Forschung nicht nach einer Verbesserung der Volksgesundheit strebt, indem sie Studien über Personen betreibt, die ihre schädlichen Gewohnheiten aufgeben, was machen sie dann eigentlich sonst?

Aber nun haben Sie schon einen Kanal eingeschaltet, der Sie partout über Fragen der Gesundheit unterrichten will, und auf einmal sind Sie mittendrin in einem Bericht über Menschen, die versehentlich als AIDS-krank diagnostiziert worden sind, etwas, das sicherlich zum jetztigen Zeitpunkt überall auf der Welt passiert.

Wir wollen einen beliebigen Griff in die AIDS-Literatur machen und siehe da, wir werden auch rasch fündig.

Raymond Smego beschreibt einen Fall in seinem Artikel »Secondary Syphilis Masquerading as AIDS in a Young Gay Male,« (*North Carolina Medical Journal,* Band 45, 1984, Seite 253-54). Ich zitiere Raymond Smego wie folgt: »(Das Vorhandensein von) konstitutionellen Beschwerden, diffusen Lymphknotenvergrößerungen und flächigen Hautläsionen wurde bei der Aufnahme sowohl vom Patienten als auch von den Ärzten als AIDS fehlgedeutet. In der Tat sind viele dieser Symptome für ARC (AIDS Related Complex) charakteristisch, das möglicherweise ein Vorstadium des AIDS-Vollbilds darstellt oder auch für ein verbreitetes Kaposi Sarkom.« Schließlich stellte es sich heraus, daß der Patient Syphilis hatte.

Aber wenn eine Krankheit einmal so richtig ins Rollen kommt – ich meine in Washington und nicht unter der Bevölkerung – dann bleibt der gesunde Menschenverstand scheinbar auf der Strecke.

In der Ausgabe des *Southern Medical Journal* vom Juli 1986

beschreibt R.A. Berg den folgenden Fall, in dem zunächst fälschlicherweise die Diagnose AIDS gestellt wurde. »Es handelt sich um einen 29 Jahre alten, männlichen Flüchtling aus Haiti mit einer generalisierten Lymphadenopathie, Gewichtsverlust und beidseitigen Lungeninfiltraten, die mittels transbronchialer Lungenbiopsie als Tuberkulose diagnostiziert worden sind. Man hat bereits zu einem früheren Zeitpunkt die Diagnose Prä-AIDS gestellt, was mehrere Selbstmordversuche zur Folge hatte. Vier Monate später traten Zyanose und Gangrän beider Beine auf, so daß eine Amputation erforderlich wurde. Dabei konnte die korrekte Diagnose, Vaskulitis (Gefäßentzündung) gestellt werden.« **Das** war also die Krankheit, gegen die der Patient **nicht** behandelt worden war. Kein Fall von AIDS also.

Dr. Harry Hollander von der Adult Immunodeficiency Clinic an der Universität von Kalifornien in San Francisco hat 1986 eine zusammenfassende Studie über eine Serie von 80 Patienten gemacht, die in eben jener Reihenfolge von Ärzten an ihn mit der Diagnose »AIDS related illnesses« (AIDS-bezogene Krankheiten) überwiesen wurden. Von dieser Gruppe waren, nach seinen Worten, acht Personen (10%! Anm. d. Übers.) als **»Pseudo-AIDS-Fälle«** einzustufen. Sie litten in der Tat an anderen Krankheiten, deren Behandlung durch die falsche Diagnose vereitelt wurde.

Der folgende Fall ist aus dieser Gruppe von acht Patienten herausgegriffen: »Der 20-jährige Patient wurde von einem verwandten Arzt wegen eines Lymphadenopathie-Syndroms überwiesen. Er verrichtet in einem Weingut körperliche Arbeit und hatte zehn Tage lang Schmerzen und ein Gefühl von Ermüdung unter seinem rechten Arm gespürt. Da er mit einigen männlichen Bekannten zusammenwohnte, nahm seine Familie an, daß er homosexuell sei, weswegen er auch an mich überwiesen wurde ...Die Befragung des Patienten ergab, daß er vor dem Auftreten der Schmerzen bei seiner Arbeit schwer heben mußte. Desweiteren gab er an, weder homosexuell zu sein, noch sich anderen Risikofaktoren auszusetzen, die mit AIDS in Zusammenhang gebracht werden. Die Untersuchung ergab eine leichte Schmerzhaftigkeit des kurzen Kopfes des rechten Bizepsmuskels mit einem in Auflösung begriffenen Bluterguß über der Mitte des Bizeps. Es fanden sich keine Anhaltspunkte für eine Drüsenerkrankung. Die Blutwerte und Blutsenkung zeigten keine Abweichungen von der Norm...«

Mit anderen Worten lautet die richtige Diagnose auf Muskelüberanstrengung.

Eine Häufung solcher Fehldiagnosen könnte allerdings das Vertrauen der Bevölkerung erschüttern – aber in was, eigentlich? In eine

»AIDS-Institution,« die bislang so ziemlich alles falsch gemacht hat?

In der Ausgabe vom 15.-31. Dezember von *Family Practice News* haben Dr. Luc Montagnier, der Entdecker des HI-Virus, und Jonathan Mann, Sprecher der WHO für AIDS, die Theorie entlarvt, wonach der AIDS-Virus von den Affen (grünen Meerkatzen) auf Menschen übertragen worden ist. Der in *Family Practice* erschienene Artikel befaßte sich mit einer Konferenz über AIDS in Afrika, die in Neapel abgehalten worden war. Montagnier sprach von einigen sehr fragwürdigen Argumenten, welche vorgebracht wurden, um den Ursprung von AIDS nach Afrika zu verlegen und bezeichnete das Hervortreten der AIDS-Viren als »nach wie vor mysteriös.« Jonathan Mann äußerte sich im Verlauf der Konferenz wie folgt: »Je mehr Information zu Tage gefördert wird, desto weniger wissen wir darüber, woher der Virus kommt, wie lange dieser bereits existiert und wie er sich zu dem Problem entwickelt hat, mit dem wir heute konfrontiert sind.«

Man muß sich fragen, warum dieser in *Family Practice* erschienene Artikel es offensichtlich nicht verdient hat, in einer der großen amerikanischen Zeitungen erwähnt zu werden? Warum erfahren wir davon nichts darüber in der Tagesschau?

Im Grunde genommen wird es wohl daran liegen, daß die Pressesprecher bei der NIH und CDC den Reportern nicht erzählt haben, daß diese Geschichte wahr ist und den offiziellen Siegel der Zustimmung ihrer Wissenschaftler trägt.

Robert Gallo und Max Essex, zwei Wissenschaftler, die zur Elite der AIDS-Forschung gehören, glauben immer noch an den Ursprung von AIDS in Afrika, trotz der Tatsache, daß Essex erst in jüngster Zeit eine maßgebliche Forschungsarbeit zurückgezogen hat, die auf den Ursprung des AIDS-Virus bei afrikanischen Affen hingewiesen hat.

Bis dato ist also die Tatsache, daß einer der Entdecker des AIDS-Virus die Theorie widerlegt, wonach bestimmte afrikanische Affen die Quelle des AIDS-Virus sind, für amerikanische Journalisten nichts weiter als eine europäische Ansicht, die keiner besonderen Erwähnung bedarf.

Eines Abends, anstelle der Tagesschau, würde ich zu gerne das folgende Märchen mit sonorer Stimme, in Begleitung zu Zeichentrickbildern, vorgetragen hören:

Und nun liebe Mädchen und Jungen, hört ihr die Geschichte des Selbstmordgens.

In einigen amerikanischen Großstädten haben siebzehn Schreiner zur gleichen Zeit Selbstmord begangen. Natürlich braucht es eine Weile, bis dies festgestellt wird, aber mit Hilfe von Computerauswertungen der Polizeiermittlungen im ganzen Land wird diese Tatsache plötzlich ans Licht gezerrt. Und es *ist schon* eine etwas eigenartige Tatsache. Warum passiert so etwas? Darauf hat niemand eine Antwort parat.

Es dauert aber gar nicht lange und schon setzt die Ursachenforschung ein. Ein rühriger Forscher, Doktor X, hegt eine bestimmte Lieblingstheorie. An dieser hat er schon seit Jahren gebastelt, er hat Gelder bekommen und Forschungsgruppen geleitet. Diese Forschungsgruppen ziehen aber nicht ins Feld und untersuchen die Fälle in allen Einzelheiten, sondern studieren menschliche Gene in einem High-Tech-Labor in Maryland.

Dr. X vertritt die These, daß es ein bestimmtes Gen gibt, das den Ausschlag gibt, ob jemand Selbstmord begeht oder nicht. Dieses Gen kann aktiviert oder de-aktiviert werden, aber wenn dieses Gen AKTIVIERT ist, wird die Person schließlich auch Selbstmord begehen. Es ist schwierig dieses Gen zu aktivieren, aber wenn ein bestimmter, unbekannter Faktor diesen Vorgang einmal auslöst, dann gibt es kein Zurück. Dies ist der Faktor, der für die ganze Gewalt in der Welt verantwortlich ist. Dies war schon immer der Fall.

Das ganze Gerede von den Einflüssen des Elternhauses und der Erziehung, von Armut, Drogenmißbrauch und Sucht, gewalttätige Eltern, Charaktermängel, Jugendgefängnisse, Hunger – all diese Dinge sind nichts als begleitende Umstände des Suizidgens. Ohne die Aktivierung passiert überhaupt nichts.

Doktor X freut sich enorm über diese Fälle, da er nun freie Hand für die Forschung hat.

Und nun nehmen wir an (ich möchte an dieser Stelle nicht das, was tatsächlich auf dem Gebiet der menschlichen Genetik geschehen ist, ansprechen), daß Dr. X einige Genstrukturen darstellt und behauptet, die menschlichen Funktionen zu kennen, die von diesen Genen unweigerlich reguliert werden. Es gibt zwar viele Fachzeitschriften, die diese »Entdeckungen« in Frage stellen, aber die Zahl der Anhänger von Dr. X ist im Verlauf der Jahre gewachsen und sein Stern ist im Aufgehen begriffen, jedoch nicht aufgrund seiner überragenden wissenschaftlichen Leistungen, sondern hauptsächlich durch die zunehmende Akzeptanz der Vorstellung der Verhaltensteuerung durch Gene. Dies alles schafft einen gewissen Spielraum.

Nun macht er sich daran, Gewebsproben der siebzehn Schreiner zu erforschen; er hat eine neue Theorie über die Erforschung der Gene aus diesen Gewebsproben. Diese Methode ist 99% der Genforscher unbekannt, aber Dr. X verfügt über ein umfassend ausgerüstetes Labor, wo allein sieben Personen damit beschäftigt sind, einige der großen Maschinen im Labor zu führen.

Nun hört man einige Jahre nichts, aber schließlich tritt Dr. X vom Kampf ermüdet, doch siegreich ins Rampenlicht der Öffentlichkeit und verkündet der Welt durch die Presse, daß das Selbstmordgen ein für alle mal isoliert sei. Darüberhinaus es ist im Fall der siebzehn Schreiner gelungen, zumindest in groben Zügen, zu einem Verständnis der Genaktivierung zu gelangen.

Da diese Forschungsbemühungen durch staatliche Gelder gefördert worden sind, stoßen diese Behauptungen auf keinen Widerspruch; ganz eindeutig neigt sich die Waagschale zugunsten von Dr. X. Als Folge davon wird die Forschung von Dr. X in Zukunft noch großzügiger unterstützt werden, und welcher Wissenschaftler möchte auf der falschen Seite stehen? Nun, gewiß keiner, der sich ausrechnen kann, nach welchen Kriterien die Forschungsgelder vergeben werden.

Zudem nimmt die Zahl der Selbstmorde zu, und zwar nicht nur unter Schreinern. Nun taucht eine neue Gruppe auf, die der Fischer in Alaska, die immer häufiger ins Wasser gehen. In der Tat hat die Zahl der Selbstmorde in den ganzen Vereinigten Staaten zugenommen.

Auch in Haiti, Afrika und Brasilien nimmt die Selbstmordrate zu. Dr. X veröffentlicht eine Arbeit über die Bedeutung dieser Statistiken.

Zu diesem Zeitpunkt schwindet der erste, eigenartige Fall der siebzehn Schreiner allmählich aus dem Bewußtsein der Öffentlichkeit. Die meisten Amerikaner können sich schon nicht mehr daran erinnern. Großer Gott, wir haben ja schon eine Art von Epidemie, eine Epidemie die den ganzen Erdball erfaßt oder zu befallen droht.

Dann kommt eine sensationelle Meldung; bei den Künstlern in einem Viertel von New York steigt die Selbstmordrate ebenfalls an.

Alle paar Monate ist Dr. X im Fernsehen zu sehen, und versichert den Amerikanern, daß man fieberhaft an dem Problem der Aktivierung des Suizidgens arbeitet, um endlich den Mechanismus vollständig zu verstehen. Er betont jedoch, daß eine Sache klar sei; es gäbe einen Ansteckungsmodus der Genaktivierung. Menschen kommen zusammen, schütteln einander die Hände, stoßen mit den Schultern aneinander, und allein der Kontakt löst eine chemische Reaktion aus, die zur Aktivierung des Selbstmordgens führt. Aus rein rechnerischer Wahrscheinlichkeit heraus ist es also besser, große Menschenmengen zu vermeiden und die Kontakte mit Fremden einzuschränken.

Nun, es gibt viele Leute, die ihr Leben ohnehin so eingerichtet haben. Mancher wird sich denken, man habe es wohl schon immer richtig gemacht, nur wußte man nicht so genau warum.

Es dauert nicht lange, und 80% aller staatlichen Forschungsgelder zur Beherrschung der Epidemie werden ausgegeben, um das Selbstmordgen besser verstehen zu können. Überall an den Universitäten in den Vereinigten Staaten murren die Wissenschaftler über Dr. X. Hat er die Rolle eines einzigen Gens bei der Auslösung von Selbstmord wirklich stichhaltig bewiesen? Wie konnte er belegen, daß die Genaktivierung durch einen persönlichen Kontakt und eine nachfolgenden chemischen Reaktion zustande kommt?

Dieses ganze Murren findet in privaten Kreisen statt, denn die Vergabe von erheblichen Forschungsgeldern steht auf dem Spiel. Wer Dr. X öffentlich in die Pflicht nimmt, setzt seinen Ruf auf den Spiel.

Als nächstes sickern Gerüchte aus dem Labor von Dr. X. Dieser hat in Wirklichkeit keine Beweise dafür, daß sein Selbstmordgen die entscheidende Rolle bei Selbstmord spielt oder irgendetwas mit der Verzweiflungstat zu tun hat.

In letzter Zeit ereifert sich Dr. X gegen die Vorstellung von irgendwelchen exotischen Kofaktoren (z.B. Drogen, Unterernährung etc), katalytische Faktoren, die bei der Aktivierung des Selbstmordgens von Bedeutung sein könnten.

Mindestens einmal täglich läßt Dr. X vehement verlauten: »Keine Kofaktoren! Das Gen und einfache chemische Auslöser sind alles, was erforderlich ist. Selbstmord hat mit nichts anderem zu tun.«

Einige Wissenschaftler treten jetzt tatsächlich in der Öffentlichkeit auf, sprechen von der ganzen Gentheorie als einen einzigen Unsinn und weisen darauf hin, daß Selbstmord von vornherein wahrscheinlich kein einheitliches Phänomen sei. Mit anderen Worten, es gibt viele verschiedene Faktoren, die zu Selbstmord führen können, und die Annahme, daß ein Selbstmordfall dem anderen gleichen könnte, ist schlichtweg absurd.

Die Anhänger von Dr. X antworten auf diese Argumente mit Verachtung: »Wir sind hier mit einer Epidemie konfrontiert, und diese Leute mit ihren Multikausal-Theorien leben im finsteren Mittelalter. Wir müssen jetzt sofort etwas gegen diese Pest der Neuzeit unternehmen, und diese Streitköpfe, diese Berufskritiker versuchen uns in eine dunkle Vergangenheit, in die Unwissenheit zurückzuführen. Wir müssen jetzt tatkräftig nach vorne schreiten.«

Natürlich kann man keinen kontrollierten Versuch durchführen, um zu beweisen, daß das Selbstmordgen von Dr. X auch wirklich Selbstmord auslöst. Wenn er recht hat, führt allein die mechanische Aktivierung des Gens zum sofortigen Selbstmord, aber welcher Versuchsteilnehmer möchte ein solches Risiko eingehen?

Viele Wissenschaftler verweisen auf einen Aspekt der Epidemie, die die Richtigkeit der Theorie von Dr. X im Grunde genommen belegt:

In New York ist die Selbstmordrate unter gesunden Bäckern, die normalerweise sehr gering ist, angestiegen – und diese Fälle traten stets nach Kontakt mit Personen von den Risikogruppen der im Osten der Stadt lebenden Künstler und Schreiner auf, die in den Geschäften der betroffenen Bäcker kurz gearbeitet hatten.

Nun braucht es doch eigentlich nichts weiter, um das Vorhandensein und die Übertragbarkeit des Suizidgens belegen zu können.

Es gibt aber doch noch einige Wissenschaftler, die ein wenig in die Tiefe gehen und dabei feststellen, daß nur 2% der Bäcker, die mit Personen von den Risikogruppen der Schreiner und der Künstler zusammengekommen sind, tatsächlich Selbstmord begangen haben und daß einige dieser Menschen unheilbar an Krebs erkrankt waren. Aber diese Studie wird von den Forschern, die Gelder zur Erforschung der Mechanismen des Suizidgens erhalten, ignoriert.

Im Verlauf der nächsten Jahre sind weitere beunruhigende Dinge aus dem Labor von Dr. X und den Wirkstätten seiner Mitstreiter zu vernehmen. Dr. X steht in Verhandlung mit einigen Pharmariesen. Er denkt daran, seine Stellung als Forscher einer Regierungsinstitution aufzugeben und seine eigene Firma zu gründen. Diese Firma wird sich mit der Herstellung eines Medikaments befassen, welches einen direkten Einfluß auf jene chemische Verbindungen im Körper nehmen soll, die dann aktiv werden, wenn ein Mensch aus einer Risikogruppe mit einem potentiellen Opfer in Kontakt kommt.

Man braucht kein Prophet zu sein, um der Firma eine goldene Zukunft vorherzusagen, denn die Absatzmärkte, die sich hier auftun, sind von einem wahrhaft gigantischen Ausmaß. Welch Segen für die Menschheit, denn durch die vorbeugende Wirkung des Medikaments nun kann jeder sich nun ohne Angst unter die Menschen mischen. Kommt es zu einem Kontakt mit einem Menschen aus einer Risikogruppe – mit der Möglichkeit der tragischen Aktivierung des Selbstmordgens – wird dies durch das neue Medikament unterbunden.

Einige kritische Wissenschaftler erheben schwere Bedenken gegen die Pläne von Dr. X, sich privat mit der Herstellung eines Arzneimittels zu befassen. Ihrer Meinung nach stellt dies einen schweren Interessenkonflikt dar. Dr. X hat sich damit auf seine (unbewiesene) Theorie über den Auslösungsmodus des Selbstmordgens festgelegt, denn er will ja ein Medikament herstellen, das eben in jenen Auslösungsmechanismus eingreift.

Tatsächlich gibt es jetzt einige namhafte Wissenschaftler, die andere Szenarios der Genaktivierung vorschlagen. Einige sind der Meinung, die Aktivierung des Suizidgens geschehe durch die Übertragung eines Virus von einem Menschen zum anderen. Der Virus greift das Erbgut von bestimmten Nervenzellen an und löst so, versehentlich, das Selbstmordgen aus. Aber es gibt noch eine weitere Theorie welche besagt, daß das Selbstmordgen dann aktiviert wird, wenn die Temperatur im Gehirn einen bestimmten Wert überschreitet. Es gibt viele Faktoren, die für diesen Temperaturanstieg verantwortlich sein könnten, einschließlich gewöhnliche Fieberformen.

Aber Moment mal, wir dachten, daß diese Fragen schon längst geklärt waren. Hat man nicht die chemischen Reaktionen, die durch den Kontakt mit einem Menschen einer Risikogruppe ausgelöst werden, längst schlüssig bewiesen? Wenn nun dieser Teil des Szenarios zur Diskussion steht, dann könnten die Pläne von Dr. X, in die private Arzneimittelherstellung einzusteigen, für seine **erhebliche** Voreingenommenheit sorgen – und da Dr. X die maßgeblichen staatlichen Forschungsgruppen leitet ... wäre es nicht besser, diesen Mann abzulösen?

Während Dr. X in seinem Labor an der Rettung der Menschheit arbeitet, hat es fast unbemerkt andere Entwicklungen gegeben, die die Tragweite seines Wirkens in den Schatten stellt. Im Verlauf der letzten Jahre sind Ärzte und Psychiater dazu übergegangen, alle Selbstmordfälle als Teil der um sich greifenden Epidemie zu registrieren. Früher hat man sich um eine Unterscheidung bemüht zwischen den »gewöhnlichen Fällen«, die aus offensichtlichen, bekannten menschlichen Beweggründen heraus passiert sind, und den Fällen die wahrscheinlich nach Kontakt mit einer Risikoperson auf die Genaktivierung zurückzuführen sind. Aber nun ist es mit diesen fein säuberlichen Unterscheidungen vorbei. ALLE Selbstmordfälle werden als Opfer der Epidemie geführt. Aber damit nicht genug, es ist jetzt gelungen einen Prä-Suizidzustand zu definieren und zu diagnostizieren. Es gibt zwar keine genauen Statistiken, aber man schätzt die Zahl der Amerikaner, die an diesem Prä-Suizidzustand leiden, auf immerhin 1,1 Millionen.

Die Symptome? Unruhe, Angst und Depression. Wann immer ein Arzt hierfür Anzeichen findet, kann er eine auf Annahmen begründete Prä-Suiziddiagnose stellen. Allmählich zeigen die Studien, daß mehr und mehr Prä-Suiziddiagnostizierte auch in der Suizidstatistik auftauchen.

Obwohl man keine Zahlen herausgibt – außer einer Studie mit

einer besonders selektierten Gruppe von 3000 Männern in San Francisco – heißt es nun, daß Prä-Suizid unweigerlich zu Selbstmord führt. Es ist ein Todesurteil. Wenn ein Arzt die Diagnose Prä-Suizid stellt und seinen Patienten darüber informiert, hat dies natürlich eine mächtige, hypnotische Wirkung auf den Betroffenen. Ein Faktor, dessen Wirkung man keineswegs unterschätzen darf.

Nun strömen Patienten mit Pickeln, kleineren Hautausschlägen, Kopfschmerzen, verschwommenen Sehen nach endlosem Fernsehen in die Sprechzimmer der Ärzte. Sie befürchten das Schlimmste, nämlich daß sie »Prä-Suizid« sind. Und ein gewisser Prozentsatz verläßt die Arztpraxen mit der schrecklichen Gewißheit genau jener Diagnose.

Niemand weiß, wie lange die Inkubationszeit zwischen Prä-S und S ist.

Aber der Gipfel ist schließlich dann erreicht, als ein Freund und Kollege von Dr. X die Öffentlichkeit in einer Fernsehpressekonferenz davon unterrichtet, daß Mord in Wirklichkeit auf dem fatalen Selbstmordtrieb beruht.

Eine Fülle von Studien, die in den letzten zwanzig Jahren durchgeführt worden sind, lassen keinen Zweifel an der Tatsache, daß ein Mörder in Wirklichkeit sich selbst umbringen will. Das Töten ist nichts als eine Maske für einen biochemischen Vorgang, nämlich die Aktivierung des Suizidgens.

Plötzlich erscheint die Geschichte in einem ganz anderen Licht. All jene Kriege, Revolutionen, die Aufstände der Armen und Unterdrückten und ihre Niederschlagungen, die massive Vergiftung der Umwelt durch die großen Konzerne – es ist alles nur der Todeswunsch, der Selbstmordtrieb. Da steht überall das gleiche Gen dahinter, das war schon immer so und wird immer so sein.

Auch wenn wir schon zu einem früheren Zeitpunkt an eine Epidemie geglaubt haben, sind die jetztigen Zahlen überwältigend. Jeder Mord wird nun den Behörden als Selbstmord gemeldet.

Nun gibt es kein Zurück. Jetzt werden auch keine Andersdenkenden mehr geduldet. Diese ganze Todesseuche ist so schrecklich, so...**ansteckend**, daß wir uns nicht leisten können, über Strategien und zugrundeliegende Ursachen zu diskutieren. Wir müssen tapfer auf dem Weg in die Zukunft schreiten, den uns die Eliteforscher mit Dr. X an der Spitze bahnen. Das Forschungsprogramm verlangt nun nach wesentlich mehr Geld, damit wir einen schnelleren Fortschritt erzielen können. Eine Heilung muß gefunden werden.

Auf allen Ebenen der Gesetzgebung werden Maßnahmen verabschiedet, die eine Untersuchung der Bevölkerung auf den Prä-S

Zustand vorschreiben. Einwände gegen diese subjektiven und vagen Tests werden als »antipatriotisch« abgetan. Außerdem wissen wir, daß Mord und Selbstmord von bestimmten Arten von Menschen verübt werden und daß **diese Menschen anders sind als wir.** Sie unterscheiden sich in genetischer Hinsicht und wer weiß, vielleicht wird man bald auch ihre genetische Minderwertigkeit nachweisen können.

In der Zwischenzeit werden Einrichtungen geschaffen, wo die Prä-S positiven Menschen von der übrigen Bevölkerung isoliert werden können. Apropos Isolation, im ganzen Land werden Schimpansen, Gorillas und Rhesus-Affen in sterilen Einzelkammern gehalten, in denen es weder Schall, Keime noch Erreger gibt, in denen sich nichts bewegt. Alle Tiere sind operiert worden, gehirnchirurgische Eingriffe, mit denen man auf künstlichem Wege versucht, das Selbstmordgen zu aktivieren, um so die Theorien von Dr. X zu belegen. Obwohl dieser Eingriff bereits an mehr als hundert Tieren vorgenommen wurde, hat es nach einem Zeitraum von vier Jahren noch keinen einzigen Selbstmord gegeben.

Man spekuliert aber, daß es durch die sterile Isolation der Tiere nach einer ausreichenden Zahl von Jahren vielleicht doch noch zu schweren Verhaltensstörungen kommt, die wiederum in Selbstmord enden.

Die Versicherungsgesellschaften stellen nun Mittel für die Erforschung des Selbstmordgens zur Verfügung, und warten schon ungeduldig auf die ersten Primaten, die Selbstmord begehen. Sie verfolgen dabei eine interessante Strategie: sie hoffen alle Prä-S Personen vom Versicherungsschutz ausschließen zu können. Schließlich sind Prä-S Menschen in einer Selbstmordinkubationsphase und haben sicher eine Neigung zu streß-bezogenen Krankheiten, die normalerweise von der Krankenversicherung abgedeckt wären. Wenn es aber den Versicherungsgesellschaften gelingt, den Prä-S Menschen den Schutz einer Versicherung zu verweigern, dann sind die glorreichen Zeiten nicht mehr fern, in denen sie anhand von umfassenden genetischen Profilen ihrer Antragsteller genetisch Minderwertige sichten und ausscheiden können.

Es bedarf fast keiner besonderen Betonung, daß das eigenartige Schicksal der ursprünglichen siebzehn Schreiner-Selbstmorde sowie die anderen Fälle, die wirklich ungewöhnlich und als Abweichung von der Norm erschienen waren, im Lauf der Zeit dank der anwachsenden Hysterie vollkommen ignoriert werden und in der Versenkung verschwinden.

Niemand beachtet die Tatsache (an dieser Stelle werde ich meine Geschichte stark vereinfachen), daß die Schreiner, die Fischer in

Alaska und die Künstler alle eine neue Art von Lack mit einer Verbindung verwenden, das Klebstoffschnüffeln so harmlos wie Kräutertee erscheinen läßt. Bei der Einatmung dieses Lacks kommt es zum sofortigen und ausgedehnten Absterben von Gehirnzellen.

Aber niemand nimmt Notiz hiervon. Die Dinge sind jetzt viel zu kompliziert geworden. Mit den laufenden Neudefinitionen (jetzt werden sogar einige Formen von Krebs in eine Kategorie der sogenannten selbstausgelösten unheilbaren Zustände einbezogen, gemäß den blanden Beteuerungen einiger beflissener Psychiater), wird es naturgemäß auch immer schwieriger, zurückzugehen und die verwischten Spuren wieder aufzunehmen.

In der Tat sieht es jetzt so aus, als ob alles sich auf den Prä-S-Zustand konzentriert. Es bestehen keine Zweifel mehr, daß Prä-S schließlich zu S führt. Alle Medien nehmen diese neue Annahme unangefochten in ihre Berichterstattung auf.

Aufgrund der großen Bedeutung, die dem Prä-S-Zustand zukommt, werden eine ganze Reihe von begleitenden Störungen definiert, die sich wie die Arme eines riesigen Polypen vom Prä-Aids Zustand nach allen Richtungen ausstrecken. An erster Stelle steht PSS, die Prä-S-Schizophrenie, und ein führender Psychiater an der Universität von Boston hat schon eine Liste der Frühsymptome veröffentlicht: Nachlässigkeit bei der Hygiene; plötzlicher Anstieg der Kirchenbesuche; Durchstreichen von Namen im Adreßbuch; lange, unbegleitete Spaziergänge; Aufbiegen von Büroklammern; plötzliche Wutanfälle; Fehler bei der Steuererklärung; Veränderung des Tonfalls der Stimme; unbegründete Ängste vor dem Zahnarzt; Verschenken von persönlichen Gegenständen; plötzliche Reisen ins Ausland ohne offensichtlichen Grund.

Dann erleben wir den Auftritt von einigen fundamentalistischen Fernsehpredigern (die noch nicht wegen ihrer Sex- und Finanzskandale in den Schlagzeilen stehen), die ihren Gemeinden verkünden, daß diese Symptome den esoterischen Bibelprophezeiungen vom Ende der Welt entsprechen. In der Endzeit, kurz vor dem letzten Kampf zwischen Gut und Böse auf der Ebene von Armageddon, werden Sünder erscheinen, die an schrecklichen Krankheiten leiden und sich seltsam verhalten.

Ein neues Medikament zur Behandlung von Prä-S wird auf den Markt gebracht. Es ist mit Äthylchlorid verwandt, einer Substanz, die bei jeder Einatmung Gehirnzellen vernichtet. Dieses neue Arzneimittel greift ebenfalls die Gehirnzellen an. Man geht davon aus, daß durch die dauerhafte Beeinträchtigung bestimmter Gehirnareale das aktivierte Selbstmordgen keinen Angriffspunkt findet. Natürlich entstehen geistige Schäden durch die Einnahme des Medikaments, aber ein bißchen Leben ist besser als gar keins.

Ein Sprecher einer großen Versicherungsgesellschaft tritt an die Öffentlichkeit und erhebt Widerspruch. Er ist ein Befürworter neuer Gesetze, die die Inhaftierung von Prä-S Personen auf Atollen in der Südpazifik vorsieht. Dank dieser Kolonien wäre die übrige Bevölkerung vor der Belästigung durch Prä-S Personen geschützt.

Die amerikanischen Nachrichtendienste sind nun eifrig dabei, ihre Empfehlungen an den Rat für Nationale Sicherheitsfragen weiterzugeben. Da wir es mit einer globalen Epidemie zu tun haben, sollten wir unsere Vorteile aus der Situation ziehen, bevor es die gegnerische Seite tut. Der Grundstrategie ist einfach. Die Kontakte zu Regierungen von Ländern mit reichen Bodenschätzen sind zu pflegen und intensivieren, so daß man diese Länder später aufgrund ihres hohen Anteils an Prä-S Personen eher zum Ausrufen des nationalen Notstands bewegen kann. Medizinisches Fachpersonal aus den Vereinigten Staaten wird Hilfestellung leisten. Man wird den Regierungen dieser Länder klarmachen, daß es keinen besseren Weg als den medizinischen gibt, um die nationale Kontrolle in der Hand zu behalten. Man braucht sich weder um Fragen der Politik noch der Ideologie zu kümmern, die medizinische Autoritäten müssen lediglich darauf bestehen, daß der gesundheitliche Notstand die Verhängung von Ausgangssperren, die Verschiebung von Wahlen und die Errichtung von geschlossenen Anstalten rechtfertigt.

Jede Verbindung zwischen einigen von der Krankheit Betroffenen und politischen Dissidenten ist natürlich rein zufällig.

Da der zufällige Kontakt mit fremden Personen die Aktivierung des Suizidgens zur Folge haben kann, sind öffentliche Versammlungen mit mehr als drei Personen verboten.

Sex, eine sehr persönliche Form von Kontakt, wird auf Paare beschränkt, die als verheiratet registriert sind.

Die Empfängnis und die Geburt von Kindern wird der Kontrolle unterworfen. Schließlich ist es im Interesse der Gesellschaft, daß Prä-S Frauen keine Prä-S Kinder in die Welt setzen.

»Wir sind dabei, die Tests zu optimieren« mit denen man das S-Gen im Zustand kurz vor der Auslösung nachweisen kann, aber in der Zwischenzeit reichen Verhaltenssymptome aus, um die Diagnose zu stellen. In dieser Hinsicht wird eine viel größere Liste von Früh- Zwischen- und Spätsymptomen veröffentlicht. Zu diesen Symptomen gehören Dinge wie Hautausschläge, lederige Hautstellen im Gesicht, eine übermäßig laute Stimme, häufiger Verlust von Gegenständen, die Weigerung, das Telefon abzunehmen sowie ein ernster Gesichtsausdruck über einen längeren Zeitraum...

Zu diesem Zeitpunkt wird der Presse eine vertrauliche interne Mitteilung zugespielt, die von einem leitenden Angestellten eines großen Pharmakonzerns geschrieben wurde und an ein Mitglied des Aufsichtsrats gerichtet ist. Die Veröffentlichung verursacht einigen Wirbel, doch angesichts der neuen Berichte über Prä-S schwindet auch dieser Vorfall nach wenigen Tagen aus dem Bewußtsein der Öffentlichkeit.

Von: H.S.
An: R.Y.
Betreff: Langzeitplanung; Welche Art von Forschungsprojekten sollten wir in Zukunft unterstützen?

Die ideale Krankheit – aus einer finanziellen Sicht der Dinge – wäre eine, in der alle Symptome, die die Pathologie des Menschen aufzuweisen hat, miteinander verflochten sind. Mit anderen Worten, könnte man mit Halsschmerzen anfangen und dabei wissen, daß alle Fälle von Halsschmerzen nichts anderes als ominöse Vorboten des Hervortretens ernsterer Symptome wie Fieber oder der Reduzierung der T-Lymphozyten sind. Diese Symptome wären wiederum mit anderen, gravierenden Symptomen auf diesem Baum der Krankheit verwachsen, wie etwa mit schwerem Krankheitsgefühl, Melancholie und Niedergeschlagenheit.

Jede Verzweigung, jeder große Ast von Symptomen würde natürlich bestimmte Tests erforderlich machen, um die Stellung des Patienten innerhalb des Gesamtgebildes genau zu ermitteln.

Bei jeder Position wären bestimmte Arzneimittel, bestimmte Pharmazeutika erforderlich. Jedes dieser Mittel hätte ein gewisses, schwankendes Ausmaß an Nebenwirkungen und würde so weitere Symptome hervorrufen, die später, bei den noch schwerwiegenderen und gut definierten Elementen der Krankheit weiter unten am Stamm auftauchen würden.

Am Stamm angelangt, hätte man einen Zusammenfluß von psychischen und körperlichen Symptomen, die eine chirurgische Entfernung bestimmter Organe erforderlich machen würde, einschließlich des Gehirns zuletzt, das man dann zur weiteren Erforschung der Einen Krankheit heranziehen könnte.

Bei jeder neuen begrifflichen Phase der Einen Krankheit wäre eine Konsultation des Arztes zur Diagnosestellung erforderlich, und diese

Diagnose würde den Patienten noch weiter in die Depression treiben. Er bekäme auch Stück für Stück, nach und nach, Kenntnisse über den ganzen Baum der Einen Krankheit geliefert. Auf diese Art und Weise **wüßte** der Betroffene, daß seine jetzigen Symptome Vorboten von schwerwiegenderen, zukünftigen Symptomen seien. Sie wären ein Vorspiel des späteren Desasters und würden so, im gewissen Ausmaß, die Funktion einer sich selbst erfüllenden Prophezeiung erfüllen.

Wie bereits eingangs erwähnt, haben wir es hier mit einer in geschäftlicher Hinsicht idealen Krankheit zu tun. Um es noch einmal zu sagen, es ist nichts weniger als die Verflechtung beinahe aller Symptome der Pathologie des Menschen, die ein immer stärkeres und nebenwirkungsträchtiges Eingreifen erfordert. Das gegenteilige Extrem hieße, einen Schnupfen immer als einen Schnupfen zu betrachten...

22. Testzwang/Zwangsinternierung

Es bedürfte schon umfangreicher Recherchen, wollte man alle Gesetze zusammentragen, die die amerikanischen Bundesstaaten bis zum Jahr 1987 im Zusammenhang mit der AIDS-Frage erlassen haben. Meiner Ansicht nach ist das sogenannte »Intergovernmental Health Policy Project« der George Washington Universität, das eine Zusammenfassung der AIDS-Gesetze aus der Gesetzgebung der Bundesländer des Jahres 1987 erstellt hat, die einzige Gruppe, die einen Überblick hat.

Aus ihrer Studie wird beispielsweise ersichtlich, daß 13 Bundesstaaten bereits irgendeine Form von HIV-Testzwang für bestimmte (spezielle) Gruppen haben, so zum Beispiel für Personen, die mit Lebensmittel arbeiten, Krankenhauspatienten, Paare, die eine Eheschließung beabsichtigen, neugeborene Kinder, Gefangene und Prostituierte.

In neun Bundesstaaten gibt es gesetzliche Möglichkeiten, Personen zu isolieren oder in Quarantäne zu nehmen.

In neun Bundesstaaten gibt es bestimmte Auflagen, die mit der Registrierung oder Überwachung von sogenannten »HIV-Infizierten« zu tun haben.

Es ist offensichtlich, daß es keinen Bundesstaat gibt, der zu diesem Zeitpunkt im Begriff wäre, Maßnahmen für eine massive Quarantäne zu ergreifen. Es gibt jedoch bestimmte Vertreter der Gesundheitsbehörde, welche befugt sind, Maßnahmen zu ergreifen, die sie als notwendig zur Erhaltung der Volksgesundheit erachten. In manchen Fällen müssen andere Gesundheitsbehörden, der Gesetzgeber oder der Gouverneur des Bundesstaates diese Maßnahmen ebenfalls genehmigen, in anderen Fällen können Behördenleiter auch vollkommen eigenmächtig handeln.

Alle Bundesstaaten haben die Darstellung von AIDS als eine klassische, durch Geschlechtsverkehr übertragene Krankheit ohne jeglichen Widerspruch »gekauft« sowie die Vorstellung, daß der HIV-Test ein guter Indikator einer gegenwärtigen Infektion durch den Verursacher der Krankheit AIDS ist.

Wenn man die Zeit anhalten und die AIDS-Gesetze lesen könnte, käme man wohl zu dem Schluß, daß die Bundesstaaten die Fragen der Zwangsinternierung von »HIV-Trägern« behutsam behandeln.

Die Zeit läßt sich aber nicht anhalten. Die bevorstehenden Ereignisse könnten zu einem Abbau oder einer Steigerung der AIDS-Hysterie führen. Kommt es zu letzterem, werden die entsprechenden Gesetze allmählich zur Anwendung gelangen. Wenn wir die letzten drei Jahre betrachten, sieht man, daß dies schon teilweise geschieht.

Hier sind einige Beispiele der gegenwärtigen bundesstaatlichen Gesetzgebung, die ich der Zusammenfassung des »Intergovernmental Health Policy Project«, von 1987 entnommen habe:

1) Alabama HB 338 – »Ein Verfahren zur Unterbringung kann bei Personen beantragt werden, die mit meldepflichtigen Krankheiten oder bekannten Geschlechtskrankheiten (d.h. AIDS) infiziert sind und eine Untersuchung und Behandlung ablehnen (bei AIDS ausschließlich AZT! Anmerkung) oder verweigern sowie bei Personen, die durch ihr Verhalten ein Infektionsrisiko für andere darstellen ... Zu den Personen, die für die Meldung von bekannten oder **Verdachtsfällen** die Verantwortung tragen gehören Ärzte, Zahnärzte ... Schuldirektoren und Leiter von Tagesstätten.« (Hervorhebung durch den Autor).

Die Unterlassung einer Meldung kann eine Geldstrafe von $ 100 bis $ 500 zur Folge haben.

Es ist schon interessant, daß Schuldirektoren und Leiter von Tagesstätten Kraft des Gesetzes mit medizinischem Scharfsinn ausgestattet werden; und sollten Menschen, die eine Behandlung mit AZT verweigern, auch wirklich interniert werden können?

Im Bundesstaat North Dakota werden nach gesetzlicher Verordnung SB 2117 » ... die Befugnisse und Pflichten des bundesstaatlichen Gesundheitsbehörde dahingehend erweitert, daß diese Befehle erteilen kann, die mit den erforderlichen Maßnahmen zur Bekämpfung von Infektionskrankheiten zusammenhängen (d.h. AIDS). Zu den Maßnahmen zur Bekämpfung von Infektionskrankheiten gehören besondere Immunisierungsaktivitäten und Dekontaminierungsmaßnahmen ... der Verbot öffentlicher Veranstaltungen oder das Schließen von Geschäftsräumen (mit Genehmigung des Amtsgerichts).«

In Oregon ist es nach HB 2067 » ... der örtlichen öffentlichen Gesundheitsbehörde gestattet, Personen, bei denen ein berechtigter Grund zur Annahme einer übertragbaren Krankheit besteht (d.h. AIDS) ... zu einer Untersuchung vorzuladen. Diese Vorladung enthält eine Erklärung, nach der es der betreffenden Person gestattet ist, die Untersuchung abzulehnen. In diesem Fall können volksgesundheitliche Maßnahmen angewandt werden, wie Isolation, Quarantäne oder andere vorbeugende Maßnahmen, die der Erhaltung der Volksgesundheit dienen (unter Beachtung bestimmter Richtlinien und vorgeschriebenen Verfahrensweisen)...«

Und an dieser Stelle noch ein letzter Hinweis: Im *The People's Doc-*

tor, einem Verbraucherrundbrief, der von dem verstorbenen Dr. Robert Mendelsohn herausgegeben wurde, findet sich im Band 12, Nummer 2, ein Bericht aus dem ich folgendes zitieren möchte: »Die erste AIDS-Kolonie der Welt (ein Schloß aus dem 16. Jahrhundert) wird in Schweden auf der Insel Adelso in der Nähe von Stockholm errichtet ... wo Männer und Frauen (AIDS-Patienten) hinter drei Meter dicken Mauern und unter der Bewachung von bewaffneten Wachpersonal interniert werden ... Seit 1985 werden AIDS-infizierte Personen, die ein Infektionsrisiko für ihre Mitmenschen darstellen, nach schwedischem Gesetz interniert.« Berichte über die Internierung von AIDS-Patienten auf einer Farm außerhalb Havanna sind ebenfalls aufgetaucht.

Diese Geschichten sind von der amerikanischen Presse heruntergespielt worden. Obwohl eine entsprechende Berichterstattung über den schwedischen Plan für einigen Wirbel in der Öffentlichkeit sorgen könnte, haben sich die Medien recht zurückhaltend verhalten.

Die in Salt Lake City erscheinende Zeitung *Desert News* berichtet (19. Januar 1988, »Schweden errichtet ein 'Alcatraz' für AIDS-Kranke,« von Ron Laytner), daß die Personen, die auf die Insel Adelso eingewiesen werden, die Anstalt nie mehr verlassen dürfen.

Ein Sprecher für medizinische Fragen an der schwedischen Botschaft in Washington DC hat dies bestritten und erklärt, der Hauptzweck der Einweisung sei therapeutischer Natur und ziele darauf ab, die Patienten von ihrem unverantwortlichen Verhalten abzubringen. Der Aufenthalt auf der Insel dauere höchstens zwei Monate.

George Sved, Koordinator bei der in Stockholm ansässigen Föderation für sexuelle Gleichberechtigung, malte ein etwas komplizierteres Bild: »Auf der Grundlage des Gesetzes ist eine Einweisung auf unbestimmte Zeit möglich, die dann beendet ist, wenn der zuständige Arzt überzeugt ist, daß der Patient den medizinischen Ratschlägen und Vorschriften zur Nicht-Verbreitung des HI-Virus Folge leisten wird. Es ist jedoch keinerlei Therapie vorgesehen, die diesem Zweck während des Aufenthalts in der Anstalt dienen sollte.«

Dies deutet auf eine mögliche Einführung diverser Therapieformen zur Verhaltensänderung oder auf andere »Aversionstherapien« hin.

Die diesjährige (1988) Internationale AIDS-Konferenz findet im Juni in Stockholm statt. Nach Auskunft von George Sved beabsichtigt die Sozialdemokratische Partei, » ... ihr Modell für den Umgang mit HIV-Positiven als Vorbild für die Besucherländer zu präsentieren ... Es gibt extreme politische Elemente im Land, die aber zum gegenwärtigen Zeitpunkt keinen besonders starken Einfluß auf die AIDS-Frage haben. Die EAP-Partei, in Verbindung mit Lyndon LaRouche, hat einige Vertreter hier, die eine dauerhafte Trennung der sogenannten gesunden Bevölkerung von den infizierten Personen vorsehen. Ein Beispiel hierfür ist Doktor Lita Tibling.«

Der in der *Desert News* erschienene Artikel enthält einige Zitate besagter Frau Tibling: »Ich würde alle Personen mit einem positiven HIV-Test für Lebenszeit in kleine Gemeinschaften auf einer Insel unterbringen, damit sie die Infektion nicht weiterverbreiten können. Was ihre besuchenden Familien anbelangt, so würde ich diese Personen, die wahrscheinlich ohnehin schon infiziert sind, ebenfalls auf die Insel setzen...während die AIDS-Seuche immer schlimmer um sich greift, wird sich die öffentliche Meinung weltweit in den nächsten ein, zwei Jahren sich zugunsten von härteren Positionen wenden.

Wir müssen jetzt landesweite Tests einführen. Umfragen zufolge sind 70% der schwedischen Bevölkerung Befürworter eines Testzwangs ... Ich glaube, daß Schweden das erste Land sein wird, das diese Tests einführt – wahrscheinlich noch in diesem Jahr.«

Eine anonymen Quelle auf Regierungsebene in den Vereinigten Staaten bezeichnet das Einweisungsverfahren auf die Insel Adelso als Teil eines größeren Plans, der von den westlichen Nationen mit großem Interesse verfolgt wird. In der ersten Phase würden alle Schweden auf HIV getestet und mit Ausweisen gemäß ihrem HIV-Status versehen werden. HIV-Positive, die zudem noch Fixer, Prostituierte oder Personen mit promisker Lebensweise (Homosexuelle oder Heterosexuelle) sind, würden in Gewahrsam genommen werden. Personen, die keine Änderung ihres Verhaltens erwarten ließen, würden dann auf die Insel Adelso geschickt.

In der ersten Phase könnte es ebenfalls zu Beschränkungen für Ausländer kommen, die nach Schweden einreisen wollen.

Dieser Informationsquelle zufolge, würden in der zweiten Phase extremere Maßnahmen in der zweiten Phase ergriffen. Es gäbe geschlossene Kolonien für alle HIV-Positiven und ihre Familien sowie die Schließung der nationalen Grenzen und die Erfordernis einer staatlichen Genehmigung vor der Elternschaft.

Ob diese Phase Zwei ein theoretisches Planspiel der Bürokraten darstellt oder ein echtes Program, ist in diesem Fall schwer zu unterscheiden.

Persönlich bin ich nach Gesprächen mit Menschen in den Vereinigten Staaten über die Internierungsanstalt in Schweden zu dem Schluß gekommen, daß es nicht an Unterstützung für diese Art von Idee fehlt. Unter dem Einfluß einer HIV-Hypnose gibt es nicht wenige, die zwar keine aktiven Befürworter einer Internierung sind, aber dieser Idee letztendlich zustimmen, wenn sie von anderen mit Überzeugung vorgebracht wird.

Ergänzung des Verlags: Deutsche Regelungen
Bayern probt den AIDS-Test. Die Erprobungsphase eines anonymen AIDS-Tests in Bayern wird vorraussichtlich im September beginnen, teilte das bayrische Innenministerium mit. Bis zum 31. Dezember (1990) sollen 25000 Blutproben auf die Immunschwächekrankheit hin getestet sein. Für den anonymen AIDS-Test wird auf Restblut zurückgegriffen, das in Krankenhäusern bei Diagnoseuntersuchungen anfällt. Diese Proben werden anonymisiert, so daß sie keinem bestimmten Patienten zuzuordnen sind. (Pressemeldung 30. 7. 90)

AIDS-Tests sind in Deutschland bislang freiwillig. Allerdings sind bestimmte Personengruppen aus »Risikoländern« bei der Einreise zu einem Test verpflichtet.

In Krankenhäusern werden bei Personen aus sogenannten Risikogruppen ebenfalls AIDS-Tests durchgeführt, auch wenn es offiziell noch keine gesetzlichen Vorschriften gibt. Patienten werden häufig sogar vor Operationen dazu veranlaßt, zu unterschreiben, daß ein AIDS-Test durchgeführt wird, unter dem Vorwand, bei Verweigerung die Operation nicht durchzuführen (auch bei »Nicht-Risiko-Patienten«).

Manche Firmen und Behörden verlangen ebenfalls einen Test bei Einstellung.

Da sich die »Epidemie« in Deutschland immer weniger bestätigt, ist der Gesetzgeber im allgemeinen noch vorsichtig, gesetzliche Regelungen zu treffen. Dennoch hat die Verunsicherung und Hysterie zugenommen, was der Vorstoß von Bayern beweist.

23. Strategien für Aktivisten

Bei den Versuchen, die staatlichen amerikanischen (und deutschen, Anm.) Gesundheitsbehörden zu einer verantwortlichen Vorgehensweise zu bewegen, muß man gegen eine lange, andersgerichtete Tradition jener Organisationen ankämpfen.

Nehmen wir einmal Krebs als Beispiel.

Einer der grundlegenden Mythen besagt, daß Krebs, wie AIDS, als Krankheit eine festumrissene Entität sei. Das Sonderforschungsprogramm der Siebzigerjahre hat dieses Bestreben bei Krebs noch weitergeführt, indem man versucht hat, einen Erreger zu finden, der für die gesamte Krankheit verantwortlich ist. Dieses Projekt hat zwar eine Menge Wissen angesammelt, aber schließlich doch versagt. Es war wohl zuviel des guten verlangt, eine Einzelsubstanz als Heilmittel für ein multikausales Krankheitsgeschehen wie Krebs zu finden, und in ähnlicher, aber nicht gleicher Weise, wird man auch nicht **die** Heilung für AIDS finden, da **Gesundheit** – eine gleichmäßig gute Immunleistung – wesentlich mehr darstellt, als die vorübergehende Hilfe bei akuten Symptomen, die konventionelle Pharmazeutika bringen können.

Unsere Schulmedizin zielt weitgehend auf die Beherrschung akuter Krisensituationen ab. Unter seiner Schirmherrschaft hat dieses medizinische System seine Kompetenz auf den Bereich der »Gesundheitspflege« ausgedehnt, für das es eigentliche kein Programm aufzuweisen hat.

Wenn die Wissenschaftler der Öffentlichkeit versichern, daß AIDS unweigerlich zum Tode führt, und daß diese ganze sogenannte Krankheit allein durch den HI-Virus verursacht wird, dann unterrichten sie über eine Philosophie der Medizin. Dieser Ansatz, diese Denkweise, wird durch die Vergabe noch größerer Summen von Forschungsgelder immer weiter aufgebläht – auf die Dauer kann das nicht gutgehen.

Es ist gut möglich, daß jene Aktivisten, die nach der Lösung der AIDS-Frage suchen, am Ende wesentlich mehr erreichen, als die Schulmedizin zu einem schnelleren Tempo in der Forschung zu bewegen. Vielmehr könnten sie womöglich eine Revolution in den Vorstellungen über die Erhaltung und Pflege der Gesundheit auslösen. Das ist natürlich einer der Aspekte, die bei den Bürokraten des Gesundheitswesens für Nervösität sorgt.

Ein interessanter Fall ist das Eingreifen der Staatsanwaltschaft von

Massachusetts in die Angelegenheiten von Ann Wigmore. Die in Boston ansässige Frau Wigmore hat seit Jahren das örtliche Hippocrates Health Institute geleitet. Die Staatsanwaltschaft hat ihr die Behauptung untersagt, sie könne AIDS durch eine zweiwöchige Kur mit einer sogenannten »Energiesuppe« heilen, die aus diversen Sprossen und Weizengrassaft besteht.

Ann Wigmore bestreitet, dies behauptet zu haben.

Der Staatsanwalt versucht ebenfalls, den Verkauf eines von Ann Wigmore verfaßten Buchs zu untersagen, in dem die Autorin behauptet, »das Immunsystem zu kräftigen und aufbauen zu können« – so schrieb die *Boston Globe* am 20. Januar 1988. (Am 1. April 88 wurde das Verbot wieder aufgehoben.)

Das gerichtliche Verbot der Staatsanwaltschaft in Massachusetts ist absurd. In einer perfekten, idealen Welt, in der die Riege der Verantwortlichen (AMA/NIH/CDC) eine wunderbar weiße Weste hätte und durch ihre bestechende Logik brillieren würde, könnte man diese Kritik an den fehlgeleiteten gesundheitlichen Ratschläge einer Außenseiterin nur zu gut verstehen, aber in dieser Welt, im Jahr 1988, ist die sogenannte »Energiesuppe« wesentlich bekömmlicher, als viele der Pharmazeutika, die von diesen Verantwortlichen abgesegnet werden wie zum Beispiel AZT. Es scheint jedoch so zu sein, daß die Verfassung der Vereinigten Staaten eine wenig bekannte Klausel enthält, welche die Bürokraten des Gesundheitswesens ermächtigt, über die Organe der Staatsgewalt nach freiem Ermessen den Begriff der **Heilung** zu definieren, indem sie Veröffentlichungen zu diesem Thema verbieten.

In verschiedenen Bundesstaaten werden Kommissionen zwischen Vertretern der Gerichtsbarkeit und den lokalen Ärzteverbänden gebildet, die sich mit sogenannter »Quacksalberei« in Verbindung mit AIDS befassen. Ärzte, die AIDS-Patienten behandeln, werden auf eine linientreue Haltung eingeschworen, und nach dieser ist die Behandlung mit AZT das Mittel der Wahl (gilt ebenso für Deutschland).

Im Lichte der Tatsache, daß die Schulmedizin von jeher über keinerlei Mittel für eine Langzeitbehandlung und eine Regenerierung des Immunsystems verfügt hat, erscheint das Vorgehen jener Kommissionen mehr als fragwürdig. In Anbetracht dieses echten Mangels an Wissen und Erfahrung in der Behandlung des Immunsystems, hat die Schulmedizin wenig zu bieten und wenig Grund, sich in diesen Dingen als Autorität aufzuspielen.

Auf allen Ebenen unserer Medien herrscht ein gewaltiges Schweigen über diese Aspekte der gegenwärtigen AIDS-Frage. Der Grund ist wieder einmal schlicht und einfach die Annahme, unsere medizinischen Autoritäten würden schon wissen, was richtig ist. Recherchen auf diesem Gebiet stehen für unsere Journalisten auf ihrer Prioritätsliste ganz unten.

Ich möchte im folgenden einige Strategien umreißen, die meiner Ansicht nach zur Reduzierung der Hysterie beitragen könnten, und die Dinge im angemessenem Verhältnis zeigen.

Einige dieser Strategien werden bereits von Aktivisten-Gruppen verfolgt:

1) Es bedarf einer gerichtlichen Untersuchung der Rolle des HI-Virus als Ursache von AIDS; die Wissenschaftler, die Relevantes hierzu aussagen können, aber ungerne aussagen wollen, müssen gegebenfalls unter Strafandrohung vorgeladen werden. Die alleinige Verursacherrolle des HIV muß angefochten werden.

2) Kampagnen sind zu führen gegen den HIV-Testzwang, wo immer dies droht, sowie gegen Einweisung oder Internierung aufgrund des HIV-Status. Die wissenschaftliche Glaubwürdigkeit der Testverfahren sind anzufechten (siehe Kapitel 29).

3) Der Kongreß (Bundestag) sollte über die Expansion des AIDS-Imperiums aufgeklärt werden sowie über die Art und Weise wie verschiedene Formen von Immunsuppression weltweit unter dem Oberbegriff eines einzigen Virus miteinander verknüpft werden. Dadurch entstehen gewaltige Möglichkeiten für die Pharmaindustrie, aus dieser Mixtur von Angst und Falschinformation Kapital zu schlagen.

4) Die Vorstellung, nach der AIDS unheilbar ist und unweigerlich zum Tode führt, sowie die Behauptung, daß Test-Positive notwendigerweise erkranken, ist ebenfalls anzufechten.

5) Die Entlassung des Forschungsteams, das den NIH-Feldzug gegen Krebs verloren hat, angefangen mit Robert Gallo, ist ebenfalls zu fordern. Die Erforschung von anderen Verursachungs-Szenarios muß endlich energisch betrieben werden.

6) Druck wäre auf die Universitätsforscher auszuüben, die sich bislang geweigert haben, den Würgegriff bestimmter Interessengruppen auf die Elite der AIDS-Forschung öffentlich anzuprangern, sowie das herrschende Klima der Angst, in dem Wissenschaftler jegliche Meinungsverschiedenheit mit den Top-AIDS-Forschungsgruppen meiden, da sie ihre Forschungsgelder nicht aufs Spiel setzen wollen.

7) Die Bildung neuer, privater Stiftungen, die sich mit der Erforschung von Methoden und Verfahren zur Reduzierung von Immunsuppression befassen, wäre ebenfalls zu fordern.

8) Die Personen, die den Verkauf von gefährlichen, immunsuppressi-

ven Pharmazeutika, Herbiziden und Pestiziden in die Länder der Dritten Welt zu verantworten haben, sollten mit empfindlichen Haftstrafen belegt werden.
9) Angesichts der Tatsache, daß die derzeitigen AIDS-Definitionen inzwischen die meisten, wenn nicht alle Formen von Immunsuppression beim Menschen umfassen, wäre eine Lobby für eine durchgreifende, umfassende Untersuchung der großen Zentren angebracht, in denen medizinische Forschung, die Entwicklung biologischer Kampfstoffe oder umfangreiche Tierversuche durchgeführt werden. Man sollte nicht nur auf ein internationales Verbot aller Forschung über biologische Kampfstoffe hinwirken, einer Forschung, die man ohnehin nicht anders als wahnsinniges Unterfangen bezeichnen kann, sondern eine ausgedehnte Untersuchung einleiten, die das Wirken im Allerheiligsten der Forschungslabors, die angewandten Methoden, die Sicherheitsvorkehrungen und die Ergebnisse ins grelle Scheinwerferlicht einer kritischen Öffentlichkeit stellt. **Zu fordern wäre auch eine unabhängige Bewertung aller Ergebnisse, die die NIH-Forschung in den letzten zwanzig Jahren erzielt hat.**

Manchem mag diese Liste von Maßnahmen vielleicht als übermäßig gewichtig erscheinen, aber zu ihrer Verteidigung kann ich nur einwenden, daß die vernachlässigte, nicht-untersuchte weltweite Geschichte der Immunsuppression ebenfalls eine gewichtige Angelegenheit ist.

Wenn es andererseits nicht möglich sein sollte, eine solche Liste von Maßnahmen durchzuführen, weil es nicht gelingt, eine objektive Gruppe von fähigen Personen zusammenzubringen, die die Unterstützung des Gesetzgebers genießt, dann ist dies wohl ein weiteres Signal, daß die Lage bereits die schlimmsten Befürchtungen übertrifft.

Es mag vielleicht eine mutige Zeit gegeben haben, in der unsere Medien sich für die Unterstützung solcher Inititiativen erwärmen konnten, aber zum gegenwärtigen Zeitpunkt sind unsere Zeitungen, unsere Rundfunk- und Fernsehanstalten und sogar die meisten unserer Zeitschriften mit der Idee verheiratet, daß eine Geschichte, eine Nachrichtenmeldung nur dann auch wirklich existiert, wenn sie von einer offiziellen Behörde/Verband/Organisation verkündet wird. Mit anderen Worten, unser Planet könnte im Begriffe sein, in zwei Hälften auseinanderzubrechen, aber wenn eine Zeitung nicht von einer Kommission von Wissenschaftlern darüber informiert oder dies von einer Regierungsbehörde bestätigt würde, müßte sich ihr Reporter vor Ort von seinem Herausgeber belehren lassen, daß er er wohl einen harmlosen Luftzug für einen Hurrikan halten.

Wenn es endlich ein Gerichtsverfahren über HIV von der Art gäbe, wie seinerzeit gegen Scopes, der die Evolutionstheorie von Darwin zu lehren wagte, wenn man Wissenschaftler gegebenfalls unter Strafandrohung vorladen könnte, wenn hochkarätige Staranwälte für und gegen die HIV-These streiten würden, dann hätten wir ganze Heerscharen von berichterstattenden Reportern.

Unter den Schwulen gibt es auch Aktivisten, die befürchten, daß eine Widerlegung des HI-Virus als Ursache von AIDS die Uhr wieder zurückdrehen könnte und man der »Lebensweise der Schwulen« (gay lifestyle) eine noch größere Schuld für AIDS in die Schuhe schieben könnte. Das ist aber eine Frage, mit der man doch fertigwerden kann. Was sich jedoch viel schwieriger überwinden läßt, ist das Verewigen der Vorstellung einer viralen Epidemie, welche die Menschheit zu dezimieren droht. Je **länger** sich diese Vorstellung in den Köpfen der Menschen festsetzt und dabei an Schrecken und Hysterie zunimmt, desto größer wird die Schuld sein, die man den sogenannten Risikogruppen in die Schuhe schiebt. Das ist das echte Problem, und die Medien spielen bei der Imagepflege von HIV als Pest der Jetztzeit munter und unkritisch mit.

Würde man AIDS sinnvollerweise in verschiedene Arten und Formen von Immunsuppression auseinanderdividieren, würde man die wirklichen verursachenden Faktoren, von denen ich einige beschrieben habe, für die Öffentlichkeit erkennbar machen, dann wäre rundum weniger Angst im Spiel.

Solange die Medien treuherzig glauben, daß sie von den staatlichen Gesundheitsbehörden nur reinen Wein eingeschenkt bekommen, werden sie weiter am Aufbau dieses absurden Mythos mitwirken. Sie werden im gleichen Trott weitermachen und allen Ernstes glauben, sie dokumentierten den heldenhaften Kampf einer Schar von begnadeten Wissenschaftlern bei ihrem Kampf gegen die Seuche, die vom HI-Virus verursacht wird. Man muß sich vor Augen führen, daß sie jeden sogenannten Kampf oder Feldzug gegen eine wichtige Krankheit auf eben diese Art und Weise dokumentiert haben. Warum sollten sie also jetzt ihrem Stil untreu werden wenn es genügt, den alten Film noch einmal herunterzuspulen?

Im Zuge dieser ganzen Imagearbeit werden jedoch die einfachsten Tatsachen verschüttet.

Jedes Jahr oder alle zwei Jahre erfinden die Bürokratengötter der CDC eine neue Kanone, mit einem breiteren Rohr und noch größerer Feuerkraft, und das, was diese Kanone abfeuert, ist wieder eine neue Definition von AIDS.

Dabei werden natürlich auch Leute getroffen, die ungewöhnliche gesundheitliche Probleme und Krankheiten haben, aber die Breitenwirkung ist nichts als allgemeine Verwirrung und Angst. Ein interessanter Begleitumstand ist der, daß weiter gefaßte Krankheitsdefinitionen mit größeren Gewinnen der Arzneimittelhersteller gleichzusetzen sind.

Dank diesem ganzen faulen Zauber kann ein Unternehmen wie Burroughs-Wellcome 80 Millionen Dollar in die AZT-Forschung stecken, in die Erforschung eines Mittels, das das Knochenmark schädigt und schwere Anämien hervorruft. Die jährlichen Kosten der AZT-Therapie belaufen sich auf 8 000 bis 10 000 Dollar pro Patient und es wird wohl nicht mehr allzu lange dauern, bis die Ärzte das Zeug wie Rosenwasser austeilen.

Damals, 1980, als die ersten fünf Patienten, die später als AIDS-Patienten bezeichnet wurden, in den Krankenhäusern von Los Angeles auftauchten, hat man die falsche Diagnose gestellt. Sie hatten *Pneumocystis-carinii-Pneumonien* und andere Infektionen. Wie jeder Arzt eigentlich wissen sollte, können Pneumocystis-carinii-Pneumonien auf dem Boden von **jeder erdenklichen Form** von Immunsuppression auftreten, ganz gleich aus welcher Ursache diese entstanden ist. Das ist nun einmal die Geschichte und die Natur dieser Krankheit. In unbegreiflicher Weise geschockt über die Immunsuppression dieser Männer, haben die Ärzte einige Geräusche über ein neues Syndrom gemacht, und es dauerte gar nicht lange (vielleicht zehn Sekunden, glaube ich) und schon hatten alle vergessen, daß das Lokal, das alle diese Männer so häufig frequentiert hatten, den Namen »nitrithaltige Inhalationsmittel und andere chemische Substanzen« trug. Nun konnte die Suche nach dem Virus beginnen. (Im Juli 1990 ging denn auch zur Bekräftigung der Virustheorie die Meldung durch die Medien, daß englische Wissenschaftler bei einem Mann, der 1959 an einer Lungenentzündung gestorben war, den HI-Virus entdeckt hätten. Anm. des Verlags).

Bald gab es das Märchen von Afrika und seinen Affen, den grünen Meerkatzen, zu hören. Da man diese Affen seit Jahren in großer Zahl bei der Herstellung von Impfstoffen verwendet und auf der ganzen Welt in jeder erdenklichen Weise an diesen Tieren Experimente im Dienste der Wissenschaft durchgeführt hatte, sprich die Tiere gestreckt, durchlöchert, seziert, isoliert, in Scheiben geschnitten und noch vieles mehr, konnte man natürlich **mit Sicherheit ausschließen,** daß AIDS in irgendeiner Weise mit der Herstellung von Impfstoffen oder dem Laborbetrieb zu tun haben könnte, sondern nur aus dem afrikanischen Dschungel stammen konnte.

Mit Hilfe der Affen-Virus-Theorie konnte man Afrika in die AIDS Familie aufnehmen und die Dritte Welt gut für die schwellenden Zahlen der weltweiten Statistik vereinnahmen. (Und da in westlichen Industrieländern der prophezeite schnelle Anstieg der Erkrankungen nicht eintraf, ist »AIDS« eben »Die Seuche der Armen« /Zeit v. 19.1.90; Anm. des Verl.)! Die neu definierten Symptome für diese Länder ließen sich doch gar nicht unterscheiden von den Hauptsymptomen des Hungers und der Unterernährung oder vom Tod durch den Mißbrauch von nebenwirkungsträchtigen Arzneimitteln oder Herbiziden und Pestiziden.

In der Zwischenzeit hätte das AIDS-Establishment eine Millionen-Dollar Kampagne starten können, um die Öffentlichkeit über immunsuppressive Faktoren aufklären zu können, doch ist nichts dergleichen geschehen.

Es wurden auch niemals Studien durchgeführt, welche aufzeigen könnten, was mit Personen geschieht, die angeblich Prä-AIDS haben und die immunsuppressive Faktoren und Gewohnheiten aus ihrem Leben eliminieren. Die wenigen Bemühungen, die von Außenseitern in dieser Hinsicht unternommen worden sind, wurden von den zuständigen Gesundheitsbehörden wie lästige Fliegen beiseite gefegt.

Man muß aber sagen, daß es für den durchschnittlichen Arzt in der Praxis inzwischen schon reichlich spät geworden ist, auf Nichtwissen zu plädieren.

Die Heilung dessen, was als AIDS bezeichnet wird, hat viel mit der Vorstellung zu tun, daß das Immunsystem wiederhergestellt werden kann. Was die Regenerierung des Immunsystems anbelangt, so muß man sagen, daß die Schulmedizin wenig Erfahrung darin besitzt und über geringe Mittel verfügt.

Inmitten der AIDS-Todesfälle, des Elends und Leidens und der ständig neuen Definitionen tauchen verschiedene Ideologien auf, die die Welt nach ihrem Gutdünken verändern wollen und die große Gelegenheit sehen, Sündenböcke anzugreifen, gegen sexuelle Freizügigkeit zu wettern, den Haß in dieser Welt zu vermehren und die Hemmschwelle für Gewalt gegen sogenannte Risiko- und Randgruppen weiter herabzusetzen. Es gibt nicht wenige, die nun die Gelegenheit für die Einführung von irregeleiteten biblisch-fundamentalistischen oder medizinischen Gesellschaftsmodellen ergreifen wollen. An diesem Punkt würde ich es zu gerne erleben, daß einige unserer mit Auszeichnungen behangenen Wissenschaftler, die gerne mit so großem Ernst sogenannte »humane« Standpunkte in Gesundheitsfragen beziehen, nun in das kalte Rampenlicht treten und den absurden Charakter von Wissenschaft und Bürokratie in der AIDS-Frage öffentlich anprangern. Solange dies nicht geschieht, nehmen sie das, was das AIDS-Establishment an Unerträglichem weltweit inszeniert, wohl billigend in Kauf.

Ich habe wohl einiges an pikantem Material ausgegraben – und natürlich bin ich nicht der erste – aber nun liegt es an diesen mutigen Wissenschaftlern, die sich ihrer Verantwortung gegenüber der Menschheit bewußt sind, in die Tiefe zu dringen und im größeren Detail aufzuzeigen, wie bizarr, unwissenschaftlich, furchtsam und verlogen ihre Kollegen in allen Einzelheiten agiert haben.

Sie können dann sicher sein, daß die Medien **darüber** berichten werden.

DRITTER TEIL

DIE IM VERBORGENEN BLÜHENDE IMMUNSUPPRESSION

24. Im Allerheiligsten des Labors

Wieder einmal saß ich bei meinem anonymen Arztfreund in New York. Das Thema, um welches unsere neuen Gespräche kreisten, hieß: Würde es sich lohnen, verschiedene verborgene Quellen der Immunsuppression auszuleuchten? Quellen, die normalerweise nicht ins Bewußtsein der Öffentlichkeit rücken?

In einem gewissen Sinne hieße es, den Spieß gegen die Urheber der AIDS-Definitionen umzudrehen. Man würde damit in etwa sagen: Gut, wenn Sie bereit sind, AIDS so zu definieren, daß es mit allen Formen von Immunsuppression auf diesem Planeten gleichzusetzen ist, dann wollen wir auf einige Quellen von immunsuppressiven Faktoren hinweisen, an die Sie nicht gedacht haben, und an die Sie auch gar nicht so gerne denken möchten, denn hier heißt es erst einmal, den Dreck vor der eigenen Tür zu kehren – hier geht es um den medizinischen Forschungsbetrieb selbst.

Der Arzt war der Meinung, ich sollte diesen Teil des Buchs lieber streichen.

»Das ist für die meisten Menschen zu absurd, zu unwahrscheinlich,« waren seine Worte.

Nach einigem Nachdenken habe ich mich dennoch entschlossen, den folgenden Abschnitt beizubehalten. Wenn AIDS nämlich nach wie vor als eine klassische, ansteckende Seuche dargestellt wird, die durch den HI-Virus verursacht wird, und dabei so ziemlich alle Krankheitssymptome des Menschen auf sich vereinigt, werden andere bestehende Quellen von Krankheit und Immunsuppression dadurch verwischt.

Wie geschehen in Afrika, wo die Symptome von schwerem Hunger und Unterernährung von der neuesten Definition von AIDS abgedeckt werden. So wird AIDS vom gesamten Kontinent Besitz ergreifen, und die politischen Realitäten, die für den Fortdauer des Hungers verantwortlich sind, werden wieder aus dem Bewußtsein der Öffentlichkeit schwinden. In den meisten Fällen, wann immer Hunger und Nahrungsmittelknappheit in den Ländern Afrikas grassiert, finden sich örtliche Behörden, die nur allzu gerne bereit sind, die Schuld ausschließlich der Natur zu geben, um jeden Preis nach »natürlichen« Erklärungen zu suchen.

Diese Behörden akzeptieren die Tatsache, daß Nahrungsmittel, die im eigenen Land erzeugt werden und für den Export in die westlichen

Industrieländer bestimmt sind, auf keinen Fall zur Ernährung der eigenen Bevölkerung verwendet werden können – auch nicht ein Bruchteil davon.

Für diese Behörden sowie für die Multis der Agrarindustrie und die Großgrundbesitzer, die diese Produkte anbauen, hat AIDS einen ungewöhnlichen Aspekt. Durch AIDS wird der Hunger wegerklärt, und die Peinlichkeiten, die durch das bizarre Nebeneinander von sterbender Bevölkerung und verfügbaren Nahrungsmitteln entstehen könnten, werden verwischt. So kann man Hunger als eine virale Pest, als AIDS erklären.

In ähnlicher Weise kann man jene Krankheiten und Todesfälle, die durch den Verkauf – man muß schon von Dumping sprechen – und den Mißbrauch von hochgiftigen Pestiziden und nebenwirkungsträchtigen Pharmazeutika hervorgerufen werden, ebenfalls mit dem Begriff AIDS belegen. Darüberhinaus können neue Pharmazeutika und Impfstoffe entwickelt werden, die man **in eben jene Gebiete** versenden kann, um AIDS zu behandeln.

Nehmen wir an, ich besäße eine Flugzeughalle voll mit Blechbehältern einer Flüßigkeit, die bereits in sehr kleinen Mengen Fieber, Erbrechen, Gewichtsverlust und einen verlangsamten Gang hervorrufen können. Nach einigen Monaten zeigen die Opfer eine bläuliche Verfärbung, es tritt Atemstilstand ein, und der Betroffene stirbt.

Wollen wir uns vorstellen, mein wichtigstes Ziel bestünde darin, diese Substanz in Länder zu vermarkten, wo sie unbedenklich zur Schädlingsbekämpfung in der Landwirtschaft angewandt werden kann.

Nehmen wir den Fall, ich hätte Tausende von Reagenzgläsern voll mit einer Substanz, die das Knochenmark des Menschen zerstört, und mein Hauptziel sei die Vermarktung dieser Substanz als ein Produkt, welches dem Fortschreiten eines Erregers Einhalt gebietet.

Während eine Vielzahl von aggressiven chemischen Substanzen die Gesundheit der Menschen ruinieren und diese an den Folgen auch sterben, wird jene Entität, die wir das Immunsystem nennen, in ihrer Funktion reduziert, schwer beschädigt und schließlich zum Erliegen gebracht. Wie sollen wir dieses Geschehen bezeichnen, als Krieg, als Krankheit, AIDS, Bürokratie, unbeabsichtigte Böswilligkeit? Macht es einen Unterschied wie wir es nennen?

Es gibt aber andere, wesentlich weniger sichtbare, jedoch potentielle Quellen von Immunsuppression.

Wie zum Beispiel die Forschungslaboratorien selbst.

Einige unabhängige Wissenschaftler haben die offenkundigen Ausbrüche von dem untersucht, was als »Simian AIDS« (SAIDS, Affen-AIDS) bezeichnet wird, das während der Siebzigerjahre in Primatenforschungszentren weltweit aufgetreten ist. Die »Antivivisection Society of London« hat die Resultate einige dieser Nachforschungen veröffentlicht. Das Buch heißt *Biohazard* und ist eine sehr interessante Studie über Affen, und zwar nicht in den Dschungeln Afrikas, sondern in den nicht minder verschlungenen Dschungeln der medizinischen Forschungslabors. In jener geschlossenen Welt kommt es häufig vor, daß Affen sowie Proben von krankem Gewebe von einem Primatenzentrum zum anderen versandt werden, eine Praxis, die in Siebzigerjahren zu einer Reihe von Ausbrüchen von Tierkrankheiten beigetragen haben könnte, deren Symptome mit einigen der Symptome übereingestimmt haben, die später unter der Definition von AIDS aufgelistet wurden, nämlich krankhafte Veränderungen der Lymphknoten, Milzvergrößerungen, opportunistische Infektion mit Erregern wie Staphylokokken, Pseudomonasbakterien, Shigella, Schwund und Gewichtsverlust.

Das Buch *Biohazard* unterstreicht die Tatsache, daß die Weitergabe von Affenerregern an Betreuer möglich ist und auch passiert. In den letzten zehn Jahren hat es ausreichende Gelegenheiten für die Infizierung von Tierbetreuern und Laborarbeitern gegeben, und ein Teil dieser Krankheiten könnte ohne weiteres in die städtische Bevölkerung gelangen. Dazu bedarf es keiner allzu großen Phantasie.

Die Forscher, die die Recherchen für *Biohazard* durchgeführt und das Buch geschrieben haben, sind der Ansicht, daß die häufigen Injektionen eines ganzen Katalogs von tierischen und menschlichen Krankheitserregern an Versuchstieren bei einigen Erregern zu Rekombinationen und damit zur Bildung von neuen und möglicherweise virulenten Krankheitserregern geführt haben könnte – Erreger, die auch für den Menschen eine erhebliche Gefahr darstellen.

Affen spielten auch keine unerhebliche Rolle bei jenem Feldzug gegen Krebs, der während der Siebzigerjahre geführt wurde. Man versuchte bei den Tieren Krebs zu Studienzwecken hervorzurufen, indem man viele Arten von Erregern injizierte. Affen wurden bestrahlt und mit immunsuppressiven Medikamenten behandelt, um die Tiere so zu schwächen, daß die jeweiligen Erreger den größtmöglichen Schaden anrichten - und hoffentlich auch Krebs erzeugen würden. Bei diesem ganzen Betrieb hat es, wie bereits erwähnt, für Erreger verschiedener Tierarten wie Mäuse und Ziegen ausreichend Gelegenheit gegeben, gleichzeitig Affenzellen zu infizieren, zu rekombinieren und neue Erreger hervorzubringen.

Das Cold Spring Harbor Laboratorium in New York hat zwei Studien über Laborprobleme herausgegeben, nämlich *Biohazards in Biological Research* und den Banbury Report. In diesen Studien werden Laborunfälle mit Tieren und die Übertragung von Infektionen auf Menschen untersucht. Die beiden Studien bezeichnen den weltweiten »Dschungel« der biomedizinischen Forschungslabors, jenes weitverzweigte System, in dem in Tausenden von Räumen unablässig wiederum Zehntausende von Experimenten durchgeführt werden, als einen fruchtbaren Nährboden für Krankheiten, die den Menschen bedrohen. Diese Berichte sind eine interessante Lektüre.

Wir sollten einige Klischees beiseite lassen und verstehen, daß unsere Laboratorien keine Tempel sind und daß ihre Sicherheitssysteme, wie diejenigen in unseren Kernkraftwerken, mit den Mängeln des menschlichen Irrens behaftet sind. Eine Labortechnikerin, deren Name hier nicht genannt werden sollte, erzählte mir von ihrer Tätigkeit bei einer großen Krebsforschungseinrichtung an der Ostküste der Vereinigten Staaten. Räume, in denen an Rekombinationen von Viren gearbeitet wurde und die fest verschlossen sein sollten, wurden dennoch offen gelassen. Angestellte gingen ein und aus, aßen an den Tischen usw. ... Ihre Proteste bei der Laborleitung haben keine Verhaltensänderung des Personals bewirken können.

Es gibt noch einen Vorfall mit sechs Fällen von Krebs bei Laborarbeitern am Pasteur-Institut in Paris, der sich in den Jahren 1984-1988 ereignet hat. Über diese Angelegenheit, die übrigens noch nicht abgeschlossen ist, hat man in der amerikanischen Presse wenig berichtet. Die betroffenen Personen arbeiteten in zwei nebeneinander gelegenen Labors, und die Wahrscheinlichkeit einer parallelen Erkrankung ist in diesem Fall auf eins zu zehn Millionen geschätzt worden.[1] Zwei dieser Laboranten sind bereits gestorben, und das Institut ist jetzt endlich vom hohen Roß gestiegen und hat sich bereit erklärt, die Möglichkeit einer Verbindung zwischen der Krebsforschung und den aufgetretenen Krebsfällen zu untersuchen.

Berichten zufolge besteht ein Teil der Forschungsarbeiten aus der Implantation von Genen, die man als krebserregend vermutet, in Escherichia-coli-Bakterien, einer der gewöhnlichen menschlichen Krankheitserreger, die am weitesten verbreitet sind. Könnte dies die Ursache für mehrere Generationen von infektiösem Krebs sein? Das ist eine der Fragen, zu der das Pasteur-Institute sich nicht äußern möchte.

Jeremy Rifkin, Autor und Aktivist in Fragen der Medizin, berichtet von Sicherheitsvorschriften, die für Genforschungen eine biologische Schwächung von Bakterien wie Escherichia-coli vorschreiben, damit genveränderte Erreger keine Überlebenschance außerhalb des Labors hätten, falls sie versehentlich entweichen. Seit zwei Jahren gelten diese Vorschriften nicht mehr, so daß neue, extrem starke Formen von Escherichia-coli bei gefährlichen Genforschungen verwendet werden.

Das Labor ist gewiß kein Tempel. In dem Buch *A Conspiracy of Cells* von Michael Gold, erzählt der Autor die Geschichte von Henrietta Lack, die an Krebs des Gebärmutterhalses erkrankt war. Mrs. Lack ist 1951 verstorben, doch wurden ihr entnommene Zellkulturen während eines Zeitraums von über zwanzig Jahren falsch identifiziert, ignoriert, übersehen, bis sie zur Kontaminierung von Laborexperimenten von New York bis Moskau gesorgt hatten. Wissenschaftler, die der Ansicht waren, zukunftsweisende Arbeit über Leberkrebs und der Widerstandskraft normaler Zellen gegen Bestrahlung zu leisten, haben in Wirklichkeit mit Zellen experimentiert, die vom genannten Fall von Gebärmutterhalskrebs stammten. Die dadurch gestiftete Verwirrung dürfte auch heute noch nicht vollkommen aus der Welt geschafft sein.

Gold hat recherchiert, wie einige jener diskreditierten Forscher sich zusammengetan und versucht haben, wiederum den wachen Beamten zu diskreditieren, der Alarm geschlagen hatte. Dabei wurden Photos verfälscht und ein quasi imaginäres Experiment konstruiert, welches die Richtigkeit ihrer Arbeit beweisen sollte.

Aber wer würde eine weltweite Untersuchung über Laborsicherheit durchführen – und möglicherweise entdecken, daß es viele Erreger gibt, die unter den gängigen Praxisbedingungen in die Umwelt entweichen und Krankheitsymptome, Immunsuppression und zweifellos auch einige Symptome hervorrufen könnten, die AIDS zugeschrieben werden? Wer wäre imstande, eine Untersuchung dieser Art durchzuführen – eigentlich nur andere Wissenschaftler, andere Mitglieder der Gilde.

Aber welcher Wissenschaftler würde seine eigenen Kollegen belasten, besonders wenn ein solches Vorgehen wohl verheerende Folgen für die eigene Karriere zeitigen würde?

Das folgende ist ein Zitat aus dem Buch *Biohazard*, in welchem die Versuche mit Affen beschrieben werden, die vom NIH während der Siebzigerjahre durchgeführt wurden:

»(Es wurden Injektionen von) verschiedenen Lentiviren in das Gehirn und in die Blutbahn von Schimpansen, Gibbons, sechs Arten von amerikanischen Affen und elf Arten von afrikanischen oder asiatischen Affen einschließlich der grünen Meerkatzen durchgeführt ... Im NIH-Laboratorum wurden zudem auch Kuru- und CJD-Viren in Zellkulturen von grünen Meerkatzen gezüchtet und zwar in einer

Mischung mit Kälberserum und zehn anderen Tier-Viren. Ziegen, Katzen, Meerschweinchen, Stinktiere, Maulwürfe, Hamster, Ratten, Frettchen, Nerze, Schafe, Beutelratten, Rennmäuse und Waschbären bekamen ebenfalls Kuru-, CJD- und Scrapie-Viren injiziert ... Das NIH-Team hat tödliche Lentiviren, über die sie so gut wie nichts wußten, an ein breites Spektrum von Tieren verabreicht (wobei die Schranken zwischen verschiedenen Gattungen in komplexer und wahrscheinlich konfuser Weise überschritten wurden). Beginnend im Jahr 1960 hat man über einen Zeitraum von zwanzig Jahren alle bekannten Formen von Lentiviren an afrikanische grüne Meerkatzen injiziert, wobei man in vollkommener Unkenntnis der Tatsache agierte, daß fast die Hälfte dieser Tiere (und nach anderen Schätzungen bis zu 80%) Träger des STLV-III waren, eines Virus, welchen man 1983 erst überhaupt entdeckte ... Man kommt zu dem Schluß, daß STLV-III und die Lentiviren ausreichend Gelegenheit hatten, genetisches Material auszutauschen ... und aufgrund des weltweiten Versands von Proben hat es ausreichend Gelegenheiten für eine Infizierung von Menschen gegeben.«

Im wesentlichen waren viele dieser Affen die reinsten lebenden Reagenzgläser und Träger von Erregern verschiedener Tierarten, die man ihnen injiziert hatte. Die Autoren sprechen von »ausreichenden« Möglichkeiten für Rekombinationen. Welche Wirkungen könnten neue, genveränderte Erreger auf den Menschen haben? Darauf weiß niemand eine Antwort.

Was Laborunfälle anbelangt, so möchte ich die folgenden Beispiele zitieren, die wiederum *Biohazard* entnommen sind:

»Litton Industries haben das Frederick Cancer Research Center (in Maryland) geleitet, in dem sehr viel staatlich geförderte Grundlagenforschung durchgeführt wurde. Im Jahr 1974 mußten aber vier Experimente im Forschungszentrum abgebrochen werden, nachdem die Versuchstiere von Madenwürmern befallen waren und die Versuchsanlagen dekontaminiert werden mußten. Grund hierfür waren die Spalten unter den Türen, durch die freilaufende Tiere von einem Raum zum anderen gelangen konnten.

Die Tierwirtschaft am Zentrum wurde 1976 einer Überprüfung unterzogen: »Ein chemischer Markierungsstoff wurde bei einer bestimmten Gruppe von Tieren an einem Tag dem Futter zugefügt. Eine Woche später ließ sich die Substanz an den Wänden und Böden des Experimentraums, in den Gängen und an Kleidung und Ausrüstungsgegenständen nachweisen.«[2] Im September 1977 brach eine Salmonellenepidemie[3] unter den Versuchstieren aus, ein Vorfall, der die Tötung von 51.000 Labormäusen und Ratten erforderlich machte.

Verschiedene, durch andere virale Infektionen hervorgerufene Epidemien zwangen Litton zur Tötung von weiteren 89.394 Tieren ... «

Die Zahl der in Forschungszentren gehaltenen Tiere ist nicht gerade klein. Diese Einrichtungen sind regelrechte ... Dschungel.

Die Autoren von *Biohazard* berichten von 85 Fällen, in denen das Personal von Shamrock Farms in Sussex, Großbritannien, von Cynomologus-Affen gebissen wurden. Shamrock Farms liefern Primaten für Laborversuche. Wie die Autoren von *Biohazard* noch hinzufügen, sind die anderen neun Tierarten, die auf dieser Tierfarm gehalten werden, bei dieser genannten Zahl nicht berücksichtigt worden. Was die allgemeine mikrobiologische Umwelt anbelangt, über die wir uns hier unterhalten, führen die Autoren das Beispiel einer von Pfizer, einem Pharmaunternehmen, beauftragten Studie an, bei der die Forscher an die 140 Viren bei ihren Primaten nachgewiesen haben und das Forschungsprojekt abgeblasen haben, da ihnen klar war, daß es noch weitere Erreger zu finden gab.

In *Biohazard* ist auch eine interne Mitteilung der Maryland SEMA Corporation wiedergegeben, aus der hervorgeht, daß man den Affen, die zu Forschungszwecken im Labor verwendet wurden, auch das Serum von AIDS-Patienten injiziert hat. Diese Schimpansen hatten bereits eine Hepatitis B durchgemacht. Im ersten Monat des Jahres 1983 wurden drei Unfälle mit Affen registriert. Es gibt keine Hinweise darauf, ob es sich dabei um die Primaten handelte, die das AIDS-Serum erhalten hatten oder an Hepatitis B erkrankt waren:

»1. Ein Bio-Techniker arbeitete an einem Affen – der Affen schnappte seine Brille – der Angestellte langte in den Käfig, griff nach seiner Brille und wurde von dem Affen gebissen!

2. Ein Affe riß sich los. Der Bio-Techniker griff mit bloßen Händen nach dem Tier und wurde dabei gebissen.

3. An einem Tier mit einem noch unbekannten Zustand wurde ein Verfahren durchgeführt, bei dem Tierblut floß. Durch einen durchlöcherten Handschuh gelangte Tierblut in eine offene Wunde eines Laborarbeiters.«

Bereits vor zehn Jahren haben Lawrence Loeb und Kenneth D. Tartof vom Chase Institute for Cancer Research in einem Brief an *Science* (Band 193, 23 Juli 1976) für Versuche mit möglichen krebserregenden Viren, die zusammen mit Primaten-Viren kultiviert wurden, die Forderung erhoben, »alle Versuche sofort einzustellen, bis das Sicherheitsrisiko solcher Experimente eingehend untersucht worden ist.«

Da es bei einer Reihe von Tieren zur Bildung von Tumoren durch eine Mischung aus Mäuse-Viren und Pavian-Viren gekommen war, haben die Forscher eine Ansteckungsgefahr für Menschen befürchtet. Eine Studie des *British Medical Journal* (Band 284, Seite 246-8, vom 23. Januar 1982) faßt 690 Unfälle mit Laborpersonal in englischen Farmen für Tierexperimente und Veterinärzentren zusammen: dabei traten 226 Verletzungen bei Laborunfällen und 103 Verletzungen durch den Umgang mit Tieren auf.

Die Verfasser von *Biohazard* teilen Unfälle nach den Mikroorganismen ein, die bei den Labortieren zu finden sind:

Leptospirose (bakterielle): Die hervorgerufenen Symptome reichen von leichten, grippeartigen Beschwerden bis zur tödlich verlaufenden Gelbsucht. Bislang wurden 67 Unfälle berichtet, wobei zehn Fälle einen tödlichen Ausgang nahmen.

Herpes Simian B: Endemisch bei manchen Affenarten, kann bei Menschen eine tödlich verlaufende Gehirnentzündung hervorrufen. Seit 1934 wurden siebzehn Todesfälle gemeldet. (Im Jahr 1987 hat das Naval Research Center in Pensacola Florida über drei Unfälle mit Betreuern von Versuchsaffen berichtet. Im Sommer 1987 war eine Person verstorben, die zweite befand sich in einem lange andauernden Koma, während die dritte sich von den Folgen erholt hatte. Einer der Arbeiter hatte seine Frau mit seiner Infektion angesteckt.)

Strongyloides (Parasitenbefall): »Bei einem neueren Fall an den Meloy Laboratories in Springfield, Virginia, hat ein Techniker sich bei einem Primaten infiziert, der zu Versuchszwecken mit diesem Parasit geimpft wurde. Dieser runde Wurmparasit verursacht chronischen Durchfall und Darmblutungen.«

Tuberkulose: Die Weltgesundheitsorganisation bezeichnet Affen nach Rindern als die wichtigste Infektionsquelle für TBC, wobei eingeführte Primaten als das größte Risiko betrachtet werden.

Korean Haemorrhagic Fever: Am Virus Institute der Korea University wurden neun Fälle von Personen gemeldet, die sich im Zeitraum zwischen 1971 und 1979 mit diesem durch Nagetiere übertragenen Virus infiziert haben.

Hepatitis B: Zwischen den Jahren 1970 und 1978 haben weltweit 48 Laborarbeiter diese Krankheit durch eine Übertragung von Primaten bekommen.

Meningitis: »Am 2. Juni 1987 warnte die englische Zeitung *The Guardian* vor einer Lieferung von Riesenschnecken, die aus Taiwan und Südostasien importiert wurden. Diese mit dem Meningitiserreger infizierte Tiere waren für den Schulunterricht zum Sezieren und für den Verkauf über den Zoohandel bestimmt.«[4]

Jan Creamer, Bill Bingham, Mike Huskisson und Tim Phillips,

Autoren, Herausgeber und Wissenschaftler, die für *Biohazard* verantwortlich zeichnen, haben eine Liste von über 20 Mikroben aufgestellt, die Infektionen in Labors hervorgerufen haben. In den Vereinigten Staaten hat das Buch keine allzu große Verbreitung gefunden, aber die Berichte über den Laborbetrieb mit Versuchstieren ist eine beeindruckende Lektüre, und gewiß nicht nur für Gegner von Tierversuchen. Ein paar Unfälle hier, ein paar Unfälle dort, Stück für Stück wird dem Leser bewußt, wie groß das weltumspannende Netzwerk von Labors, die mit Versuchstieren arbeiten, in Wirklichkeit ist. Im Lichte dieser Tatsachen erscheint die Vorstellung, daß solche Anlagen ein echtes Krankheitspotential darstellen, keineswegs einem Science-Fiction-Roman entnommen, sondern plausible Realität.

Obwohl es nicht einfach ist, an Zahlen heranzukommen, zitieren die *Biohazard*-Autoren einen Bericht des British Home Office, nach dem 5.869 Primaten im Jahr 1985 für Tierversuche verwendet wurden. Die Autoren weisen darauf hin, daß diese Zahl wahrscheinlich nicht die Tiere einbezieht, die in den staatlich betriebenen militärischen Anlagen oder in Labors des staatlichen Gesundheitswesens verwendet werden. Diese Zahl schließt die Primaten, die bei der Herstellung von Impfstoffen verwendet werden, die zu Zuchtzwecken verwendeten Tiere oder die Exemplare, welche vor einer registrierten Laborverwendung bereits verenden, nicht mit ein.

Die Firma Charles River Research Primates ist der größte Lieferant von Primaten weltweit. Das Unternehmen besitzt eine eigene Insel, Key Lois vor der Küste von Florida, und ist in sechs weiteren Ländern vertreten. Die Zahl der jährlich verkauften Tiere beträgt **22 Millionen.** Man schätzt die jährliche Zahl der Tiere, die bei Laborversuchen getötet werden, auf etwa 100 Millionen.

Wenn man einige spezifische Laborverfahren aus größerer Nähe betrachtet, wird ersichtlich, wie leicht Erreger aus einem Wirtschaftszweig, dessen Marktführer jährlich 22 Millionen Tiere verkauft, in die Umwelt abgegeben werden können.

Zu diesem Thema haben die Autoren von *Biohazard* die folgende Mitteilung vom Dezember 1976 abgedruckt. Sie stammt aus einer Abteilung der Oxford University, die im Fachbereich der experimentellen Psychologie mit Primaten arbeitet: »Der Hygienestandard im Stockwerk F ist auf einen Stand gefallen, der in ästhetischer Hinsicht unannehmbar ist und zudem ein gesundheitliches Risiko darstellt ... die Sägemehlwannen, die sich unter den Käfigen und Stühlen befinden, werden nicht häufig genug geleert. Am letzten Samstagmorgen enthielten zwölf der Wannen Kot, vermutlich Urin, zusammen mit wechselnden Mengen Erdnüssen, Futter, Orangen- und Bananenschalen in verschiedenen Stadien der Gärung. Meine Aufmerksamkeit wurde durch einen Tierpfleger, der die vom Festmahl angelockte Fliegen zu töten versuchte, darauf gelenkt.

An der Waage-Apparatur und dem umliegenden Bodenbereich scheint sich diese Art von Abfall anzusammeln ... Bitte denken Sie daran, den Behälter stets wieder mit dem Deckel abzuschließen; trotz Hinweis auf dem Deckel wird dies leider immer wieder vernachlässigt.

Es kommt gelegentlich vor, daß ein Tier auf dem Boden eines Versuchsraums uriniert oder seinen Kot abgibt. Bitte denken Sie an die Beseitigung. Im Käfigwaschraum befindet sich stets ein Eimer mit Desinfektionsmitteln und Wischzeug.

Tierhaare, Urin und Kot bleiben manchmal im Käfigwaschraum zurück, wo die Tiere anästhesiert werden. Da das Versuchspersonal selbst am besten über diese Verunreinigungen Bescheid weiß, ist es auch an ihnen, für Sauberkeit zu sorgen. Schließlich finden sich oft verschmutzte Instrumente und Tierhaar usw. im post-mortem- Raum. Dieser Raum sollte so rasch wie möglich nach Gebrauch gereinigt werden.«

Berichte wie diese sind aber keineswegs die seltene Ausnahme, wie sich jeder überzeugen kann, der die Recherchen der unabhängigen Gruppen liest, denen es gelungen ist, einige der unzähligen Tierlabors inoffiziell zu untersuchen.

Schließlich haben die *Biohazard*-Autoren auch einiges über den Versand von Gewebsproben von einem Labor zum anderen zu sagen. Dieses Verfahren ist allgemein übliche Praxis. Als Beispiel zitieren die Autoren den Versand von infizierten Paviangehirnen von Neuguinea an Labors in Australien und den Vereinigten Staaten, der in den frühen Achtzigerjahren stattgefunden hat (und vielleicht immer noch stattfindet). Dieser Versand wurde zweimal wöchentlich über den internationalen Linienverkehr abgewickelt, wobei die Ware in Holland auf andere Flugzeuge verladen und in die Vereinigten Staaten geschickt wurde. Wie man sich leicht vorstellen kann, werden die Sicherheitsvorkehrungen, die für den Umgang mit Proben von pathologisch verändertem Gewebe im Labor gelten (und bisweilen nicht greifen) wohl kaum im Bereich der Luftfracht in allen Fällen eingehalten werden.

Ein Brief, der dem englischen Ärzteblatt *Lancet* zuging und am 11. Oktober veröffentlicht wurde, verdeutlicht, was unter ähnlichen Umständen passieren kann. Ich zitiere die beiden Verfasser A.J. Zuckerman und D.I.H. Simpson von der London School of Hygiene and Tropical Medicine wie folgt:

»... es ist ganz natürlich, daß wir regelmäßig Material aus der ganzen Welt zur Diagnose und Identifizierung erhalten ... der Zustand, in dem uns viele dieser Proben erreichen, gibt jedoch Anlaß zu großer Besorgnis. Bei den jüngsten Beispielen handelte es sich um stark zerschlagene Blutproben, die uns aus dem Ausland für Studien über Hepatitis und Lassafieber zugeschickt wurden. Diese Proben waren potentiell hoch ansteckend, waren jedoch dermaßen schlecht verpackt, daß das Serum überall durch das Packpapier sickerte. Das Ansteckungsrisiko für das Postpersonal oder die Personen, die eine solche Sendung öffnen, braucht nicht besonders erwähnt zu werden.«

Ich habe kürzlich von Peter Hamilton, Leiter der Lifeforce Foundation in Vancouver, Kanada (Box 3117, Main Post Office, Vancouver, BC, Kanada, V6b 3X6) einen »Bericht über die Forschungseinrichtungen der University of California« zugesandt bekommen.

Der besagte Bericht ist das Resultat einer sehr inoffiziellen Untersuchung der Tierlabors in den Jahren 1982-83 und enthält auch photographisches Material.

Ich möchte die folgenden Stellen aus dem Bericht zitieren:

»In einer Einrichtung der University of California ... blieben verschmutzte Leintücher in den Gängen liegen und die Fenster von einigen der Räume mit Tieren wurden offengelassen ... in den Räumen S1189 und S561, wo die Herpes- und die Hepatitisforschung durchgeführt wurde, hat man die Türen nicht richtig verschlossen.«

»19. April 1982, Abteilung Animal Sciences der University of California in Davis. Hier wurde Heu, das als Futter und Einstreu für die Tiere diente, überall in einem der Öffentlichkeit zugänglichen Abschnitt von Gängen, Büros und Laboratorien gefunden.«

»Juli 1982, fünfter Stock des Animal Towers der University of California in San Francisco. Der Gangbereich war in einem extrem unordentlichen Zustand, was die erforderliche Hygiene dieses Bereichs erschwerte (dies galt übrigens für die meisten Stockwerke des Animal Towers). Abfallbehälter und leere Wannen für Kot usw. standen neben dem Aufzug herum, was ein Gesundheitsrisiko sowohl für das Personal als auch für die Tiere darstellte.«

»27. Juli 1982, im Animal Tower der University of California in San Francisco. Im Raum S589 befanden sich Käfige, die seit ungefähr zwei Wochen nicht mehr ordentlich saubergemacht wurden. Bereits mehrere Male wurde der Boden in diesem Raum in einem unordentlichen Zustand vorgefunden, mit Kot und zerbrochenem Glas von Wasserflaschen übersät. In anderen Räumen mit Primaten im vierten, fünften und sechsten Stockwerk waren die Kotbehälter undicht. Zudem gab es verbogene Kotbehälter, die nicht ordentlich desinfiziert werden konnten. Im Raum S400 befanden sich acht Affen. Es wäre schwierig, in diesem Raum für hygienische Verhältnisse zu sorgen, und die Reste eines Belags, den man von der Innenseite der Tür entfernt hatte, ließen eine Fläche zurück, die man nicht ordentlich reinigen konnte. Es scheint sich um einen ehemaligen Lagerraum zu handeln, bei dem die Haltung von Tieren nicht vorgesehen war.«

»Juli 1982. Im Animal Tower der University of California, fehlen die Deckel und dichte Wegwerfmüllsäcke bei den Abfallbehältern. Die ungeleerten Behälter ziehen Fliegen an.„

»17. September 1981 und 30. Juni 1982, Warren Hall, Tolman Hall, Abteilungen Life Sciences und Biochemie in Grizzly Peak, University of California in Berkeley. Hier wurden Areale mit schwerem Insektenbefall festgestellt. Die schlimmsten Zustände herrschten im Keller von Tolman Hall und im fünften Stock der Abteilung für Life Sciences.«

»Im Juli 1982 wurden im Animal Tower der University of California in San Francisco ein schwerer Befall von Kakerlaken und Fliegen im Waschraum für Käfige und Flaschen festgestellt sowie in den Räumen für Primaten im vierten, fünften und sechsten Stock, sowie im Katzenraum im elften Stock und in anderen Bereichen.«

»Juli 1982, im Animal Tower der University of California in San Francisco. Keiner der betreffenden Räume ist abgeschlossen, was die Übertragung von Tierkrankheiten auf andere Tiere, das Personal und die Öffentlichkeit zur Folge haben könnte. Es handelt sich um Räume, in denen Tiere untergebracht sind und Laboratorien, die an Krankenhausräume angrenzen oder in deren Nähe liegen.«

»Juli 1982, University of California in San Francisco. Verschmutzte Einstreu blieb in offenen Behältern im Außenbereich in der Nähe eines Krankenhauses liegen. In diesem Bereich fanden sich viele Nagetiere.«

»Juli 1982, im Animal Tower der University of California in San Francisco. Ein starker Insektenbefall wurde in einem Bereich festgestellt, in dem Geräte gereinigt und Vorräte gelagert werden. Dieser Bereich ist etwa sieben Meter von offenen Müllbehältern entfernt, in welche verschmutzte Einstreu gelangt.«

»Juli 1982, im Animal Tower der University of California in San Francisco. Im sechsten Stock waren alle Türen zu den Tierräumen unversperrt ... es gab ein Problem mit Urin, welcher überall hingelangte, nur nicht in die Behälter für Fäkalien ... Im vierten Stock war der Biorisiko-Raum nicht fest verschlossen. Bei einem Ausfall oder Leistungsabfall des Belüftungssystems könnte es zu einer Kontaminierung der Gänge kommen.«

Die Wissenschaftler, die so unbekümmert über die afrikanische Affenarten als Quelle von AIDS spekulieren, haben offensichtlich keine Ahnung von den Zuständen, die in den Tierlabors auf der ganzen Welt herrschen, und von der Tatsache, daß diese in vielen Fällen einen reichen epidemologischen Nährboden für Kontaminationen und Krankheiten bilden – oder wenn sie etwas wissen sollten, und es gibt einige Personen die nicht ganz ahnungslos sind, dann halten sie ihren Mund.

Das medizinische Lehrprogramm *Nonhuman Primates* von G. L. Van Hoosier schildert eine Reihe von Krankheiten, die von Primaten auf Menschen übertragen werden können. Nach Ansicht dieses Autors schafft allein der Umstand, daß Affen in den Tropen gefangen und in Labors gebracht werden, eine Situation, welche »potentiell ein explosives Risiko für die Volksgesundheit darstellt.«

Zu den Krankheiten, die von Primaten auf Menschen übertragen werden können, gehört auch die Tuberkulose. Im Jahr 1972 wurden den CDC mehr als 800 Fälle von Tuberkulose bei Affen gemeldet. Weitere bakterielle Krankheiten, die sich bei Affen finden, sind Enteritis, Pneumonie, Leptospirose und Melioidosis. Es gibt drei Protozoen-Parasiten, die von Affen auf Menschen übergreifen können. Hierzu gehören Entamoeba histolytica und Balantidium coli, welche beide Dysenterie sowie Malaria beim Menschen hervorrufen.

Es gibt eine Reihe von viralen Infektionen, die bei Primaten auftreten können, unter anderem auch Hepatitis und zwei Arten von Affenpocken (die auch Hautschäden verursachen), die auf Menschen übertragen werden können.

Nach derzeitigen Definitionen können die von Primaten stammenden bakteriellen Infektionen beim Menschen als AIDS diagnostiziert werden. Die Protozoen- und viralen Infektionen könnten beim Menschen leicht fehldiagnostiziert werden und schließlich für eine oder mehrere der AIDS-Indikatorenkrankheiten gehalten werden.

Nonhuman Primates betont die außerordentliche Bedeutung eines tadellosen Hygienestandards in den Bereichen, in denen Primaten gehalten werden, um das Risiko einer Übertragung von Krankheitserregern auf Menschen auszuschließen.

Eine Studie über Personen, die in der Gegend von San Francisco in Laboratorien und der angegliederten Tierhaltung tätig waren, über ihre Krankheiten und Kontakte mit Personen, die später als AIDS-Patienten diagnostiziert wurden, ist meines Erachtens noch nie durchgeführt worden.

Wenn es Epidemiologen gelingt, Mittel für Reisen nach Afrika zur

Erforschung der Geheimnisse der grünen Meerkatzen zu erhalten, dann könnten sie sich doch auch mal in ein Taxi setzen und in einem unserer großen Tierlaboratorien nach ungewöhnlichen Krankheiten fahnden.

Eine inoffizielle Untersuchung der Tierforschungsabteilungen an der University of Columbia durch einen Informanten, der lieber ungenannt bleiben möchte, erbrachte im November 1985 folgendes zusammenfassende Ergebnis: »Im sogenannten Black Building konnte ich feststellen, daß Futter in die Käfige geworfen wurde und dort in die Auffangbehälter für Fäkalien und Urin gefallen war. Die Räume **stanken**. Von den aufeinandergestapelten Käfigen gelangte Urin und Kot von den obenliegenden Käfigen in die darunterliegenden Etagen. Türen mit Aufschriften wie *Ansteckungsgefahr, Betreten verboten* waren unverschlossen, und chirurgisches Personal lief mit getrocknetem Blut (Tierblut) an den Kleidern von einem Raum zum anderen.«

Ich möchte einmal die folgende rhetorische Frage stellen: Warum entschließt sich die NIH nicht einmal zur Durchführung einer bescheidenen Studie über die Krankheiten, die über Tierpfleger und Laborpersonal in die Straßen von New York gelangt sein könnten?

Im Frühjahr 1979, etwa zur gleichen Zeit in der AIDS angeblich gerade am Hervortreten war, erkrankten fünf Angestellte der University of California School of Medicine an Q-Fieber.[7] Eine dieser Personen ist an der Krankheit gestorben. Die Quelle der Krankheit war eine Herde von Schafen, die in einer medizinischen Forschungseinrichtung an der Universität selbst untergebracht war. Eine Untersuchung, die von der bundestaatlichen Behörde für Arbeitssicherheit und Gesundheit durchgeführt wurde, prangerte die sanitären Verhältnisse der Universität als »weniger als optimal« an.

Es stellte sich heraus, daß 25 Angestellte während dieser Zeit an Q-Fieber erkrankt waren. Obwohl die Universitätsbehörden versucht haben, das Problem herunterzuspielen, war es dennoch nicht das erste Mal, daß Infektionen dieser Art aufgetreten waren. Bereits vor zehn Jahren, so Dr. Julius Schachter, ein Wissenschaftler von der University of California in San Francisco, waren »16% der Universitätsangestellten, die dem Risiko ausgesetzt waren, infiziert.« (Pschyrembel, 1986: »Es ist in der BRD nach d. Bundesseuchengesetz meldepflichtig; allein von 1948-1979 wurden 4300 Fälle mit mind. 40 Todesfällen gemeldet, die Dunkelziffer ist hoch zu veranschlagen.« Anm. d. Verlags).

Im Jahr 1979 lag das Forschungsgebäude, aus dem die Schafe aus ihren Ställen genommen wurden, in unmittelbarer Nähe des Moffit Hospitals. Schafe wurden auch zuweilen in Aufzügen für Personenverkehr befördert.

Es gab jedoch noch weitere Verletzungen der Sicherheitsvorschriften: So trugen nicht alle Personen im Bereich der Schafhaltung die erforderliche Schutzkleidung. Personen in Laborkitteln liefen auch in das benachbarte Krankenhaus hinüber; Schafe wurden bisweilen in der Nähe von Luftschächten entladen; Schafe und Schafskäfige wurden häufig in Gängen der Universität bewegt, die dem allgemeinen Publikumsverkehr dienten.

Wie Dr. Julius Schachter ganz richtig bemerkt, wäre es wohl kaum zu einer Wiederholung der gleichen Probleme zehn Jahre später gekommen, wenn man die Sicherheitsvorkehrungen nach dem Auftreten der Q-Fieber Fälle 1968-1969 geändert hätte. In jüngster Zeit hat mir Peter Hamilton von der Lifeforce Foundation in Vancouver mitgeteilt, daß es für ihn immer noch offene Fragen hinsichtlich der Schafhaltung an der University of California in San Francisco gibt. Das Areal ist seiner Ansicht nach nicht richtig abgeschlossen, es gibt weder feste Verschlüsse zu den Räumen in denen an Schafen gearbeitet wird, noch Unterdruckschranken, um das Entweichen von Mikroorganismen zu verhindern. Peter Hamilton ist ebenfalls der Meinung, daß ein Teil der Schafsfäkalien in das Abfallgebiet des Animal Tower gelangen, wo sie in Behälter gefüllt werden, die 50 bis 100 Fuß vom Moffit Hospital entfernt sind. Diese letzte Möglichkeit müßte weiter untersucht werden.

Q-Fieber kann über Kot übertragen werden. Diese Rickettsienkrankheit wird von Schafen, Rindern und Ziegen auf Menschen übertragen. Zu den Symptomen gehören akute Kopfschmerzen, Husten, Pneumonitis, Bauchschmerzen, starke Schwäche und Fieber. Bei einem Drittel der in den Vereinigten Staaten registrierten Fälle tritt eine Pneumonie auf, während Hepatitis eine weniger häufige Komplikation darstellt.

Nach einigen Personen zu urteilen, die an der University of California an Q-Fieber erkrankt sind, nimmt die Krankheit bei Personen, deren Immunsystem bereits geschwächt ist, einen schwereren Verlauf. Einige der Betroffenen waren jedenfalls in keiner besonders guten gesundheitlichen Verfassung. Obwohl die Krankheit selten von einem Menschen zum anderen übertragen wird, sind solche Fälle auch verzeichnet worden. Durch das Einatmen der Rickettsien oder auch bei der Reinigung der Kleidung eines Arbeiters zum Beispiel kann die Krankheit übertragen werden. Der Erreger ist also relativ robust, kann über einige Entfernung von der ursprünglichen Infektionsquelle transportiert werden und bleibt immer noch übertragbar.

Wie würde sich Q-Fieber in einer Stadt wie San Francisco auswirken, bei Personen deren Immunsystem bereits durch massiven Drogen- und Medikamentenmißbrauch erheblichen Schaden genommen hat?

Um eine Antwort auf diese Frage hat sich noch niemand bemüht.

Aber die Symptome stimmen wie üblich mit den verschiedenen Definitionen des Frühstadiums der HIV-Krankheit, mit AIDS, Prä-AIDS und mit Mager-Krankheit (slim disease) überein:

Akute Kopfschmerzen, Fieber: Frühstadium der HIV-Krankheit.
Pneumonitis: AIDS.
Bauchschmerzen: slim disease.
Fieber: slim disease, Prä-AIDS.
Starke Schwäche: slim disease, Prä-AIDS.

Die Probleme mit der Tierhaltung an der University of California nahmen jedoch kein Ende. Im März 1987 wurde der Presse eine vertrauliche Mitteilung über Zustände in einem Laboratorium für Neurologie zugespielt. Darin heißt es unter anderem: »Tote (und in manchen Fällen von ihren Artgenossen gefressene) Hamster fanden sich in einer Anzahl von Käfigen.« Desweiteren wurden Probleme mit dem automatischen Bewässerungssytem, das die Hamsterkäfige überschwemmt, angesprochen sowie die allgemeine Vernachlässigung der Tiere.[8]

25. Die Erforschung biologischer Kampfstoffe

Wer den Gedanken zum Ausdruck bringt, daß medizinische Forschungseinrichtungen, die dort angewandten experimentellen Verfahren und die Angestellten dieser Einrichtungen möglicherweise für ein bestimmtes Ausmaß an Krankheiten und gar für Todesfälle verantwortlich sind, findet sich mit vielen festverwurzelten Idealvorstellungen konfrontiert. Nach diesen Idealvorstellungen sind Forschungslaboratorien die lichten, makellos reinen Tempel der Wissenschaft, in denen Unfälle und menschliches Versagen so gut wie ausgeschlossen sind. Die Vorstellung, daß Krankheiten aus dem Labor ausbrechen könnten, wird entschieden in das Reich der Science Fiction verwiesen. Man verlegt doch lieber den Ursprung von Krankheiten in den afrikanischen Dschungel, als daß man die Nachlässigkeiten und Fehlerquellen im Forschungsbetrieb genauer unter die Lupe nehmen würde.

Spricht man jedoch die Möglichkeit an, daß auch die Entwicklung und Erforschung biologischer Kampfstoffe eine Quelle von Krankheiten darstellen könnte, ist man mit dem Begriff Science Fiction noch viel schneller bei der Hand. Man braucht jedoch nur einen Augenblick nachzudenken, um zu begreifen, daß es den Erregern ganz gleich ist, aus welcher Art von Einrichtung sie entweichen.

In Europa wurde die Frage einer Verbindung zwischen AIDS und Laborforschung wesentlich ernster erwogen als in den Vereinigten Staaten. Das amerikanische Außenministerium sähe dies gerne als das Werk sowjetischer Nachrichtenspezialisten, die die europäische Presse in die Irre führen, aber die Fragen, die sich im Zusammenhang mit chemischer und biologischer Kriegsführung und AIDS erheben, sind echt genug, und man braucht kein Propagandaexperte zu sein, um sich ernsthaft Gedanken darüber zu machen.

Leider ist es aber so, daß fast alle Personen, die eine Verbindung zwischen AIDS und dem Laborbetrieb für möglich halten, die übrigen linientreuen Vorstellungen samt und sonders übernehmen. Sie ersetzen also lediglich den afrikanischen Ursprung von AIDS durch einen im Labor abgewandelten Virus, der sich in den meisten Fällen als HIV entpuppt.

Da es aber keine Beweise dafür gibt, daß die auf der ganzen Welt gemeldeten AIDS-Fälle »ein und diesselbe Krankheit« sind oder aus der gleichen Quelle stammen, da es keine Beweise für die Existenz von AIDS als eine fest definierbare Entität gibt, da die aufgelisteten Symptome dieses Syndroms durch verschiedene Ursachen und Quellen hervorgerufen werden können, da man eine krankheitsverursachende Wirkung des HIV ebenfalls noch nicht beweisen konnte ... gibt es keinen Grund für die Behauptung, man habe Beweise, daß die Entwicklung chemischer/biologischer Kampfstoffe für die »weltweite Pest AIDS« verantwortlich sei.

Die Frage jedoch, ob die Erforschung chemischer/biologischer Kampstoffe Erreger und chemische Verbindungen hervorgebracht haben könnte, die verschiedene Formen von Immunsuppression verursacht haben, ist eine sehr vernünftige. Diese Frage ist aber auch sehr schwer zu beantworten, denn die Art von Unfällen, die in der Forschung stattgefunden haben und sogar die Mikroben, mit denen gearbeitet wird, unterliegen einer viel strengeren Geheimhaltung als im Bereich der nuklearen Forschung.

Da die Erforschung und Entwicklung chemischer und biologischer Kampfstoffe auch im Zeitalter der globalen Entspannung unvermindert weiterbetrieben wird, könnte wohl nur ein Narr die Möglichkeit ausschließen, bei der Entwicklung von immer gefährlicheren Mikroben sei auch einmal über das Ziel hinausgeschossen worden. Unfälle sind passiert und werden immer wieder passieren. Es werden auch bewußt Experimente durchgeführt, bei denen Menschen als Versuchsobjekte dienen.

Ganze 99% aller Wissenschaftler, mit denen ich während der Entstehung dieses Buchs gesprochen habe, wiesen die Vorstellung, daß der Forschungsbetrieb auf dem Gebiet chemisch/biologischer Kampfstoffe etwas mit Immunsuppression zu tun haben könnte, ganz entschieden zurück. Ich hätte genauso gut behaupten können, ihre eigene Mutter hätte die Schwarzwälder Kirschtorte mit einem kräftigen Schuß Botulismusbazillen verfeinert.

Aber auch hier stoßen wir auf Vorstellungen, die fest im Bewußtsein verankert sind. Sowohl die Wissenschaftler wie auch die breite Öffentlichkeit ist dahingehend konditioniert worden, die Vorstellung, wonach Erreger, die für die biologische Kriegsführung bestimmt sind, auch bei Zivilisten tatsächlich einmal Krankheiten verursachen könnten, für eine Spinnerei zu halten, an die nur einige paranoide Querulanten glauben.

Dieses Kapitel ist ein kurzer, **sehr** parteiischer Abriß von Episoden, die sich um die Entwicklung biologischer/chemischer Kampfstoffe ranken. Ich habe mich hierzu auf eine Reihe von sehr öffentlichen Quellen gestützt, wie die *Washington Post*, die *LA Times*, einige andere Zeitungen und Zeitschriften sowie auf folgende zwei Bücher: *A Higher Form of Killing* (Paxman and Harris, Hill and Wang publishers, 1982), und *Gene Wars* (Piller und Yamamoto, William Morrow and Company, 1988). Mit anderen Worten, man braucht keinen speziellen Zugang zu geheimgehaltenem Material, um sich diese Informationen zu beschaffen.

Mit diesem Material möchte ich dokumentieren, daß es bereits seit einiger Zeit Menschen gibt, die bereit sind, chemische und biologische Kampfstoffe anzuwenden. Aus der Lektüre dieses Buchs haben Sie erfahren, daß es viele chemische Stoffe gibt, besonders solche, die eine Wirkung auf das Nervensystem entfalten, die unter anderem auch starken Gewichtsverlust und Schwund hervorrufen können – Symptome, die nun zu Kardinalsymptomen von AIDS geworden sind.

Wenn Sie die nachfolgende Chronologie durchlesen, werden Sie auf eine Reihe von chemischen Stoffen stoßen, von denen einige ganz offensichtlich Schäden dieser Art verursachen können.

Diese Chronologie möchte jedoch nicht nur die Tatsache herausstellen, daß es biologische und chemische Kampfstoffe gibt, die einige der sogenannten AIDS-Symptome hervorrufen können, sondern will auch etwas Licht auf eine ganze Industrie werfen, die sich der Aufmerksamkeit der Öffentlichkeit zu entziehen weiß, die einige sehr bösartige Dinge getan hat und sich noch nie einer ernsthaften Untersuchung von Seiten der Regierung unterziehen mußte, von einer **öffentlichen** Untersuchung ganz zu schweigen. Was die Entwicklung chemischer/biologischer Kampfstoffe anbelangt, so kommen zwei besonders unangenehme menschliche Faktoren zusammen, nämlich die militärische Geheimhaltung und die Arroganz medizinischen Fachdünkels. Sie gehen eine unheilvolle Verbindung ein, um die potentiellen Gefahren und Risiken, die vom entsprechenden Laborbetrieb ausgehen, im Dunkeln zu halten.

Am 22. April 1915 haben deutsche Streitkräfte im Nordwesten Belgiens Chlorgas zum ersten Mal in der Geschichte als Kampfstoff eingesetzt. Bis zum Ende des Ersten Weltkriegs haben chemische Kampfstoffe über eine Million Opfer gefordert.

Im Dezember 1947 entsandte das Pentagon zwei hochrangige Biologen aus Fort Detrick (dem Zentrum der amerikanische Erforschung biologischer Kampfstoffe) nach Japan, um Hinweisen über japanische Versuche mit biologischen Kampfstoffen unter der Leitung des japanischen Generals Ishii Shiro nachzugehen. Sie haben eine Reihe von japanischen Biologen befragt und konnten feststellen, daß die japanischen Arbeiten die Forschungsarbeiten der Alliierten weit in den Schatten stellten. Die Japaner hatten mit den Erregern der folgenden Krankheiten gearbeitet: Milzbrand, Beulenpest, Tuberkulose, Pocken, Typhus und Cholera. Aus ihren Aufzeichnungen ging hervor, daß man diese Erreger auch an Gefangenen testete und eine Anzahl von Personen daran gestorben waren.

Der General und seine Mitarbeiter mußten sich nicht strafrechtlich verantworten, und die Spezialisten für biologische Kriegsführung wurden sozusagen in die Vereinigten Staaten importiert und dort in der Forschung eingesetzt, ganz ähnlich wie man Wernher von Braun und seine Mitarbeiter freie Hand bei der Raketenentwicklung gewährt hatte oder bestimmte Nazis in jener Organisation willkommen geheißen hat, aus der später die CIA hervorgegangen ist.

Im Jahr 1949 hat die American Chemical Corps einen halben Liter scheinbar harmloser Bakterien in die Klimaanlage des Pentagon hineingestreut, um die Ausbreitung der Bakterien aufzuzeichnen.

Zu dieser Zeit hat die U.S. Army ebenfalls versucht, vier gesunde Freiwillige mit riesigen Dosen von zerstäubten Serratia- Bakterien zu infizieren. Hierbei traten jedoch nur leichte Symptome auf.

In Jahr 1950 fuhren zwei Schiffe der U.S. Navy bei der Golden Gate Brücke auf und ab und haben die Stadt San Francisco zwei Tage lang mit Serratia-Bakterien besprüht. Dieser Versuch wurde als Erfolg gewertet, denn es konnte gezeigt werden, daß man in der Lage war, einen vermeintlich harmlosen Erreger an fast jeden Einwohner von San Francisco weiterzugeben. Vermutlich erhielt man auch Aufschluß über das, was passieren konnte, wenn die Sowjets nach dem gleichen Angriffsmuster verfahren würden. Ein Mann, der sich in einem Krankenhaus von San Francisco von einer Bruchoperation erholte, starb an einer seltenen Serratia-Infektion. In den Vereinigten Staaten kommen Serratia-Infektionen heute häufiger vor als im Jahr 1950.[1]

Die U.S. Navy hat 1951 eine Anzahl von Holzschachteln mit Serratia-Bakterien, dem Globigii Bazillus und Aspergillus fumigatus kontaminiert. Diese Schachteln wurden von einem Vorratslager in Pennsylvania nach Norfolk im Bundesstaat Virginia geschickt. Die Versuchsleiter der Marine wollten sehen, wie leicht die Erreger sich auf die Menschen übertragen ließen, die mit den Schachteln hantieren mußten. Einem Bericht zufolge hat man Aspergillus fumigatus mit besonderem Bedacht gewählt, da man der Ansicht war, daß schwarze Arbeiter sich besonders leicht damit anstecken würden.

Im Jahr 1953 versprühte das U.S. Chemical Corps ganze Wolken von Bakterien und möglicherweise auch chemische Substanzen (die Namen etwaiger Verbindungen werden nicht bekanntgegeben) über Winnepeg in Kanada und über Stony Mountain in Manitoba.

Die Wissenschaftler in Fort Detrick haben 1950 eine Reihe von Versuchen mit dem Erreger einer Pflanzenkrankheit, mit Sporen des Getreiderosts durchgeführt. Tauben wurden mit den Sporen bestäubt und aus ihren Käfigen freigelassen. Die Vögel legten bis zu 160 Kilometer zurück und kehrten wieder zurück. Es zeigte sich, daß sie auch dann immer noch genug Sporen hatten, um den Hafer in ihren Käfigen zu infizieren. Einige Tauben wurden aus Flugzeugen über die Virgin Inseln abgeworfen. Später hat man statt Vögel auch eine Bombe verwendet, die infizierte Truthahnfedern freigab.

Im Jahr 1953 haben zwei englische Operationen mit den Namen Ozone und Negation Tiere verwendet, die man auf Flöße befestigt hat und vor den Bahamas im Meer treiben ließ. Es wurden Wolken von Bakterien, möglicherweise Milzbrand und Brucellen, freigesetzt. Die Tiere verendeten und wurden auf dem Meer verbrannt.

Ähnliche Versuche wurden 1952 oder 1953 von den Engländern auch in Europa durchgeführt. Hierbei wurden Tausende von Tieren wie Mäuse, Meerschweinchen und Hasen verwendet, die sich jedoch in Käfigen befanden. Sie wurden auf Flößen vor der Küste von Schottland mit Erregern besprüht. Die toten Tiere wurden zur Analyse zurückgeholt. Während der Fünfziger- und Sechzigerjahre hat man in einem Zentrum für biologische-chemische Kampfstoffe in Utah, Dugway Proving Ground, in Zusammenarbeit mit der University of Utah Versuche an frei herumlaufenden Tieren mit Rocky-Mountain-Fleckfieber, Q-Fieber, Tularämie und Pest durchgeführt. Diese Versuche mit gefährlichen Erregern fanden in der Nähe von bevölkerten Gebieten statt. Offensichtlich rechtfertigte man dieses Vorgehen mit dem Argument, diese Krankheiten kämen ohnehin bei den einheimischen Tierpopulationen vor.

Im Jahr 1977 erfuhr die Öffentlichkeit von 239 geheimen biologischen Tests, die von der U.S. Army in den Jahren zwischen 1949 und 1969 in den Vereinigten Staaten durchgeführt wurden. So wurden zum Beispiel 1965 nicht näher bezeichnete »biologische Stoffe« in einem Greyhound Busbahnhof in Washington DC ausgebracht. Dieses Verfahren wurde 1968 in einer U-Bahn Station in New York wiederholt.

Bereits 1953 hat man in Porton Down an 1500 englischen Soldaten die Reaktionen auf Nervengas getestet.

In den Jahren zwischen 1953 und 1957 erhielt das New York Psychiatric Institute 100.000 Dollar von der U.S. Army, um die Reaktionen von Patienten auf bestimmte Stoffe zu testen. Einer dieser Patienten, ein Tennisprofi Namens Harold Blauer, starb nach der Injektion eines Meskalinderivats. Am 5. Mai 1987 hat ein New Yorker Gericht den Nachkommen von Blauer eine Entschädigung von 700.000 Dollar zugesprochen.

Im November 1953 nahm ein hochgestellter CIA Angehöriger namens Sid Gottlieb an einem Treffen von Wissenschaftlern aus Fort Detrick und Mitgliedern des CIA statt, das irgendwo in den Appalachen stattfand. Später informierte Gottlieb die Teilnehmer, daß er LSD in ihre Getränke getan hatte. Frank Olson, Zivilist und als Wissenschaftler in Fort Detrick tätig, kehrte in einem depressiven Zustand zu Hause zurück und sprang eine Woche später aus dem zehnten Stock eines New Yorker Hotels. Olsons Familie erfuhr erst zweiundzwanzig Jahre später von dem Zusammenhang mit dem unfreiwilligen LSD-Versuch.

Man schätzt die Zahl der Personen, Militärangehörige und Zivilisten, die an Versuchen mit LSD und anderen Halluzinogenen teilgenommen haben auf 1500, eine Zahl, die mit Sicherheit zu niedrig gegriffen ist.

Im Jahr 1961 begann das Unternehmen »Ranch Hand« in Vietnam. In den nächsten drei Jahren wurden zwischen dem Mekong Delta und der demilitarisierten Zone Entlaubungsmittel eingesetzt. Die dabei verwendeten Kampfstoffe hießen jeweils »Agent Green, White, Pink, Purple, Blue und Orange.«

Während des Vietnamkriegs wurden Adventisten, die Ersatzdienst leisteten, von Fort Detrick Personal mit luftübertragener Tularämie infiziert und erkrankten an akuter Tularämie.

In den Jahren zwischen 1960 und 1966 wurden in Porton Down, einem englischen Zentrum für biologische und chemische Kampfstoffe, an 33 Patienten mit unheilbaren Krebserkrankungen Versuche mit dem Langhat-Virus und dem Virus der Kyasanur-Forest-Krankheit durchgeführt. Alle Versuchsteilnehmer starben, zwei von ihnen nach einer Enzephalitis.

Ab Mitte der Vierziger- bis Mitte der Siebzigerjahre haben das sogenannte »Manhattan Project,« die Atomic Energy Commission und die Energy Research and Development Administration Versuche mit radioaktiver Strahlung an Zivilisten in den gesamten Vereinigten Staaten durchgeführt. In den Jahren 1945-47 hat man 18 Personen, die als unheilbar diagnostiziert worden waren, Injektionen mit Plutonium verabreicht. Dieser Versuch wurde in vier großen Krankenhäusern zwischen Tennessee und dem Norden Kaliforniens durchgeführt.

In den Jahren 1946-47 hat man sechs Personen mit guter Nierenfunktion an der University of Rochester Uraniumsalze injiziert.

In Richland, Washington, wurden 1951-52 14 Personen durch Einatmen, Eintauchen oder innerlicher Einnahme der Wirkung von Tritium ausgesetzt.

An der Reactor Testing Station der Atomic Energy Commission in Idaho hat man zwischen 1963 und 1965 siebenmal absichtlich radioaktives Jod freigesetzt. Sieben Menschen tranken Milch von Kühen, die auf dem verseuchten Land geweidet hatten.

In den frühen Sechzigerjahren hat man am Massachusetts Institute of Technology 20 älteren Menschen Radium oder Thorium innerlich verabreicht.

In den Jahren 1961-63 hat man 102 Personen an der University of Chicago und dem Argonne National Laboratory echten radioaktiven Niederschlag von den Teststandorten in Nevada innerlich verabreicht sowie simulierte Partikel mit Strontium, Barium und Cäsium.

In den Sechzigerjahren haben 57 gesunde Erwachsene am Los Alamos Scientific Laboratory radioaktives Uranium und Mangan eingenommen.

In den zurückliegenden Jahren ist es angeblich wiederholt zum Einsatz von biologischen Kampfstoffen gekommen. Amerikanische Nachrichtendienste sprechen bei einem Ausbruch von Milzbrand, welcher im Frühjahr 1979 in der sowjetischen Stadt Sverdlovsk stattfand, von einem Ausbrechen des Erregers aus einem Labor für biologische/chemische Kampfstoffe, das dort vermutet wird. Dieser Vorfall soll zwischen 40 und 1000 Menschenleben gefordert haben.

Die amerikanische Regierung beschuldigt die Sowjetunion des Einsatzes von Gelbfiebererregern in Afghanistan.

Der Iran meldet irakische Angriffe mit Senfgas und möglicherweise auch mit Nervengas. Im Herbst 1987 hat die bundesdeutsche Polizei zwölf Firmen durchsucht, die verdächtigt wurden, die erforderlichen Anlagen zur Herstellung von Giftgas an Irak geliefert zu haben.[2]

In einigen Ländern, in denen AIDS-Fälle gemeldet worden sind, ist es im Zusammenhang mit Kriegen und Revolutionen angeblich zum Einsatz von chemischen und biologischen Kampfstoffen gekommen.

1. In den Jahren 1985 und 1986 haben UNITA-Rebellen behauptet, mit Napalm und nicht identifizierten chemischen Stoffen angegriffen worden zu sein.
2. Einige Berichte bezichtigen Portugal des Einsatzes von nicht identifizierten chemischen und biologischen Stoffen gegen Angola und Mozambique in den Jahren 1969-1974.

3. Ein UN-Bericht spricht von Angriffen von südafrikanischen UNITA-Rebellen gegen Angola im Jahr 1978 und 1984, bei denen eine Art von Gas eingesetzt wurde, welches Lähmungen verursacht. Angola wirft der UNITA vor, bei einem späteren Vorfall im Jahr 1984 einen nicht identifizierten chemischen Kampfstoff eingesetzt zu haben.
4. Die UdSSR behauptet, daß die Vereinigten Staaten im Zusammenhang mit einem brasilianischen Entlaubungsprogramm durch den Einsatz von chemischen Herbiziden 7000 Indianer getötet und viele Geburtsdefekte hervorgerufen haben.

Das ausgezeichnete Buch *A Higher Form of Killing* von Robert Harris und Jeremy Paxman berichtet von den Forschungsarbeiten über Blutgruppen, die von Pentagon-Wissenschaftlern an Gruppen von Asiaten während des Vietnamkriegs durchgeführt wurden. Haben die Wissenschaftler sich mit den Möglichkeiten zur Entwicklung von Kampfstoffen befaßt, die eine Wirkung auf spezifische ethnische Gruppen entfalten sollten?

Die Autoren Harris und Paxman zitieren das folgende aus einer Veröffentlichung von Fort Belvoir, Virginia (1975) mit dem Titel *Decontamination of Water Containing Chemical Warfare Agent*: » ... es ist theoretisch möglich, sogenannte ethnisch-orientierte chemische Waffen zu entwickeln, die so ausgelegt sind, daß sie die natürlich vorkommenden Unterschiede hinsichtlich der Empfänglichkeit für bestimmte Krankheiten ausnutzen. Ein Kampfstoff dieser Art wäre imstande, eine selektive feindliche Bevölkerung außer Gefecht zu setzen oder zu töten, während sie der eigenen Bevölkerung nur relativ wenig Schaden zufügen würde.«

Harris und Paxman zitieren in diesem Zusammenhang auch die Bemerkung eines gewissen Dr. Leonard MacArthur, der 1969 vor einem Kommittee im Abgeordnetenhaus aussagte, welches über die Verteidigungsausgaben des kommenden Jahres zu befinden hatte: »Innerhalb der nächsten fünf bis zehn Jahre wird es wahrscheinlich möglich sein, einen ansteckenden Mikroorganismus zu erzeugen, der sich in einigen wichtigen Punkten von allen bekannten Krankheitserregern unterscheidet. Das wichtigste Unterscheidungsmerkmal wäre seine Unempfindlichkeit gegen jene immunologischen und therapeutischen Prozesse, denen wir unsere relative Freiheit von ansteckenden Krankheiten verdanken.«

Es hat den Anschein, als spreche Dr. MacArthur vom genetischen Design eines Erregers, der die Prozesse des Immunsystems direkt angreifen würde.

Paxman und Harris zufolge gab es bereits 1962 »vierzig Wissenschaftler, die sich ausschließlich der Genforschung in den Laboratorien für biologische Kriegsführung der U.S. Army widmeten.«

Vor zwanzig Jahren haben Porton Down, das wichtigste englische Zentrum für die Erforschung biologischer und chemischer Kampfstoffe und dessen amerikanisches Gegenstück, Fort Detrick, bei einem Versuch zusammengearbeitet, bei dem die Gene zwischen zwei verschiedenen Stämmen des Pestbazillus ausgetauscht werden sollten. Dieser Versuch gelang übrigens, und man fragt sich unweigerlich, wie weit Forschungsarbeiten dieser Art wohl im Jahr 1988 gediehen sein mögen?

Die entsprechenden Statistiken werden nicht gerade an die große Glocke gehängt, aber nach einem Artikel von Seymour Hersh, welcher am 6. Mai 1967 im *New Republic* erschienen ist, haben sich in Fort Detrick in den Jahren zwischen 1959 und 1963 1218 Unfälle ereignet, einschließlich 238 Krankheitsfälle nach Kontakt mit Mikroben dort. Es wurden drei Todesfälle gemeldet. Zwei Fälle wurden durch den Milzbranderreger verursacht, der dritte Fall nach Kontakt mit dem Virus, das Enzephalitis bei Pferden verursacht.

Seymour Hersh schreibt unter anderem: »Eine Privatstudie des Pentagons bezeichnet Tularämie, Brucellose, Q-Fieber, Milzbrand und Pferde-Enzephalitis als die fünf häufigsten Laborkrankheiten in Fort Detrick, und zwar in dieser Reihenfolge.«

Desweiteren spricht Hersh von einem anderen Bericht über »800 industrielle Unfälle am Rocky Mountain Arsenal, zehn Meilen vom Stadtzentrum von Denver entfernt, wo Nervengas und andere Gase produziert und oberirdisch in metallischen Fässern von der Größe eines Müllcontainers gelagert werden. Die dort angesiedelten Fertigungsanlagen sind riesig: nach Angaben des Pentagon hat man bereits mehr als 568 Millionen Liter von hochgiftigen Flüßigkeiten in tiefe Brunnenschächte gelagert.«

In seinem 1967 verfaßten Artikel verdeutlicht Hersh auch die typische Reaktion von akademischen Kreisen auf die Frage nach der Beteiligung an der Erforschung chemischer und biologischer Kampfstoffe – ein Personenkreis von Wissenschaftlern, der stets bereit war, individuelle Projekte im Auftrag der Armee, der Marine oder der CIA durchzuführen. Dekan William Stone von der University of Maryland Medical School, die bereits seit zwanzig Jahren Arbeiten im Zusammenhang mit chemischen und biologischen Kampfstoffen durchgeführt hat, äußerte sich Hersh gegenüber wie folgt: »Wir nehmen nur Projekte an, die mit den entsprechenden medizinischen Fachgebieten zu tun haben. Ich kann die Menschen, die hierin etwas Unethisches sehen, nicht verstehen. Wir haben auf jeden Fall nicht das Gefühl etwas Unethisches oder Unrechtes zu tun.«

Reaktionen dieser Art sind auch heute noch typisch. Sie haben ihren Ursprung in gewissen imaginären Trennlinien, die man gerne zwischen medizinischer und militärischer Forschung zieht. Das Pentagon wird zum Beispiel einen Forschungsauftrag über Krankheitserreger wie die Brucellose-Erreger vergeben. Die landwirtschaftlichen Abteilungen einiger Universitäten interessieren sich bereits für dieses Thema, und so denken sie natürlich, es sei nichts Schlechtes dabei, im Auftrag der Army darüber zu forschen – und wer verzichtet schon gerne auf Forschungsgelder. Aber in den meisten Fällen wird niemand die Frage nach den weiteren, zukünftigen Implikationen dieser harmlosen Arbeiten stellen. So wäre es denkbar, um unser Beispiel weiterzuspinnen, daß man Jahre später auf einmal einen neuen und wesentlich gefährlicheren Brucellose-Erreger für die biologische Kriegsführung in der Hand hat oder über eine noch durchschlagendere Technik zur Verteilung der Erreger verfügt.

Die Liste der Universitäten, die im Auftrag des Pentagon chemische und biologische Kampfstoffe erforschen, ist seit 1967 nicht kürzer geworden. Ganz im Gegenteil, sie ist noch länger, und die vergebenen Mittel sind ebenfalls erheblich angewachsen, trotz der Tatsache, daß Nixon 1972 einen Vertrag zur Einstellung der Erforschung biologischer Kampfstoffe für offensive Zwecke unterschrieben hat.

Während der letzten acht Jahre sind die offiziellen Ausgaben für die Entwicklung biologischer und chemischer Kampfstoffe auf die jährliche Summe von 100 Millionen Dollar angestiegen. Die offizielle Öffentlichkeitsarbeit beteuert, daß wir uns ausschließlich auf die Erforschung von Impfstoffen zur Verteidigung gegen einen sowjetischen Angriff konzentrieren. Tatsächlich aber ist auf diesem Gebiet das gleiche Wettrüsten im Gange wie im nuklearen Bereich. Jede Verteidigungsstrategie kann für eine Offensive genutzt werden, und jede Forschungsarbeit für Verteidigung ist auch eine potentielle Forschung für den Angriff.

Gegenwärtig kommt auch noch die unbeantwortete Frage hinzu, ob genetische Manipulationen und die daraus resultierende Erzeugung neuer biologischer und chemischer Kampfstoffe unter den Vertrag von 1972 fallen, oder ob wir »mit gutem Gewissen« sagen können, wir hätten einem Verbot dieser Art von Forschung nie zugestimmt? Frage oder nicht, in den Vereinigten Staaten gehen die gentechnischen Arbeiten auf diesem Gebiet unvermindert weiter.

Im Jahr 1988 stellen scheinbar immer mehr Universitätswissenschaftler fest, daß das Pentagon sich zum größten Gönner biologischer Forschung aufschwingt. Die Zuwendungen vom National Cancer Institute mögen zum Rinnsal verkümmern, aber die Army gibt immer noch Arbeit über Impfungen gegen Milzbrand in Auftrag. Da man keinen großen Unterschied sieht zwischen der Entwicklung eines Impfstoffs für eine landwirtschaftliche Behörde oder für die Army, nimmt man das Geld dankend an.

Mit der Verachtfachung der Gelder für die Erforschung chemischer und biologischer Waffen seit 1980 sehen wir ein breites Spektrum an Projekten, an denen im Augenblick an Universitäten und in privaten Unternehmen landesweit gearbeitet wird. Um was für Projekte es sich wohl handeln mag? Die Herstellung von Genen für den Dengue-2-Virus, für Shigella (Dysenterie), Salmonellen und Schlangengifte, um nur einige zu nennen.

Wenn Sie die Summen vergleichen, die jeweils 1981 und dann im Jahr 1987 auf die Sparte Grundlagenforschung chemischer und biologischer Kampfstoffe entfielen, sehen sie einen gewaltigen Sprung von 500.000 Dollar auf 20 Millionen Dollar.

Berichten zufolge hat das Personal der Abteilung für Biologie an dem Massachusetts Institute of Technology sich zu Beginn des Jahres 1987 abgestimmt, künftig alle Forschungsgelder des Pentagons abzulehnen. Nach dieser Entwicklung hat eine recht nervöse Universitätsverwaltung erklärt, daß sie der Abteilung für Biologie den Geldhahn von **innerhalb** des Instituts zudrehen würde. Die MIT-Biologen kapitulierten daraufhin und nahmen wieder Arbeiten im Auftrag des Pentagons an.

Thomas Mason, Biochemiker an der University of Massachusetts, hat von der U.S. Army eine Million Dollar für Forschungsarbeiten über Impfstoffe gegen Dengue-1 und Enzephalitis japonica erhalten. Dem Reporter Seht Shulman des **Progressive** gegenüber vertrat er die Ansicht, daß diese Arbeiten zu rechtfertigen seien: »Ich bin zwar vielleicht idealistisch, aber ich hoffe, daß meine Arbeit schließlich zur Entwicklung von Impfstoffen führt, die der Dritten Welt zugute kommen könnten, in der die Menschen von diesen Krankheiten bedroht sind ... Ich denke, es ist unglücklich, daß diese Forschung vom Militär getragen wird. Vielleicht sollte diese Arbeit ausschließlich von nichtmilitärischen Behörden finanziert werden ... «

Wenn Wunschdenken Berge versetzen könnte ...

In der Ausgabe des *Progressive* vom 20. November 1987 berichtet Richard Jannaccio, ein ehemaliger Wissenschaftsautor für die University of Wisconsin, wie die Universität einen pensionierten Armee-

Oberst, Philip Sobocinski einstellte, »um die Professoren bei ihrem Bemühen zu unterstützen, ihre Forschungsarbeiten auf die Bedürfnisse des Pentagon zuzuschneiden – und um Mittel für die Universität zu beschaffen.«

Philip Sobocinski war früher in Fort Detrick tätig, wo er die Position des Vize-Befehlshabers der Army Medical Research and Development Command innehatte. Er hatte die Aufsicht über die Vergabe von Aufträgen im Wert von 300 Millionen Dollar an Laboratorien der U.S. Army »auf fünf Kontinenten.«

Richard Jannaccio hatte ursprünglich über diese interessante Personalpolitik im *Daily Cardinal*, der Studententzeitschrift der University of Wisconsin berichtet, und zwar am 24. August 1987. Am 25. August 1987 hatte ihn die Universität fristlos entlassen.

Welche Chancen hätte eine unabhängige Gruppe von Wissenschaftlern, die Industrie unter die Lupe zu nehmen, die chemische und biologische Kampfstoffe herstellt, und dabei der Frage nachzugehen, ob einige der dort eingesetzten Mikroben etwas mit dem zu tun haben könnten, was wir gegenwärtig als AIDS bezeichnen? Natürlich sind die Chancen gleich Null, genauso wie die Chancen einer gründlichen Überprüfung der Tierforschungslaboratorien auf der ganzen Welt ebenfalls gleich Null sind – solange der Druck der öffentlichen Meinung nicht eine kritische Masse darstellt.

Die Brucellosenerreger sind ein interessantes Beispiel aus dem Arsenal der biologischen Kampfstoffe, an denen gegenwärtig in den Vereinigten Staaten gearbeitet wird. Der Brucellose-Stamm, der Hunde befällt, hat bei infizierten Laborarbeitern die folgenden Symptome hervorgerufen: Kopfschmerzen, Fieber, Krankheitsgefühl, Frösteln, Nachtschweiße, Muskelschmerzen und Schmerzen in den Beinen und Armen, sowie Pharyngitis und Lympadenopathie. Eine bessere Beschreibung von ARC, dem sogenannten AIDS-Related Complex, der als Vorläufer des AIDS-Vollbilds betrachtet wird, könnte man wohl nicht verlangen.

Aber natürlich ist niemand daran interessiert, eine Spur wie Brucellose zu verfolgen, wo sich zuviele unangenehme Querverbindungen auftun.

In einer grauen Vorzeit, aus unserer heutigen Warte gesehen, haben zwölf Pflanzenphysiologen einen Protestbrief an Präsident Johnson geschickt (September 1966) und die Anwendung von Herbiziden als Entlaubungsmittel in Vietnam angeprangert. Der Brief, aus dem ich nachfolgend zitieren möchte, wurde von Dixon Donnelley, einem Abteilungsleiter im Verteidigungsministerium geschrieben: »Präsident

Johnson hat mich gebeten, auf Ihren Brief zu antworten. Die chemischen Herbizide, die in Vietnam verwendet werden, sollen den Dschungel auslichten und die Gefahr von Überfällen reduzieren ... Diese chemischen Verbindungen werden in den meisten Ländern der freien Welt und den meisten kommunistischen Ländern angewandt ... Sie haben keinerlei schädliche Wirkung auf Menschen, Tiere, Boden oder Wasser.«

Zwanzig Jahre später ist es den Veteranen des Vietnamkriegs gelungen, Entschädigungszahlungen von Seiten der Herstellerfirmen zu erwirken für die erheblichen körperlichen Schäden, die ihnen durch das dioxinhaltige Pestizid »Agent Orange« zugefügt worden sind. Heute gibt es Stimmen, die die immunsuppressiven Wirkungen des Dioxins mit einem Teil der als AIDS diagnostizierten Fälle in Verbindung bringen.

Vorfälle wie die nachfolgenden werden Sie nur selten in der gängigen Presse lesen, zum einen, weil es eine Menge Arbeit erfordert, eine Bestätigung aus mehreren Quellen zu erhalten, und zum anderen aufgrund der Natur der Information selbst. Im Oktober 1985 sprach Mary Jo McConahay als Vetreterin der Pacific News Service mit einem salvadoranischen Arzt, welcher in Guazapa gelebt hatte, ehe er von der salvadoranischen Armee gefangen genommen wurde. Dr. Miguel Orellana erzählte Frau McConahay, daß seit Januar 1985 »... meine Campaneros und ich angefangen haben, eine Reihe von Krankheiten festzustellen, die es in der (Guazapa) Gegend noch nie gegeben hatte. Es ist eine Epidemie von etwas, das wie Hepatitis ist. Schwerer, explosiver Durchfall ist eines der Symptome. Es muß ein viraler Durchfall sein.[3] Die Kinder dieses Landes haben ständigen Durchfall, aber sie sterben nicht. Aber bei dieser Art von Durchfall, der mit Hautstörungen einhergeht, sterben die Kinder. Bei den Erwachsenen gibt es eine extreme körperliche Schwäche. Wenn ein salvadoranischer Bauer an Malaria erkrankt, legt er sich nicht hin, sondern arbeitet weiter. Aber mit dieser Krankheit kann er das nicht. Seine Kräfte schwinden, er wird immer schwächer. Acht bis zehn Tage lang leidet er an Knochenschmerzen und hohem Fieber. Bei den militärischen Operationen, die im Januar in der Mirandilla- und Las Pavas- Region durchgeführt wurden, haben die Menschen etwas Ungewöhnliches beobachten können: die explodierenden Bomben hatten nicht die übliche Rauchfarbe, sondern waren eigenartig grau und sind nicht in der üblichen Art und Weise explodiert. Ein bis zwei Wochen später traten die ersten Fälle in Mirandilla, Las Pavas und El Salitre auf und die Krankheit verbreiterte sich von dort.«[4]

Von Zeit zu Zeit tauchen verschiedene Szenarios auf, die mit biologischer Kriegsführung zu tun haben, um dann ziemlich rasch wieder in der Versenkung zu verschwinden. Mitte der Sechzigerjahre hat Salvador Luria, Professor an dem angesehenen Massachusetts Institute of Technology einiges Aufsehen erregt, als er Besorgnis und nicht Optimismus äußerte über die »Gefahren, die von einem Mißbrauch der genetischen Chirurgie ausgehen, wenn diese einmal möglich sein wird.« Luria wies darauf hin, daß man bereits in der Lage sei, Obstfliegen mit einem Virus zu infizieren, die ihren Stoffwechsel so verändern, daß sie plötzlich so überempfindlich auf Kohlendioxid reagieren, daß es zu einem tödlichen Gift wird.

In ähnlicher Weise, so Professor Luria[5], könnte man bestimmte Bevölkerungen mit Viren infizieren, die die Menschen für bestimmte chemische Verbindungen empfänglich machten, welche normalerweise keine Wirkung haben, aber in Verbindung mit dem Virus rasch zum Tode führen würden.

Ein in der angesehenen Zeitschrift *Science* erschienener Bericht (27. Februar 1987) zählt 127 Standorte in den Vereinigten Staaten, an denen im Jahr 1987 Forschungsarbeiten über chemische und biologische Kampfstoffe durchgeführt werden: »Das Verteidigungsministerium wendet gentechnische Verfahren bei der Erforschung und Herstellung einer ganzen Reihe von Pathogenen und Toxinen an, wie zum Beispiel bei den Erregern von Botulismus, Milzbrand und Gelbfieber.«

Wie Professor Luria, so hat auch der Abgeordnete des amerikanischen Repräsentantenhauses Ted Weiss sicher einige seiner Zuhörer überrascht, als er in einer Rede am 10. April 1983 anläßlich des Lenox Hill AIDS Symposiums die folgende Empfehlung machte: »... so weit hergeholt dies erscheinen mag, die mögliche Anwendung biologischer Waffen muß angesichts der Einstellung bestimmter Teile unserer Gesellschaft gegenüber Homosexuellen und Homosexualität ernsthaft untersucht werden.« Es ist anzunehmen, daß Ted Weiss sich mit dieser Bemerkung ernsthaft für eine entsprechende Untersuchung ausgesprochen hatte, aber es gibt bislang keinen Konsensus für eine solches Vorgehen.

Auch aus medizinischen Kreisen sind bisweilen kritische Töne über die Implikationen von genveränderten Erregern zu hören gewesen. Vor zwanzig Jahren hat der Nobelpreisträger F.M. Burnet sich in *Lancet* wie folgt geäußert: »Jedes Entweichen von genveränderten Viren in die Umwelt, das man nicht man nicht sofort in den Griff bekommt, könnte sich zu einer Epidemie auf jungfräulichem Boden entwickeln ... und sich auf alle bevölkerten Gegenden der Welt ausweiten.«

Der angesehene, im Jahr 1985 vom Cold Spring Harbor Laboratorium verfaßte *Banbury Report*, welcher teilweise auch aufgrund des Unbehagens in der Wissenschaft hinsichtlich der Gentechnik entstanden ist, hat die folgenden Spekulationen unter der folgenden Überschrift: SZENARIO DES SCHLIMMSTEN ANZUNEHMENDEN FALLS; ENTWURF EINES MONSTERVIRUS VON MAXIMALER MALIGNITÄT zusammengefaßt: »Da uns die primäre Struktur vieler viraler Gene bekannt ist, und da wir die technische Möglichkeit haben, sowohl Gene als auch Genprodukte synthetisch herzustellen, hat es den Anschein, als ob der geplante Entwurf von gutartigen oder bösartigen Viren keine allzu ferne Möglichkeit ist. Wenn Letzteres das perverse Vorhaben unserer paranoiden Gesellschaft wäre, wären wir in der Lage, einen Virus zu konstruieren, welcher bedrohlicher wäre als der Tollwutvirus mit seiner 100%igen Letalität oder gefährlicher als der Influenzavirus mit dem pandemischen Potential von 20 Millionen Todesfällen weltweit? Die Antwort muß lauten: als hypothetischen Phänotyp ja.« Die Autoren listen noch eine Reihe von Eigenschaften des Monstervirus auf und kommen zu dem Schluß, daß dessen Erzeugung alles in allem »die makabren Künste von Dr. Frankenstein übertreffen würde.«

In einem kleinen Abschnitt mit der Überschrift »The Extended Environment« diskutieren die Autoren »das unerklärbare Auftauchen eines genetisch nicht veränderten Influenza-Virus aus dem Jahr 1951 im Jahr 1977 ... (es hat) uns daran erinnert, daß unsere Kühlvorrichtungen ein Potential, wenn auch ein sehr unwahrscheinliches, für 'neue' Pathogene darstellen.« Der Virus aus dem Jahr 1951 – man bedenke, daß solche Viren für ihre raschen Mutationen bekannt sind – hatte sich 26 Jahre unverändert gehalten und muß, so die Annahme, 1977 aus einem Laborkühlschrank entwichen sein.

Weiter sind die Autoren der Ansicht, daß es törricht wäre, das heutige »Kollektive Laboratorium« mit seinen Tausenden und Abertausenden von weltumspannenden Versuchsräumen, als eine Quelle von Erregern zu vernachlässigen, die für Krankheiten verantwortlich sein können.

Ein von Robert Lederer im Jahr 1987 verfaßter Artikel mit dem Titel »Precedents for AIDS?« erschien im *Covert Action Information Bulletin*, Nummer 28, und faßt eine Reihe von Versuchen mit Gefangenen zusammen, die man mit Fug und Recht als eine Art von biologischer Kriegsführung bezeichnen könnte: »In den Jahren zwischen 1965 und 1968 hat man an 70, in der Mehrzahl schwarzen Gefangenen am Holmesburg State Prison in Philadelphia Versuche unter der Leitung der

Dow Chemical Company durchgeführt, mit deren Hilfe man die Wirkung von Dioxin, einer hochgiftigen chemischen Verunreinigung, die im unrühmlichen 'Agent Orange' enthalten ist, untersuchen wollte. Bei dieser Versuchsgruppe wurde die Haut einer starken Dosis von Dioxin ausgesetzt und die anschließenden Folgen beobachtet. Nach Aussagen des leitenden Arztes Dr. Albert Kligman, einem Dermatologen an der University of Pennsylvania, traten bei einigen Personen Hautschäden auf, die 'vier bis sieben Monate lang bestehen blieben, da man auch keinen Versuch unternahm, die Heilung durch ein aktives therapeutisches Eingreifen zu beschleunigen'.« Anläßlich eines Anhörungsverfahrens durch eine staatliche Umweltschutzbehörde, in dessen Verlauf diese Experimente ans Licht kamen, sagte Kligman aus, daß keine Nachfolgeuntersuchungen der Versuchspersonen auf mögliche Krebserkrankungen durchgeführt wurden. Es handelte sich um die zweite Studie, die von Dow Chemicals in Auftrag gegeben wurde. Die vorangegangene Studie umfaßte 51 sogenannte 'Freiwillige', vermutlich ebenfalls Gefangene.

Abgesehen von dem dioxinhaltigen Agent Orange, hat das amerikanische Heer auch einen Stoff eingesetzt, den man als »Kurzzeit-Kampfstoff« bezeichnet hat. Diese Substanz hieß CS (Orthochlorbenzamalonitril) und wurde als Pulver mit Hilfe von Granaten, Bomben und anderen Geschossen in der Luft zerstäubt. Die Wirkung bestand in starken Schmerzen in den oberen Luftwegen, schwerer Blasenbildung der Haut bei schwülem Wetter zusammen mit akuten Angstzuständen und Erstickungsgefühl.

Im Jahr 1965 bestellte die U.S. Army 126.000 Kilo CS für den Einsatz in Vietnam. Vier Jahre später, im Jahr 1969, war der jährliche Bedarf auf drei **Millionen** Kilo angestiegen.

Im Ersten Weltkrieg entfielen 5% der Toten auf die Zivilbevölkerung. Der Zweite Weltkrieg hingegen forderte schon 48%, während dieser Anteil im Korea-Krieg auf 84% geklettert war. Die Feindseligkeiten in Vietnam oder Afghanistan würden mit Sicherheit ebenfalls diesen letzten Wert erreichen. Diese Entwicklung in der Kriegsführung verträgt sich bestens mit einer Mentalität, die als Selbstverständlichkeit drei Millionen Kilo eines Kampfstoffs wie CS für den Jahresverbrauch veranschlagt.

Lassen wir einmal die gängigen Reaktionen auf Szenarios beiseite, die mit biologischer Kriegsführung zu tun haben. Jeder empört sich über die absonderlichen, verschrobenen Verfechter verstiegener Verschwörungstheorien – und natürlich wird es immer Spinner geben, die den Verlauf ihres Frühstücks oder Wäschetags als vom Kreml oder

Außerirdischen gelenkte Ereignisse betrachten. Aber wir können nicht automatisch die Schlußfolgerung ziehen, daß die Wahrscheinlichkeit einer begrenzten biologischen Kriegsführung oder die Durchführung gefährlicher Experimente mit biologischen/chemischen Kampfstoffen gleich Null ist. Davon sind wir nämlich meilenweit entfernt.

Dies ist deswegen eine bedeutungsvolle Feststellung, denn die Art und Weise, in der man dem Forschungsbetrieb auf dem Gebiet chemischer und biologischer Kampfstoffe einen Persilschein ausgestellt hat, scheint weitgehend auf konditionierten Reflexen zu beruhen.

Allein das potentielle Zahlenmaterial, mit dem wir es hier zu tun haben ist recht ernüchternd.

Wieviele Menschen haben tagtäglich, weltweit, in wievielen Labors, im Verlauf wievieler Experimente mit welcher Anzahl von Erregern zu tun? Wer sich einmal die Zeit genommenn hat, in einer gut bestückten biomedizinischen Bibliothek seinen Blick über Berge von veröffentlichten Forschungsergebnissen dieser weltumspannenden Aktivitäten schweifen zu lassen, wird nachvollziehen können, was ich hier ansprechen möchte.

In Wirklichkeit ist die Wahrscheinlichkeit recht hoch, daß viele, viele Mikroben aus Laboratorien in die Umwelt, in der wir alle leben, entwichen sind; und damit meine ich nur das **unbeabsichtigte** Entweichen von Erregern.

Bill Perry, der ehemalige Pressechef der Lawrence Livermore Labs, hat mir einmal im Verlauf eines Interviews folgendes gesagt: »Das muß man sich so vorstellen: ich würde zum Beispiel in das Büro eines Mannes kommen, der über Nuklearwaffen forscht und ihn fragen wie es denn so ginge und er würde seufzen und antworten: 'Wenn wir nur mehr Forschungsgelder bekommen könnten.' Auf meine Antwort: 'Mit einigen zusätzlichen Millionen würdet ihr nur die Erde noch ein paar Mal mehr in die Luft jagen können', würde er erwidern: 'Nein, nein, Sie verstehen mich nicht. Wir arbeiten hier an einem Problem der *Physik*.«

Das sind also die netten, wohlmeinenden »Wissenschaftler«.

Bei den Anhörungen vor dem Senat, die im Jahr 1977 vom Subcommittee on Health and Scientific Research abgehalten wurden, hieß es in einem Bericht der U.S. Army, »das Vorherrschen von lokal begrenzten Kriegshandlungen und kleineren Konfliktherden fordert Waffen, die eine Eindämmung von Konflikten bei einer möglichst geringen Anzahl von eigenen Opfern gestattet.«

Haben die Forschungsarbeiten auf dem Gebiet der biologischen Kampfstoffe sich mit der Entwicklung solcher Waffen befaßt, die also besonders zum Einsatz in der nicht-weißen, Dritten Welt bestimmt wären?

In der Ausgabe von *Military Review* vom November 1970 weist der Genforscher Carl Larson auf die Möglichkeit hin, bestimmte chemische Stoffe zu entwickeln, die spezifische Bevölkerungen angreifen. Nach Ansicht von Carl Larson wiesen »die beobachteten Abweichungen bezüglich der Reaktionen auf Medikamente auf große, angeborene Unterschiede verschiedener Bevölkerungen hinsichtlich der Empfänglichkeit für die Wirkung chemischer Stoffe hin.«

Wie weit sind wir von einer biologischen Kriegsführung entfernt, wenn Patienten mit minimalen Symptomen mit gefährlichen, nebenwirkungsträchtigen Pharmazeutika behandelt werden? Wenn Patienten, die noch überhaupt keine Symptome haben, mit einer fragwürdigen Diagnose belegt werden, die einem Todesurteil gleichkommt?

Ich habe vor nicht allzu langer Zeit mit einem AIDS-Kliniker gesprochen, dem Patienten von anderen Ärzten überwiesen werden. Es handelt sich um einen Mann, der eine Fähigkeit hat diagnostische Trends auszumachen, noch ehe sie allgemein bekannt werden.

Dieser erzählte mir, daß die Patienten, die ihm überwiesen werden, immer seltsamere Geschichten zu berichten haben. Manche kommen mit der Diagnose »AIDS-Vollbild« lediglich aufgrund eines positiven HIV-Tests und keiner weiteren Symptome zu ihm.

Bei einem Patienten wurde die Diagnose AIDS aufgrund eines Bluttests gestellt, der die Zahl seiner T-Lymphozyten für leicht unter dem Normalwert befunden hatte. Er hatte überhaupt keine Symptome, war aber schwul. Letzteres scheint hier der entscheidende Faktor gewesen zu sein.

Bei einem anderen Patienten stellte **der Augenarzt** die Diagnose AIDS. Sein Patient war ebenfalls homosexuell und hatte eine Konjunktivitis an einem Auge. Es wurden weder ein HIV-Test, noch irgendwelche anderen Untersuchungen durchgeführt.

Der Kliniker sagte mir: »Ich habe den Eindruck, daß die Patienten immer weniger wissen. Sie nehmen einfach automatisch an, wenn der Arzt ihnen sagt, sie hätten AIDS, dann muß es so sein. So als ob Symptome und Blutuntersuchungen gar nicht wichtig wären.

Eine Frau, die als HIV-positiv getestet wurde, aber keine Symptome hatte, wurde von ihren Arzt überredet, an einer AZT-Studie teilzunehmen – und das, obwohl die Zahl ihrer T-Lymphozyten sehr hoch war, ein Anzeichen einer guten Immunleistung.[6]

Ein Mann in Kalifornien wurde ebenfalls von seinem Arzt überredet, an einer AZT-Studie teilzunehmen, obwohl auch er keine Symptome hatte. Dieser Mann wurde unter starken Druck gesetzt und man sagte ihm, daß AZT die Lebensspanne eines Patienten um vier Jahre verlängern könnte. Zum einen ist diese Behauptung unbewiesen, und zum anderen war AZT zu jenem Zeitpunkt noch keine vier Jahre als Medikament gegen AIDS im Einsatz gewesen!

26. Wieviel von AIDS ist Syphilis?

Im letzten Jahr sind eine Vielzahl von Artikeln erschienen, welche die Vermutung äußern, daß AIDS nichts anderes als Syphilis sei. Wie immer in ähnlichen Fällen, gehen die Anhänger dieser Vorstellung automatisch davon aus, daß es AIDS als streng definierte Krankheitsentität gibt, und daß diese Krankheit durch die Syphilis-Spirochäte und nicht durch den HIV hervorgerufen wird.

Aus der therapeutischen Arbeit von Dr. Caiazza an Patienten, die als AIDS-Fälle diagnositiziert wurden, geht jedoch hervor, daß es auf diesem Gebiet eine überprüfbare Hypothese gibt. Er kann Fallbeispiele von Patienten vorweisen, die dank seiner Behandlung auf dem Weg der Besserung sind. Seine Arbeit könnte überprüft, wiederholt oder auch von anderen Ärzten angefochten werden.

Bislang zeigt die NIH kein Interesse, jene geringen Beträge, welche für eine Überprüfung erforderlich wären, aufzubringen.

Wie dem auch sei, das drastische Ansteigen von neuen Syphilisfällen in den Vereinigten Staaten hat die Aufmerksamkeit medizinischer Kreise auf sich gezogen.[1]

Es gibt eine Reihe von Wissenschaftlern, die auf folgende Punkte verweisen:

1) Es gibt viele Syphilisfälle, die heute unerkannt bleiben oder als andere Krankheiten diagnostiziert werden – möglicherweise auch als AIDS.

2) Syphilis wird oft mit zu niedrigen Dosen von Penicillin behandelt.

Die Ärzte Klaus Dierig, Urban Waldthaler und Stephen Caiazza haben über gute Resultate bei der Therapie von AIDS-Patienten mit länger andauernden Behandlungen mit Penicillin und anderen Antibiotika berichtet.

3) In den letzten zehn Jahren wurde eine übermäßig hohe Anzahl von Syphilisfällen bei Homosexuellen und Fixern in den Vereinigten Staaten verzeichnet.[2]

4) Bei der mit AIDS in Zusammenhang gebrachten Demenz kann es sich um Neurosyphilis im fortgeschrittenen Stadium handeln.

5) AIDS und Syphilis haben eine ganze Reihe von Symptomen gemeinsam, wie generalisierte Lymphadenopathie, eines der Symptome sekundärer Syphilis, Hautauschläge, Gewichtsverlust, Fieber,

Halsschmerzen, Krankheitsgefühl, Schweiße, Störungen der Kranialnerven und schließlich opportunistische Infektionen wie Candida albicans. Im allgemeinen treten sowohl AIDS wie auch Syphilis häufiger bei Männern als bei Frauen auf. (Natürlich gibt es viele Krankheiten, deren Symptome mit dem, was als AIDS bezeichnet wird, übereinstimmen).[3]

Die Interpretation von AIDS-Symptomen als die Symptome einer bereits gut bekannten Geschlechtskrankheit ist gegenwärtig sicher keine besonders beliebte. Eine solche Entdeckung kann man wohl nicht als besondere Neuigkeit vermarkten, und es sind auch keine Gelder für die Erforschung neuer Medikamente und Impfstoffe zu vergeben. Es geht schließlich nur um eine bessere Handhabung der Antibiotika. Dem Arzt, der seine Stimme erhebt und seine Kollegen auffordert, verstärkt nach Syphilis bei ihren AIDS-Patienten zu fahnden, winken gewiß keine hohen Auszeichnungen oder Nobelpreise.

Zweifellos stehen die nitrithaltigen Inhalationsmittel auf der Liste der relevanten Faktoren beim Kaposi-Sarkom ganz oben, aber Syphilis ist möglicherweise ebenfalls daran beteiligt. Harris Coulter verweist in seinem Buch *AIDS and Syphilis, the Hidden Link* (North Atlantic Books, Berkeley 1987) auf die gemeinsamen Merkmale zwischen dem Kaposi-Sarkom und Syphilis: purpurfarbenen Läsionen an den Ohren, Gummata der Lungen, sarkoidähnliche Granuloma und erdbeerfarbene Gesichtsläsionen.

Hinzu kommt, daß es Hinweise in der älteren Literatur gibt, die eine potentielle Überschneidung zwischen der syphilitischen Pneumonie und der Pneumoncystis-carinii-Pneumonie bei Syphilisfällen sehen.

Sporadische Studien haben ein verstärktes Auftreten von Syphilis in Ruanda, dem Nordosten von Zaire, und in Uganda aufgezeigt, alles Gegenden, aus denen AIDS-Fälle gemeldet werden. Betrachtet man dies zusammen mit den Berichten über Syphilis in Haiti und die signifikante Zunahme von Syphilis unter Homosexuellen und Fixern in den Vereinigten Staaten, könnte man eine Erklärung für die eigenartige geographische Verteilung eines Teils der berichteten AIDS-Fälle erhalten.

Coulter kommt zu dem Schluß, daß das Verschwinden von Syphilis in den Vereinigten Staaten in den Fünfzigerjahren zustande gekommen war »durch einen Mißbrauch von Antibiotika, wobei die Krankheit unterdrückt wurde (anstatt sie völlig zu beseitigen), so daß sie unter der Oberfläche noch vor sich hin schwelte. Bei einem Großteil der Personen, die keine sorgfältige Behandlung erhalten haben, ist das Immunsystem auf diese Weise langsam zugrunde gerichtet worden.«

Desweiteren zitiert Coulter Dr. Armand J. Pereyra (»A Graphic Guide for Clinical Management of Latent Syphilis«, California Medicine, 112:5 (1970)) wie folgt:

»Obwohl Syphilis dreimal häufiger auftritt als im Jahr 1955, sind Schanker und der Sekundärausschlag nicht mehr häufig zu sehen. Es kann keinen Zweifel geben, daß einige dieser Läsionen unterdrückt werden, und die Krankheit durch eine wahllose Anwendung von Antibiotika maskiert wird. Man tut sich schwer, eine Erklärung für das Vorherrschen von latenter Syphilis in der heutigen Praxis zu finden. Die ominöse Aussicht eines weit verbreiteten Wiederauflebens der Krankheit in ihrer tertiären Form wirft ihre düsteren Schatten voraus.«

Anmerkung des Verlags:

(zitiert aus: Die AIDS-Syphilis-Hypothese, von Matthias Niemann, in: Der Homöopathie-Kurier, Heft 7, August 1989, Hrsg. v. Gem. Verein zur Förderung der Homöopathie, Hörnleweg 36, 8110 Murnau. Das Heft enthält auch einen Beitrag zur Behandlung von Menschen, die »AIDS«-Symptome aufweisen, mit bewährten homöopathischen Mitteln.)

»Der VDRL-Test stellt Antikörper gegen den Syphilis-Erreger Treponema pallidum, einer Spirochätenart, im Serum fest. Die zuverlässigeren FTA-ABS-Tests sind wegen zu großen Zeitaufwandes, also hoher Kosten, als reguläre Tests abgeschafft worden. Der FTI-Test und die Darkfield-examination, die den Syphilis-Erreger direkt nachweisen, werden nur in Ausnahmefällen vorgenommen. Der VDRL-Test kann falsch-negativ sein, wenn am Abend zuvor ein Bier getrunken oder ein Aspirin eingenommen wurde. Falschnegativ kann er auch verlaufen, wenn das Immunsystem des Wirtsorganismus zu geschwächt oder z.B. durch die gleichzeitige Infektion durch mehrere Erreger, immunsuppressive Medikamente usw. überfordert ist, Treponema pallidum-Antikörper zu bilden. Diese Patienten bilden gewöhnlich im Verlauf einer immunstärkenden Therapie (durch homöopathische Therapie oder ein Naturheilverfahren) im Serum nachweisbare Antikörper zum Syphilis-Erreger.« Im Klartext: Zeitaufwand, hohe Kosten und andere Schwierigkeiten, den Syphilis-Erreger nachzuweisen, haben – wegen der Ähnlichkeit der Symptome mit AIDS – dazu geführt, daß in immer weniger Fällen **auch** die Möglichkeit einer Syphilis untersucht wird.

27. CMV (Zytomegalievirus)

In der Zeit vor der Proklamation von HIV als Ursache von AIDS (im Jahr 1984) gab es eine recht lebendige und vielfältige Diskussion in der medizinischen Fachpresse, die mit der Suche der Wissenschaftler nach relevanten AIDS-Faktoren einherging. Einer der am häufigsten erwähnten Faktoren, CMV (der Zytomegalievirus), wurde nach 1984 als mögliche Ursache fallengelassen. Es lohnt sich aber, ein Teil dieser Literatur wieder ins Licht zu rücken.

Es gibt zunächst einige Wissenschaftler, die eine Rolle des Zytomegalievirus fälschlicherweise deswegen ausschließen, da wir diesen Virus bereits eine Weile kennen, während AIDS dagegen etwas Neues ist. Wir haben uns zwar bereits mit diesem Argument in anderer Form auseinandergesetzt, aber es gibt zwei weitere Erwiderungen im Fall von CMV: 1) Es gibt Hinweise dafür, daß es zumindest unter den Homosexuellen in Amerika Individuen gibt, die sich aufgrund ihrer vielen Sexualkontakte wiederholt mit den verschiedenen Stämmen des Virus infizieren. Dadurch könnte sich die Wirkung des Virus gegenüber früheren Jahren ändern. 2) Die Wirkung des Zytomegalievirus im Verbund mit anderen Kofaktoren, wie Poppers und andere Drogen und Medikamente, könnte sich wiederum um einiges gegenüber den bekannten Auswirkungen steigern.

In den *Annals of the New York Academy of Sciences* (Band 437, S. 320-324, 1984) gehen Lawrence Drew und Lawrence Mintz der CMV-Frage nach. Die Verfasser bemerken hierzu, daß CMV »bekanntermaßen Dysfunktionen der T-Lymphozyten zusammen mit einer akuten Infektion verursacht, die einer Mononukleose ähnelt.« Desweiteren schreiben die beiden Wissenschaftler, daß von 164 AIDS-Patienten, »die von den CDC auf CMV-Antikörper getestet wurden, 162 positiv waren.«

Drew und Mintz haben 56 Patienten mit Kaposi Sarkom untersucht und fanden, daß alle 56 CMV-positiv waren. Sie kamen zu folgendem Schluß: » ... wir sind der Ansicht, daß es überwältigende Beweise gibt für die ganz erhebliche Rolle, die der Virus bei der Entstehung des Kaposi-Sarkoms spielt.«

Im gleichen Band der *Annals of the New York Academy of Sciences* (Band 437, S. 320-324, 1984) weisen Martin Hirsch und Donna Feldstein darauf hin, daß »CMV-Mononucleose oft mit anhaltendem Fieber, Krankheitsgefühl und Müdigkeit sowie Appetitlosigkeit (Schwund, Marasmus-Syndrom?) einhergeht.« Diese Symptome werden natürlich in den verschiedenen Definitionen von AIDS und dem Prä-AIDS Komplex aufgelistet.

Sowohl bei Personen mit einer CMV-Mononukleose als auch bei Personen, die als AIDS-krank diagnostiziert wurden, läßt sich der Zytomegalievirus im peripheren Blut nachweisen.

Es gab auch mindestens einen Bericht über eine Gruppe von afrikanischen Kindern, von denen 98% Antikörper gegen den CMV gebildet hatten. Also fehlt der Virus auch dort nicht.

In der medizinischen Fachzeitschrift *Chest* (August 1987, Band 2, Seite 198-203) hat J.M. Wallace Aufzeichnungen und Autopsieberichte von 54 Personen gesichtet, bei denen die Diagnose AIDS gestellt worden war. Bei 39 dieser Personen konnte eine CMV-Infektion durch Nachweis des Virus in Gewebsproben dokumentiert werden. Von dieser Personengruppe hatten 23 zweifelsfrei an progressiven Formen von CMV-verusachten Krankheiten gelitten. Bei zwei Patienten, die eine Pneumonie durchgemacht hatten, wurde CMV als einziger Erreger nachgewiesen (keine Pneumocystis-carinii Erreger).

Von M.J. Post gibt es eine Studie mit zehn AIDS-Patienten mit Beteiligung des Zentralnervensystems. Bei den Autopsien konnte Post CMV als Erreger nachweisen, wobei der Zytomegalievirus in sechs Fällen eine erste, ursprüngliche Infektion des Zentralnervensystems hervorgerufen hat, aus der sich später eine progressive Enzephalopatie entwickelte, welche schließlich zum Tode führte (*AJR,* Januar 1986, Band 46, Seite 1229-34).

In einer Studie von Harry Haverkos mit dem Titel »Factors Associated with the Pathogenesis of AIDS« (*Journal of Infectious Diseases,* Band 156, Juli 1987), stellt der Verfasser fest, daß »CMV bekanntlich die T- wie auch die B-Lymphozyten befällt (Komponenten des Immunsystems). Darüberhinaus haben Giraldo et al. auf den Zusammenhang zwischen CMV und dem Auftreten von Kaposi Sarkom in Afrika hingewiesen.«

Die oben zitierten Arbeiten sind nur eine kleine Auswahl von Material über CMV aus der medizinischen Fachliteratur. Wenn ich diese Quellen zitiere, dann geht es mir nicht darum zu beweisen, daß der CMV irgendeine bestimmte Krankheit hervorruft, sondern ich möchte aufzeigen, daß der CMV bei einem fairen Vergleich genauso gute Chancen hätte, als verursachender Erreger von dem zu gelten, was wir als AIDS bezeichnen.

Das Schicksal des Zytomegalievirus ist es aber, im Hintergrund der lediglich opportunistischen Infektionen zu verweilen, und dort die zweite Geige nach dem HIV zu spielen. Als die Vorstellung von AIDS als einheitlicher Krankheit immer mehr Anklang fand, als die Würfel gefallen waren und das ganze Syndrom immer bekannter wurde, bestand der offensichtliche Schachzug in der Präsentation von etwas einzigartigem, einem ganz neuen Virus. Und man appellierte an den Kongreß, ganz neue Gelder zur Bekämpfung einer ganz neuen Bedrohung zu bewilligen.

Und so geschah es auch.

Aber ganz gleich wieviel Geld an der Türschwelle des NIH gelegt wird, wir müssen das gesamte Gebäude ausfegen, ehe dieses Geld wirklich für uns arbeitet.

Und selbst dann wird das, was wir von sogenannten Außenseiterkliniken, privaten Informations- und Forschungsinitiativen und den Berichten von »AIDS-Überlebenden« erfahren, wohl wertvoller für eine zweckmäßige Therapie sein, als das, was die NIH von sich gibt.

28. Fixer und AIDS: Ein Gespräch mit William Burroughs

Durch den übereifrigen Versuch, AIDS als eine durch HIV verursachte Entität zu etablieren, werden echte und auf der Hand liegende immunsuppressive Faktoren beiseite gelassen.

Bei der Analyse der berichteten AIDS-Fälle unter Fixern richtet sich das ganze Augenmerk auf gemeinsam benütztes Spritzbesteck als HIV-Infektionsquelle. Aber wie groß ist die Wahrscheinlichkeit, daß Süchtige die Übertragung einer ganzen Reihe von Erregern durch ein solches Verhalten in Kauf nehmen würden?

Der Autor William Burroughs wird den meisten Lesern wohl ein Begriff sein. Denkt man an die herausragenden amerikanischen Schriftsteller unserer Zeit, sehen wir in vorderster Reihe den Verfasser von »Naked Lunch«, »Nova Express« und »Soft Machine« in seinem unverwechselbaren grauen Anzug und Filzhut. Wie kein anderer kennt Burroughs die Welt des Süchtigen und versteht es darüber zu schreiben.

Das Gespräch fand am 19. März 1988 statt.

Frage: Gewichtsverlust und Schwund sind nun in die Liste der AIDS-Symptome aufgenommen worden. Hat es nicht immer schon Fixer gegeben, die aufgrund ihres Heroinkonsums an Gewicht verloren haben?

Antwort: Das kommt darauf an, wieviel sie konsumieren. Bei drei Gran am Tag sehen sie aus, wie jeder andere. Bei einer unvernünftigen Dosis von sieben Gran ist die Veränderung bemerkenswert. Dann haben sie dieses abgemagerte Aussehen. Sie können sich aber ziemlich rasch wieder erholen, wenn sie die Droge etwa einen Monat absetzen oder mit der Dosierung heruntergehen. Dann sehen diese Menschen wieder normal aus. Ich habe Bilder (vorher und nachher) von Süchtigen in einer Anstalt in Hong Kong gesehen.

Frage: Sie verlieren also viel Gewicht und legen es dann wieder zu?

Antwort: Das ist richtig.

Frage: Nehmen wir den Fall eines Fixers an, der sehr viel Stoff konsumiert und dabei wenig oder nur Minderwertiges ißt und auch nicht in irgendeine Suchtbehandlung geht. Ein solcher Mensch könnte doch immer weiter abmagern.

Antwort: Ja sicher. In den Vereinigten Staaten gibt es aber nicht viele Fixer, die sich in einen solchen Zustand bringen können, denn die meisten können nicht genug Stoff bekommen.

Es heißt, daß Fixer das Spritzbesteck teilen und daß sie sich den Kauf von Nadeln nicht leisten können. Nun, wenn jemand fünfzig Dollar am Tag für welche Sucht auch immer aufbringen kann, dann reicht es auch noch für Nadeln, für ein Spritzbesteck, das für zwei Dollar zu haben ist. Dieses Besteck, eine Plastikspritze und eine Kanüle, werden ja zusammen mit dem Stoff für zwei Dollar verkauft. Es gibt also keinen Grund die Nadeln zu teilen, außer wenn manche dieser Personen von einer unglaublichen Ignoranz wären. Aber welcher Fixer weiß nicht um die Gefahr einer Serum-Hepatitis? Durch die gemeinsame Benutzung von Nadeln kann man sich eine Serum-Hepatitis, Malaria und auch Syphilis einhandeln. Also frage ich mich, in welchem Ausmaß hier Nadeln gemeinsam benutzt werden. Sind die Forscher wirklich hinausgezogen und haben alle diese Leute vor Ort befragt?

Frage: Ich habe eine oder zwei Studien gesehen, wo man das getan hat.

Antwort: Ja, ich weiß, daß es Fälle gibt, wo so etwas geschieht, aber meiner Meinung nach müßte man das ganze wesentlich gründlicher untersuchen. Diese durch Geschlechtsverkehr übertragene Krankheit (AIDS) hat angeblich seinen Ausgang genommen in einer Personengruppe (Fixer) die notorisch asexuell sind. Jemand mit einer starken Heroinsucht ist fast vollständig asexuell.

Frage: Wenn wir uns Leute ansehen, die keine Nadeln mit anderen benutzen und am Sex so gut wie kein Interesse haben, wo kommen dann deren AIDS-Erkrankungen her? Es gibt schon seltsame Erkrankungen, die durch chemische Substanzen hervorgerufen werden können, besonders wenn wir in diesem Zusammenhang an die Drogen denken, die mit allem und jedem verschnitten und verunreinigt sein können.

Antwort: Sicher. Da wir die Verunreinigungen nicht kennen, haben wir es hier mit einem unbekannten Gebiet zu tun. Mir ist ein Fall von Vergiftungen bekannt, welcher nie analysiert wurde, bei dem es zu schweren Erkrankungen und Blindheit gekommen ist. Die Ladung konnte auf den Iran zurückverfolgt werden, und war von dort nach Marseilles, Paris und New York gelangt. Ich kenne jemanden, der sein Augenlicht durch dieses Zeug verloren hat. Es war eine organische Verunreinigung, wurde aber nie exakt bestimmt. Das war vor sechs oder sieben Jahren, da hat man in New York für diese Leute eine eigene Krankenhausabteilung eigerichtet, es handelte sich um etwa sieben oder acht Personen.

... Wenn man je einen biologischen oder chemischen Wirkstoff einschmuggeln wollte, hätte man eine ideale Bevölkerungsgruppe von 250.000 Süchtigen in New York und etwa 500.000 landesweit. Ich meine durch eine Kontaminierung an der Quelle, nämlich an den Nadeln. Es gäbe nichts einfacheres, als einen winzigen Tropfen Blut in einer Nadel zu verstecken und diese kontaminierte Nadel wie eine neue, sterile wieder zu versiegeln. Tatsächlich haben mir auch schon Leute berichtet, sie hätten versiegelte Nadeln gekauft und haben dann Blut in der Kanüle entdeckt.

Frage: Und diese Nadeln haben sie von dem gleichen Menschen gekauft, von dem sie ihren Stoff bezogen haben?

Antwort: Ja, genau. Ich stelle mir vor, wie jemand an diesen Dealer herantritt und sagt: »Ich habe zehntausend Nadeln, zu einem guten Preis.« In einem solchen Fall wird der Käufer sie sicher nicht untersuchen. Es gibt wirklich nichts einfacheres, als eine Nadel zu kontaminieren und sie dann wieder zu versiegeln ... Es **könnte** so passiert sein. Was nicht heißen soll, daß es so passiert **ist**. Aber eines ist sicher, wenn ein absichtliches Vorgehen dahinter steckt, wird man nie etwas darüber herauslassen.

Frage: Wie verhält es sich mit den Wegwerfspritzen im Vergleich zu der alten Art von Spritzen.

Antwort: Bei diesen Wegwerfspritzen können Sie den Kolben nicht auskochen, da dieser aus Kunststoff ist. Ich denke, daß so gut wie alle (Fixer) die Wegwerfbestecke verwenden. Die Nadeln werden mit der Zeit stumpf, also wechselt man sie jede Woche oder so.

Frage: Warum die gemeinsame Benutzung von Wegwerfnadeln, wenn sie spottbillig und ausreichend verfügbar sind?

Antwort: Ich habe einen Leitartikler gelesen, welcher behauptet hat, »sie sind alle so arm, daß sie die Nadeln teilen müssen.« Nun, das ist einfach absurd. Das Minimum, das ein Süchtiger in New York benötigt, sind dreißig Dollar am Tag. Damit könnte man sich dreimal einen Schuß setzen. Aber die meisten verbrauchen vierzig, fünfzig und sechzig Dollar am Tag – und aufwärts.

Frage: Ich habe gehört, daß es so etwas wie ein rituelles Teilen von Nadeln gibt, das nichts mit Geld zu tun hat.

Antwort: Davon habe ich noch nie etwas gehört. Eine Serum-Hepatitis ist die Hölle, eine sehr schwere Krankheit – und die holt man sich durch infizierte Nadeln.

Frage: Die Drogen selbst sind gestreckt und verunreinigt.
Antwort: Mit allem und mit jedem.

Je nach Schwere des Falles gehören Hautauschläge, Gewichtsverlust, Müdigkeit, Appetitverlust, Erbrechen, Husten und Krankheitsgefühl zu den Symptomen einer Serum-Hepatitis. Hier haben wir wieder einmal einen Non-AIDS-Zustand, der sogenannte AIDS und Prä-AIDS Symptome enthält. Ich zweifle nicht, daß es heute Fixer mit Hepatitis gibt, die als AIDS-Fälle diagnostiziert werden. Das ist der heutigen Hysterie zu verdanken. Da Leberschäden bei Fixern an der Tagesordnung sind, könnte ein Arzt leicht übersehen, daß eine Hepatitis und nicht AIDS hinter diesen Symptomen steckt.

29. Die Macht der Suggestion und der AIDS-Test

Die volle Auswirkung, die die Diagnose AIDS oder der Befund Test-positiv auf ein Individuum hat, läßt sich in keiner Weise messen. In unseren Tagen erleben wir, wie die Unterscheidung zwischen Test-positiv und AIDS immer verschwommener wird. Die Ärzte, die verunsichert sind, verlassen sich bei der Diagnosestellung immer mehr auf die Zugehörigkeit des Patienten zu einer der Risikogruppen (Homosexuelle, Fixer, Sexualpartner eines Schwulen oder eines Fixers).

Es sind Fälle bekannt geworden, in denen die Häuser von Personen, die Test-positiv waren, angezündet worden sind. Nach dem Befund Test-positiv haben sich bereits etliche Menschen entschlossen, ihrem Leben ein Ende zu bereiten.

In dieser aufgeheizten Atmosphäre haben sich leider sehr wenige die Mühe gemacht, sich darüber klar zu werden was es eigentlich bedeutet, einem Menschen zu sagen er sei:
a) mit dem Virus infiziert
b) ein AIDS-Träger
c) HIV-positiv.
Die Hysterie scheint das Leitprinzip zu sein.

In der Tat bedeuten a), b) und c) praktisch gesehen dasselbe. Der HIV-Test war positiv.

Und natürlich gibt es sehr wenige, die sich Klarheit verschafft haben, was dies eigentlich bedeutet.

Das ist außerordentlich bedauerlich, denn eine Hauptkomponente der Immunsuppression ist ja die Diagnose selbst, ganz davon abgesehen, welche tatsächlichen Krankheitsfaktoren gegeben sein mögen oder nicht. Die Tatsache, daß jemand Tag für Tag in dem Glauben leben muß, mit einem Virus infiziert zu sein, der letztendlich sein Leben fordern wird, kann, wie sich jeder unschwer vorstellen kann, eine außerordentliche schwächende Wirkung zeitigen. Besonders wenn die Schätzungen über den Eintritt des Todes zwischen einem und sechzehn Jahren liegen.

Wenn wir bedenken, daß der Test ganz auf den HIV zugeschnitten ist, dessen Rolle als Verursacher der Krankheit unbewiesen ist, haben wir es mit einer ziemlich verrückten Situation zu tun.

Der Stellenwert, den AIDS im Bewußtsein der Öffentlichkeit einnimmt, verleiht den Forderungen nach Testzwang immer größeren Druck. Doch sind sich die Wissenschaftler und Mediziner ganz und gar nicht darüber einig, welche Tests in welcher Weise verwendet werden sollen.

Wenn man mit diesem Krankheitsbegriff einen Keil in das Gefüge unserer Gesellschaft hineintreiben wollte, wenn es zu einer schwerwiegenden Polarisierung bestimmter Bevölkerungsgruppen kommen soll, kann man mit Tests dieser Art den Hebel ansetzen.

Ich möchte im folgenden zum Zweck einer Diskussion einmal einfach davon ausgehen, daß HIV die Ursache von AIDS ist, um dann aufzuzeigen, daß Massentests auch aus einer orthodoxen Sicht von AIDS ein grober Unfug sind.

Es gibt zwei Testverfahren, die normalerweise als die sogenannten »AIDS-Tests« bezeichnet werden. (Es gibt nebenbei auch andere, sehr aufwendige und kostspielige Verfahren, wie zum Beispiel die direkte Suche nach dem Virus in Gewebsproben). Diese zwei grundlegenden Testverfahren heißen ELISA und Western Blot-Test (auch Immuno-Blot genannt).

Das ELISA-Verfahren wird als erstes durchgeführt. Es werden 5 cc Blut entnommen. Das, was dann im Labor gesucht wird, sind die spezifischen Antikörper (ein Bestandteil der körpereigenen Abwehr, bzw. des Immunsystems), welche als Reaktion auf das Eindringen des HI-Virus in den Körper gebildet worden sind.

Die Antikörper werden auf eine Schicht von Plastik ausgebreitet. Wenn es sich um spezifische Antikörper handelt, die gegen den HIV gebildet wurden, gehen sie eine Bindung mit viralen Proteinen ein, die sich auf der Plastikschicht befinden. Wenn diese gebundene Mischung mit bestimmten chemischen Substanzen behandelt wird, tritt eine Farbveränderung auf, was ein positives Testergebnis anzeigt.

Ein positiver ELISA-Test sollte durch einen noch spezifischeren, »Bestätigungstest,« den Western Blot-Test erhärtet werden. Bei der Bindung zwischen HIV-Antikörpern und viralen Proteinen auf einem Laborpapier bildet sich ein erkennbares Muster an Stelle einer Farbveränderung ab. Dieses erkennbare Muster bedeutet einen positiven Befund.

»Positiv« wird allgemein verstanden im Sinne der Anwesenheit des AIDS-Virus (HIV) im Körper.

Die FDA ist die zuständige lizenzerteilende Behörde für alle AIDS-Tests, die in den Vereinigten Staaten durchgeführt werden. Von ihrem Büro in Washington erhielt ich ein Dokument mit dem einfachen Titel

Summary and Explanation of the Test, mit dem Datum 23. Juli 1987 (übrigens wurde dieses Dokument nicht auf dem offiziellen Papier der Behörde gedruckt).

Darin heißt es unter anderem: »Um eine maximale Sicherheit bei der Blutversorgung zu gewährleisten, ist das ELISA-Testverfahren auf eine sehr empfindliche Reaktionsweise ausgelegt. Infolgedessen gibt es non-spezifische (falsche Positivwerte) Reaktionen bei manchen Proben ... aufgrund von vorangegangener Schwangerschaft, Bluttransfusionen oder anderen Faktoren ... «

In der Tat gibt es andere Quellen, wie Alkoholismus, bestimmte Arten von bösartigen Erkrankungen, Autoimmunkrankheiten, Malaria, Leberkrankheiten, Wärmebehandlung der Blutprobe oder lange Lagerung des Plasmas, die als Faktoren gelten, die ein falsches Positivresultat zur Folge haben können.

Das FDA-Dokument empfiehlt die folgende Vorgehensweise: Lassen Sie einen ELISA machen. Wenn der Befund positiv ist, sollten Sie **zwei** weitere ELISA machen. Wenn einer dieser zwei weiteren Tests positiv sind, sollten Sie einen Western Blot-Test zur Bestätigung machen lassen.

Wenn der Western Blot-Test positiv ist, betrachten Sie den gesamten Test als positiv. Wenn der Western Blot negativ ist, sind die Gesamtergebnisse als unsicher zu betrachten.

Wenn der erste ELISA-Test ein positives Ergebnis erbracht hat aber die zwei weiteren negativ waren, sind Sie als Test-negativ zu werten.

Mit »negativ« wird allgemein die Abwesenheit des AIDS-Virus im Körper angenommen.

Das ist also die konventionelle Weisheit, nun wollen wir ein wenig hinter die Kulissen schauen.

Seit die AIDS-Tests im Frühjahr 1985 eingeführt wurde, hat es Personen im Gesundheitswesen gegeben, die Fragen hinsichtlich der Genauigkeit oder der Bedeutung des Tests erhoben haben. Im Mai 1985 lehnte die öffentliche Gesundheitsbehörde des Bundesstaats New Jersey einen Antrag ab, nach dem alle Fälle mit positiven Testergebnissen den bundesstaatlichen Behörden zu melden seien. Dr. Robert Altman, Leiter der Abteilung für Epidemiologie der bundesstaatlichen Gesundheitsbehörde nannte einen der Gründe für diese Ablehnung: »Zu diesem Zeitpunkt ist das, was ein positives Ergebnis anzeigt, nicht ausreichend definiert.«

Ich fragte Gail Lloyd von den CDC über Vorhaltungen dieser Art. Ihre Antwort lautete ganz einfach: »Unsere Wissenschaftler hier halten die Testverfahren für recht zuverlässig.«

Aber es gibt ganz offensichtlich Probleme, wenn es darum geht, den Negativ-Status zu beweisen. Im letzten Frühjahr haben Christopher Damm und Louis Aledort von der Mount Sinai School of Medicine in New York ein Schreiben an die *New York Times* verfaßt, in dem sie Stellung zu einer Organisation nahmen, die mit der Behauptung geworben hatte, die »erste Partnervermittlungsagentur in New York zu sein, dessen Mitglieder beweisen müssen, nicht mit dem AIDS-Virus infiziert zu sein.«

Die beiden Ärzte Damm und Aledort schrieben folgendes in Erwiderung darauf: »In Anbetracht des derzeitigen Status der (AIDS) Antikörpertestverfahren, sind wir der Ansicht, daß diese Behauptung ('Romanze ohne Risiko') ungenau ist.

Die Antikörpertestung liefert positive Ergebnisse dreißig Tage bis sechs Monate nach dem ursprünglichen Kontakt mit dem Virus. Dieser Zeitraum zwischen dem Kontakt und dem positiven Testbefund wird als sogenanntes 'Fenster' bezeichnet. Während dieser Zeit kann der Virus weitergegeben werden, obwohl der Testbefund negativ ist.

Angesichts der gegebenen Ansteckungsmöglichkeit während der Fenster-Zeit schlagen wir vor, jedem neuen, Test-negativen Sexualpartner mit der gleichen Vorsicht zu begegnen wie einem Partner, der sich keinem Test unterzogen hat.«

Das alles ist ja nicht gerade beruhigend. Aber seit dieser Leserbrief in der *New York Times* abgedruckt wurde, ist die Fenster-Zeit möglicherweise noch länger geworden. Eine Studie von Dr. Kai Krohn, die kürzlich im angesehenen englischen Ärzteblatt *Lancet* erschienen ist, berichtet von einer Gruppe von Männern, in der 15% der Personen wiederholt negativ getestet haben, bei denen der Virus jedoch vor **10 bis 34 Monaten** nachgewiesen wurde.

Wenn man sich gewissenhaft an die Implikationen dieser neuen Studie halten würde, müßte man sich für die Dauer von drei Jahren nach einem Sexualkontakt mit einem neuen Partner alle paar Monate testen lassen – und in der Zwischenzeit keinen Sexualverkehr mit anderen Partnern haben, um sicher zu sein, daß man den Virus nicht weitergibt.

Welchen Schluß können wir ziehen? Ein negativer Test kann bedeuten, daß man den Virus nicht hat, kann aber auch bedeuten, daß man positiv ist, aber der Test dies noch nicht anzeigt.

In einem Telefongespräch unterstrich Dr. J.D. Robinson, der über die *Lancet*-Studie im *Wall Street Journal* berichtet hat, den Wert von AIDS-Tests in einem klinischen Rahmen, »wo Sie einen Patienten mit Symptomen haben. Dann können die Tests ein wichtiges Werkzeug sein ... auch in Verbindung mit anderen Blutwerten. Das ist ein ganz anderer Ansatz als die Überlegung, 500.000 Massentests für statistische Zwecke durchzuführen.«

Dr. Robinson verwies darauf, daß genauere AIDS-Tests, welche schließlich zum Zweck von Massenuntersuchungen verwendet werden könnten, sich derzeit in verschiedenen Phasen der Entwicklung befinden.[1]

Ein Virologe von der UCLA sagte mir geradeheraus, daß es unbekannte Faktoren bei den AIDS-Tests gäbe.

Frage: Ein positiver ELISA-Test bedeutet, daß der Betreffende ...

Antwort: ... mit dem AIDS-Virus in Kontakt gekommen ist.

Frage: Können wir mit Sicherheit sagen, ob der Virus im Körper ist oder nicht?

Antwort: Das wissen wir nicht.

Frage: Wissen wir denn bei einem positiven AIDS-Test, ob der oder die Betreffende jemand anderen anstecken kann, oder unter welchen Bedingungen die Möglichkeit einer solchen Ansteckung eintritt?

Antwort: Nein.

Der Virologe fügte hinzu: »Es ist (bisweilen) möglich, daß der positive AIDS-Test auf einen anderen Virus positiv reagiert hat (nicht HIV).«

Ein paar Tage nach diesem Gespräch ist mir ein Arzt begegnet, der meine Recherchen zu den AIDS-Testverfahren persönlich übel genommen hat. 1) Er verbat sich, namentlich genannt zu werden, und 2) sagte noch folgendes: »Die Aufregung, die die Presse in der Testfrage inszeniert, ist lächerlich. Ihr versucht, wichtige Angelegenheiten über das Telefon abzuklären. Diese Fragen gehören in die medizinischen Fachpresse.«

Mit anderen Worten besteht die Arbeit des gewissenhaften Reporters darin, die Wissenschaftsnachrichten direkt von der CDC Pressestelle an die Öffentlichkeit zu übermitteln, gänzlich ungetrübt von eigenen Gedanken.

Ich habe mich dann entschlossen, ein wenig in der ehrwürdigen medizinischen Fachpresse herumzustöbern, um zu sehen, was die Fachleute über die AIDS-Tests zu sagen hatten. Natürlich würden alle angesehenen Wissenschaftler die Meinung vertreten, die Testverfahren seien effizient, wertvoll und aussagekräftig. Ganz gewiß, denn hatten wir nicht stets diese Ansicht in der Presse gelesen? Haben unsere Politiker nicht ebenfalls diese Ansichten vertreten? Sie erhalten ja schließlich ihre Information von den höchsten medizinischen Autoritäten.

Es folgen nun die Ergebnisse meiner bescheidenen Recherchen in den medizinischen Fachblättern der letzten Jahre. Wie der Leser unschwer erkennen wird, liegen Welten zwischen den Äußerungen der gängigen Presse und der Wissenschaftsbürokraten über die AIDS-Tests einerseits und den Aussagen der Wissenschaftler in ihren Fachblättern andererseits.

Fangen wir mit der Ausgabe des *Journal of Clinical Microbiology* vom März 1987 an. James Carlson von der Davis School of Pathology, die zur University of California gehört, läßt die folgende Bombe platzen. Nach seinen Befunden liegt die Quote der falsch-positiven ELISA-Befunde in den Gruppen mit niedrigem Risiko bei überwältigenden »84,2% in unserer Studie und bei 77,1% nach einer jüngsten Meldung des Amerikanischen Roten Kreuzes ... «

Wohlgemerkt: Ein falscher Positivbefund bedeutet, daß sie scheinbar Antikörper gegen den AIDS-Virus gebildet haben, **was aber in Wirklichkeit nicht der Fall ist.**

James Carlson führt noch weiter aus: »Wir müssen in diesem Zusammenhang festhalten, daß obwohl wir der Ansicht sind, daß der Western Blot-Test zum gegenwärtigen Zeitpunkt das geeignetste Verfahren ist ... die Western Blot-Analyse dennoch eine subjektive Methode darstellt, die mit dem Mangel einer eingeschränkten Qualitätskontrolle behaftet ist; die Möglichkeit von falschen Positivergebnissen ist immer noch gegeben. Daher hoffen wir, daß neue, spezifischere objektive Verfahren bald erhältlich sein werden, um definitive Ergebnisse für die HIV-Serologie zu erzielen.«

Als nächstes nahm ich eine Ausgabe des *New England Journal of Medicine* vom 9. Januar 1986 in die Hand. Dr. Michael Saag von der University of Alabama und Dr. phil. Judith Britz von Electro-Nucleonics Inc. berichteten über den Fall einer 34 Jahre alten Frau aus einem ländlichen Teil von Alabama. Sie hatte Blut gespendet und wurde routinemäßig auf AIDS getestet. Der ELISA-Test war positiv. Die Frau war verheiratet und monogam. Sie hatte keine AIDS-Symptome. Alle anderen Blutwerte waren normal.

Es wurden in der Folge vier weitere ELISA Tests angefertigt, die alle positiv ausfielen. Zur Bestätigung wurde ein Western Blot durchgeführt. Dieser zeigte ein eindeutiges positives Ergebnis. Sicherer geht es wohl nicht, oder?

Es wurde erneut Blut abgenommen und an eine Reihe von renommierten Labors zum erneuten Testen geschickt. Nun fielen alle ELISA und alle Western Blot Tests **negativ** aus.

Danach wurden die ELISA-Tests bei zwei dieser Labors wiederholt. Beide ergaben ein **positives** Ergebnis.

Die Autoren kommen zu folgendem Schluß: »Die Western Blot-Tests ... wurden als absoluter Richtwert verwendet, anhand dessen man bei anderen Tests bestimmen kann, ob sie falsch-positiv sind ... die Notwendigkeit von verbesserten Tests zur Bestätigung ... liegt auf der Hand.«

Dr. Saag und Dr. phil. Judith Britz verweisen auf eine Anzahl von Faktoren, die beim ELISA-Verfahren zu falschen Positivresultaten führen können: Antikörper, die gegen nukleare Antigene gebildet wurden, menschliche Leukozytenantigene und menschliche T-Lymphozytenantigene. Im Falle dieser Frau waren offensichtlich Antikörper gegen Mitochondrien gebildet worden, was eine verheerende Wirkung auf ihre Testergebnisse zur Folge hatte.

In der Ausgabe des *American Journal of Medicine* vom Dezember 1986, berichtet Dr. Rahmat Afrasiabi über ein völlig gegensätzliches Phänomen. Bei drei homosexuellen AIDS-Patienten mit Kaposi-Sarkom konnten überhaupt keine Antikörper gegen den AIDS-Virus nachgewiesen werden. Mit anderen Worten, ihre Tests waren negativ.

Zwischen Mai 1983 und Juni 1985 wurden Blutproben von diesen Männern entnommen. Mit zwei verschiedenen ELISA-Testausrüstungen und dem Western Blot-Test, »waren die Serumtests dieser Patienten negativ hinsichtlich HIV-Antikörper,« schreibt Dr. Afrasiabi.

Wie oft haben Sie über solche faszinierenden Befunde in Ihrer Tageszeitung gelesen?

Ein Beitrag des englischen Wissenschaftlers L.J. Oldham der im *Journal of Medical Virology* (Januar 1987) erschienen ist, kommt nach der Durchführung von Tests mit Blutproben, die schwach positiv auf HIV-Antikörper reagiert hatten, zu folgendem Schluß: »Unsere Befunde weisen darauf hin, daß man den Western Blot-Test nicht als einziges, bestätigendes Testverfahren für HIV betrachten sollte.«

Später im gleichen Aufsatz bemerkt L.J. Oldham: »Wie aufgezeigt werden konnte, mangelt es dem Western Blot-Verfahren an voller Sensitivität und Spezifizität.«

Und schließlich: » ... bestätigende Verfahren liegen derzeit außerhalb der Möglichkeiten der meisten Untersuchungslabors.«

Aber das war noch nicht alles.

In der Ausgabe des *Journal of Clinical Microbiology* vom Februar 1987 behauptet Evelyn Lennette, daß »beide Testverfahren (ELISA und Western Blot) ihre Nachteile haben ... (es gibt) Berichte von falschen Positiv-, wie auch von falschen Negativbefunden mit dem ELISA-Test, was den Einsatz eines zweiten Tests zur Bestätigung erforderlich macht ... Der Immunoblot-Test (Western Blot) ist ebenfalls nicht frei von falschen Resultaten.«

Evelyn Lennette und ihre Ko-Autoren schlagen einen anderen Test, das sogenannte IFA-Verfahren, zur Bestätigung vor. Es gibt jedoch andere Quellen in der medizinischen Fachliteratur, die ein schlechtes Abschneiden des IFA-Verfahrens gegenüber der Testsequenz ELISA-Western Blot feststellen.

Abgesehen von diesen Aussagen aus der medizinischen Fachpresse, gibt es einige Quellen, die mir gegenüber die Ansicht vertreten haben, daß die Resultate von einem Labor zum anderen je nach technischem Personal schwanken können und daß dies ganz besonders beim Western Blot der Fall sei. Wie soll ein Laie ein »gutes« Testlabor ausfindig machen? Diese Frage konnte mir niemand beantworten, außer mit dem wohlmeinenden Rat: »Suchen Sie einen Arzt auf, dessen Urteil Sie vertrauen.«

Der Verweis auf die Risikogruppen (Homosexuelle und Fixer) ist eine interessante Argumentationsvariante, die manche Wissenschaftler bei der Verteidigung der derzeitigen Testverfahren aus dem Ärmel schütteln. In der Ausgabe des *Post Graduate Medicine* vom 15. September 1986, einer Zeitschrift zur Weiterbildung von Ärzten, die an vorderster Front des staatlichen Gesundheitswesens stehen, behauptet Dr. Francis D. Pien wie folgt: »Der Aussagewert eines positiven (ELISA) Befunds **hängt von der Häufigkeit der Krankheit (HIV) in der jeweiligen Bevölkerungsgruppe ab.**« (Hervorhebungen durch den Autor). Dr. Pien sagt dann weiter, daß in bestimmten Risikogruppen »die Häufigkeit von (HIV) Antikörpern an die 70% reicht.«

Im Klartext: Wenn Sie ohnehin sehr wahrscheinlich ein Träger des AIDS-Virus sind, kann man die Unzuverlässigkeit der Tests durch die Tatsache, daß sie wahrscheinlich positiv sind, wieder kompensieren. Dies grenzt an Blödsinn.

In dem FDA-Dokument, das man mir zugeschickt hat, findet sich tatsächlich ein Hinweis zu dieser Frage: »Obwohl ... sowohl das Ausmaß des Risikos einer HIV-Infektion ... und der Grad der Serumreaktivität (Testbefund) bei der Interpretierung des Tests von Wert sein können, sind diese Korrelationen unvollkommen.«

Lassen Sie mich noch nachsetzen. In der Juli-August-Ausgabe 1985 der Fachzeitschrift *Transfusion* geht Paul Holland einer Gruppe von 1280 Blutspendern nach, deren Blutproben mit ELISA-Testausrüstungen zweier verschiedener Hersteller untersucht wurden. Der ELISA-Test von Abbot stellte beim ersten Durchgang 20 Positivbefunde fest. Beim zweiten Durchgang waren es fünf. Der ELISA-Test einer Firma mit dem Namen ENI wurde bei der gleichen Gruppe von 1280 Personen angewandt. Der ENI ELISA-Test kam beim ersten Durchgang auf 25 Positivbefunde und beim zweiten Durchgang auf 14 Positivwerte.

Ganze drei Blutspender hatten auf den ELISA-Test beider Hersteller reagiert. Schließlich und endlich konnte nicht ein einziger ELISA-Befund durch den Western Blot als positiv bestätigt werden.

Die Analyse der ELISA- und Western Blot-Verfahren, die von Dr. Harvey Fineberg, Vorstand der angesehenen Harvard School of Public Health erstellt wurde, ist in mancherlei Hinsicht die beunruhigendste. Im Frühjahr 1987 veröffentlichte Dr. Fineberg eine statistische Studie über AIDS-Tests in *Law, Medicine and Health Care.*

Im folgenden zitiere ich aus einem Telefongespräch, das ich mit Dr. Fineberg führen konnte: »Zu Beginn unserer Studie sind wir einfach von den Genauigkeitswerten ausgegangen, die die Anzeigen für den ELISA-Test beanspruchen. Es wird behauptet, der Test bestimme die echten positiven Fälle mit einer Genauigkeit von 93,4%, während die Genauigkeit bei den negativen Fällen angeblich bei 99,78% liegt.

Gehen wir nun davon aus, daß drei von 10.000 Personen in den Vereinigten Staaten wirklich mit dem HI-Virus infiziert sind. Wenn wir uns einen Ausschnitt von 100.000 Personen nehmen, bedeutet dies demnach 30 HIV-Infizierte. Der ELISA-Test wird dann in der Lage sein, 93,4% dieser Personen zu identifizieren, also 28 Personen in unserem Fall.

Auf der anderen Seite unserer Bilanz bleiben uns 99.970 Personen von den ursprünglichen 100.000 übrig, die **nicht** mit dem Virus infiziert sind.

Wenn der ELISA-Test in der Lage ist, 99,78% dieser Personen, die negativ sind, zu identifizieren, wird er unfehlbar 99.750 dieser Menschen ausfindig machen. Da bleiben uns aber 220 Negative übrig, die der Test nicht erfaßt hat (die Differenz zwischen 99.970 und 99.750). Wie kommt es, daß diese Personen nicht erfaßt werden? Ganz einfach, es sind die Personen, die der Test als **positiv** ausweist, die es aber in Wirklichkeit nicht sind.

So, jetzt haben Sie also von 100.000 Menschen 28, die wirklich positiv sind und 220 mit falschen positiven Testbefunden. Demnach liegen die statistischen Chancen, daß ein positiver ELISA-Befund ein falscher Positivbefund ist, bei etwa 90 %.«

Dr. Fineberg fuhr fort: »Ein zweiter ELISA-Test würde nichts an diesen Zahlen ändern. Wenn Sie noch einen Western Blot machen ließen, könnte man die Wahrscheinlichkeit einer Falschaussage vielleicht bestenfalls auf 25% senken. Mit anderen Worten, bei einem Viertel der Fälle hätten wir es mit falschen Positivbefunden zu tun.«

Ein Test mit einer Fehlerquote von 25% ist nicht gerade vertrauenerweckend.

Weiter sagte mir Dr. Fineberg: »Wenn ich einen Patienten hätte, der sich wirklich risikoreich verhält, würde ich mich dennoch nicht auf die Testresultate verlassen. Ich würde mir einfach Zeit nehmen und mich mit diesem Menschen hinsetzen und versuchen, ihn von der Notwendigkeit einer anderen Lebensführung zu überzeugen.«

Michael Marmor, außerordentlicher Professor am Medical Center der New York University, stimmt zum Teil mit Dr. Fineberg überein. In einem an die *New York Times* gerichteten Brief (16. Mai 1987) kommt Marmor zu dem Schluß, daß nur 36% der Personen aus dem Niedrigrisikogruppen mit einem positiven ELISA-Testbefund mit dem HIV infiziert sind. »Daher kann man dem positiven Ergebnis nicht viel Glauben schenken.«

Desweiteren ist Michael Marmor der Ansicht, man könne mit Hilfe eines zweiten Western Blot-Tests zur Bestätigung, »fast alle falsch positiven Ergebnisse elimieren, während die echten positiven Ergebnisse bestehen bleiben.«

In diesem Punkt vertritt er eine andere Meinung als einige der Wissenschaftler, deren kritische Bemerkungen ich hier zitiert habe. Diese grundlegenden Meinungsverschiedenheiten in der Fachwelt sind nicht gerade vertrauenerweckend. Um es anders auszudrücken, die Art und Weise, in der unsere Regierung und Gesundheitsbehörden diese Tests als absolut zuverlässiges Maß aller Dinge handhaben ist einfach skandalös.

An diesem Punkt angelangt, sah ich mich mit etwas eigenartigen Aussichten konfrontiert. Ich befragte einige Ärzte zu dem, was ich in der medizinischen Fachliteratur ausgegraben hatte. Sie kannten weder die oben genannten Studien mit der schweren Kritik an dem Western Blot-Test, noch hatten sie etwas von dem Artikel von Dr. Harvey Fineberg gehört.

Die Standardantwort, die ich in allen Fällen zu hören bekam, lautete in etwa: »Ich habe diese Artikel, die Sie ansprechen, nicht gesehen. Soviel ich weiß, sind die AIDS-Tests zuverlässig.« Ein offensichtlicher Fall von Ärzten, die ihre Fachliteratur nicht gelesen haben.

Danach sprach ich mit Peter Drotman, einem international bekannten Epidemiologen, der für die CDC tätig ist. Zu Beginn stellte Drotman klar, daß sowohl der ELISA- als auch der Western Blot-Test beide »außerordentlich gute Verfahren zu Feststellung von Antikörpern sind.«

Dann sagte Drotman etwas, was im direkten Widerspruch zum

Standpunkt der FDA (und zu dem vieler anderer Wissenschaftler) steht, nämlich: »Der Western Blot-Test ist **kein** Test zur Bestätigung von anderen. Der ELISA-Test und der Western Blot-Test sind zwei verschiedene Tests, die beide zu Feststellung von Antikörpern verwendet werden.«

In diesem Zusammenhang sagte Drotman auch, daß »wir gerne über ein echtes bestätigendes Testverfahren verfügen würden.«

Ich sprach ihn dann auf einen der Punkte an, die am Western Blot-Test kritisiert werden, nämlich die mangelhafte Standardisierung für den klinischen Einsatz. Dazu antwortete Drotman: »Ja, der Western Blot-Test sollte noch besser standardisiert sein ... es gibt Abweichungen, je nachdem welches Labor den Test durchführt. Aber bei gewissenhafter Ausführung ist es ein guter Test.«

Hier drängt sich wieder die Frage auf: Woran erkenne ich, als Laie, der sich testen lassen will, ob ich ein gutes Labor gefunden habe?

Ich fand die Bemerkung von Drotman über den Western Blot-Test – dieser sei kein Test zur Erhärtung anderer Testverfahren – ziemlich explosiv. Es gibt viele Ärzte und Wissenschaftler, die bereitwillig zugeben, daß der ELISA-Test mit Problemen behaftet ist – aber wenn dieser Test durch das Western Blot-Verfahren bestätigt oder widersprochen wird, glauben sie den Status der Testperson dann zu kennen. Zusammen mit der Kritik am Western Blot-Test, die ich in der medizinischen Fachliteratur gefunden hatte, schien die Position von Drotman die Zuverlässigkeit der Tests noch **mehr** in Frage zu stellen.

Als nächstes sprach ich mit Harold Jaffe, einem anderen recht bekannten CDC-Wissenschaftler. Er gab ebenfalls zu, daß »es ein Problem gibt mit bestätigenden Tests bei AIDS ... (Western Blot) ist ein schwieriger Test. Es nur eine qualifizierte Testausrüstung, obwohl einige Labors ihre eigene entwickelt haben. Mit dem Western Blot ist keiner so recht glücklich ... bei einer Person, die zu einer Risikogruppe gehört können Sie aber, wenn beide Tests (ELISA und Western Blot) positiv sind, davon ausgehen, daß die Testperson positiv ist.«

Ich fragte Harold Jaffe zur Studie von Holland aus dem Jahre 1985, die in *Transfusion* erschienen war, in der die Abweichungen zwischen den ELISA-Testausrüstungen verschiedener Hersteller zu Tage getreten waren.

»Es gibt gewisse Abweichungen unter ELISA-Testausrüstungen, die in den Vereinigten Staaten im Handel sind,« sagte er mir, »doch ist dies nicht mehr ein solches Problem wie zu Beginn im Jahre 1985, als man mit den Tests angefangen hatte ... aber gewisse Abweichungen gibt es immer noch.«

Harold Jaffe sagte noch abschließend: »Im großen und ganzen können wir sagen, daß die Tests recht gut sind – so gut wie andere Tests auch.«

Frage: Es scheint ein Problem mit den AIDS-Tests zu geben – ein Arzt hat meist mit Personen zu tun, die keine Symptome haben. Bei anderen Tests hat der Arzt einen Patienten in der Praxis mit einer Krankheit, die er diagnostizieren kann. Dann kommt zur Diagnose noch ein Test **dazu** ...

Antwort: Ja ... es ist Unsinn, Personen, die zu keiner Risikogruppe gehören, auf der Grundlage eines einzigen Testbefunds als Infizierte zu bezeichnen. Wenn ich – und ich betrachte mich als keiner Risikogruppe zugehörig – positiv testen sollte, würde ich meinen Arzt bitten, eine zweite Blutprobe zu entnehmen.

Frage: Noch einmal von vorne anfangen.

Antwort: Ja, eine neue Testreihe anfertigen. Wenn jemand aus einer Niedrigrisikogruppe sich aus Neugierde testen lassen will – er hat vor drei Jahren mit einer Prostituierten geschlafen und ist nun beunruhigt – dann gut, aber einen positiven Testbefund sollte man nicht als absolute Aussage bewerten. Am besten eine neue Testreihe mit einer anderen Blutprobe durchführen.«

Diese Unterscheidung zwischen Risikogruppe und Niedrigrisikogruppe scheint alle Gespräche, die ich über die Zuverlässigkeit der AIDS-Tests geführt habe, in eine bestimmte Richtung zu lenken. Wenn Sie weiß, männlich und heterosexuell wären, zum Beispiel, würden Sie zu einer Gruppe gehören, die in den Vereinigten Staaten bislang nur 220 diagnostizierte Fälle mit dem AIDS-Vollbild umfaßt. Nach dieser lockeren Doktrin würden Sie bei einem positiven ELISA- oder Western Blot-Test die Durchführung einer neuen Testreihe verlangen. Wenn Sie andererseits homosexuell wären, würde man erwarten, daß Sie den ersten Positivbefund als absolute Wahrheit akzeptieren.

Doch wie die FDA angegeben hatte, gibt es keine aussagekräftige Korrelation und gewiß keine numerische Formel, mit deren Hilfe man die individuellen HIV-Risikofaktoren mit den Testresultaten kombinieren könnte. Hier haben wir eine eindeutige Grauzone. Sowohl der ELISA-Test wie auch das Western Blot-Verfahren sind außerordentlich anfällig für Fehler, die auf Faktoren beruhen, die nichts mit dem AIDS-Risiko des einzelnen oder der Antikörperbildung gegen den HI-Virus zu tun haben.

Schließlich sprach ich mit einem anderen hochrangigen Epidemiologen an den National Institutes of Health. Aufgrund eines Mißverständisses war er der Ansicht, mir nur ganz inoffiziell, außerhalb der offiziellen Gespräche, ein bißchen Hintergrundinformation zu liefern. Ich habe mich entschlossen seine Bemerkungen zu zitieren und seinen Namen zu tilgen.

Ich hatte auf den offensichtlichen Mangel einer numerischen Formel hingewiesen, mit der man den Risikofaktor mit der Testzuverlässigkeit kombinieren könnte.

»Ja,« sagte er mir, »das ist ein Prinzip, das auf Testverfahren im allgemeinen zutrifft ... (mit AIDS-Tests) **könnten** Sie Aussagen aufgrund einer Formel machen, (wenn) Sie die Wahrscheinlichkeit (des Vorhandenseins von AIDS-Antikörpern) einer Risikogruppe **in Zahlen** kennen würden ... (aber) wir haben keine Zahlen dieser Art.

Tatsächlich finde ich, daß in einer der Gruppen mit dem höchsten AIDS-Risiko, der weißen Homosexuellen ... die Dinge sich verändern (besser werden), da sie ihr (sexuelles) Verhalten geändert haben ... und so wird es noch schwieriger, zu einer Schätzung zu gelangen (des Risikos, in Zahlen).«

An diesem Punkt angelangt, schienen mir drei Dinge klar zu sein:

1) Wissenschaftler haben über ernsthafte Mängel hinsichtlich der Genauigkeit beider Arten von AIDS-Tests berichtet.

2) Andere Wissenschaftler hingegen hielten die Tests für ausgezeichnet – also gibt es Meinungsverschiedenheiten, die einer Klärung bedürfen.

3) Die Versuche, die Testgenauigkeit zu erhöhen, indem man die Zugehörigkeit zu einer Risikogruppe hinzuzieht, bessert die Situation für Personen, die sich testen lassen wollen, nur wenig.

Die AIDS-Testverfahren sind mit **schwerwiegenden** Problemen behaftet.

Lassen wir doch die ganze Geschichte noch einmal Revue passieren. Ein Test wird entwickelt, der das Vorhandensein von Antikörpern feststellt, die gegen einen bestimmten Virus gebildet worden sind. Der Test wird empfohlen als ein Mittel, um die sogenannten Träger der Infektion zu isolieren. Der Test ist zwar mit schweren Mängeln behaftet, sowohl im statistischen Sinne als auch hinsichtlich der Labortechnik. Trotzdem forciert man das Verfahren, drängt es der Öffentlichkeit in aufwendigen Kampagnen auf, verkauft es mit aggressiven Mitteln an die Politiker, die womöglich bald zur Ansicht gelangen, daß ihre Wähler letztendlich einen Testzwang befürworten.

In der Zwischenzeit spielt die Presse mit, indem sie Aussagen über den Test verbreitet, die diesen als ein zuverlässiges Verfahren ausweisen.

Mit der anwachsenden Hysterie und den immer bedrohlicheren Prognosen von Millionen von Todesfällen, die unheilschwanger am Horizont aufziehen, laufen immer mehr Menschen in das Lager derer über, die felsenfest überzeugt sind, daß AIDS eine Entität ist, die unweigerlich und nur durch den HI-Virus verursacht wird. Die Institutionen, die Forschungsmittel vergeben, halten fast ausnahmslos dieser Doktrin die Stange, und manch ein Wissenschaftler ist angesichts persönlicher Beschäftigungs- und Existenzängste einerseits und dem Versprechen von üppigen Forschungsgeldern andererseits, nur allzu bereit die eigenen Zweifel zu begraben und auf den HIV-Kurs – selbstverständlich im Dienste der Wissenschaft und der Wahrheitsfindung – umzuschwenken.

Die Definitionen der Krankheit werden immer breiter gefaßt und die Zahlen der AIDS-Fälle schwellen mächtig an;[2] sogar Leute die den Begriffsschwindel mit der AIDS-Definition durchschauen, akzeptieren, daß eine gewaltige Zunahme von AIDS im Gange ist. Reine Hypnosewirkung.

Ungeachtet der Tatsache, daß so herausragende Persönlichkeiten wie Dr. Harvey Fineberg, Dekan der angesehenen Harvard School of Public Health, uns vor den innewohnenden Fehlern, mit denen Massentests behaftet sind, warnen, geht diese Art von sensibler Information in einer Flut von Angst und der Forderung nach immer **mehr** Tests vollkommen unter.

An diesem Punkt angelangt, wittern bestimmte Anteile unserer Gesellschaft, die wir meist mit dem Sammelbegriff »rechter Rand« zusammenfassen, kräftig Morgenluft. Jetzt ist die Zeit reif für starke Männer, die ihrem Wahlvolk versprechen, mit den Auswüchsen der liberalen, tabufreien Gesellschaft grundlich aufzuräumen und wieder solide Werte einzuführen, die Werte der Familie, den Schutz des ungeborenen Lebens, Keuschheit vor der Ehe, Schluß mit der sexuellen Freizügigkeit – außer natürlich für die Herren aus den Chefetagen, die sich in unserer freien kapitalistischen Gesellschaft nach wie vor dem Wohlleben hingeben und sich ihre Callgirls halten können.

Nun haben wir einen Virus, der ein beachtliches Menschenmaterial unter einen Hut bringt: die hungernden Menschen in der Dritten Welt, die auf einer kargen Ackerkrume ums nackte Leben kämpfen, den Homosexuellen der amerikanischen Großstadt, der wieder verzweifelt nach einem Arzt sucht, um mal wieder Tetrazyklin zu bekommen, den Fixer, der hinter einem kleinen Briefchen her ist, den Eingeborenen von Haiti und den französischen Geschäftsmann, der gerade aus Zaire zurückgekommen ist ... werden da neue Pharmazeutika und Impfstoffe lange auf sich warten lassen?

Die Entdeckung eines neuen Erregers dieser Art beschert Nobelpreise, Profite für die Pharmabranche sowie auch eine neue Möglichkeit, die Reinen von den Unreinen zu trennen, die Gerechten von den Bösen.

Während die Sache an allen Fronten immer schneller ins Rollen kommt, sehen Menschen in verschiedenen Teilen der Gesellschaft, wie eine Interessengemeinschaft hervortritt. Manch einer begreift, daß er mit anderen in einem Boot sitzt, und daß dieses Boot sehr tragfähig wie auch gewinnbringend ist.

In einem Land, in dem Millionen regelmäßig den Fernseher einschalten, um die Heilsbotschaft aus dem Mund eines der ebenso fundamentalistischen wie auch geschäfstüchtigen TV-Predigern zu vernehmen, gibt es nicht wenige, die in AIDS eine von Gott geschickte Krankheit sehen. Eine Krankheit dieser Art kann man hinnehmen, trifft sie doch vornehmlich Schwarze, Homosexuelle, Fixer und die Menschen, die scheinbar sexuell freizügig leben. Wenn die Pharmazeutika, mit denen diese Menschen behandelt werden, schwere Nebenwirkungen zeitigen, so kann man auch dies hinnehmen.

Epilog

In diesem Kapitel möchte ich noch einige Gedanken formulieren, die mir am Ende sozusagen übriggeblieben sind, die ich nicht in den anderen Kapiteln unterbringen konnte, sowie einige Schlußfolgerungen zu Papier bringen.

Zunächst einige Erwiderungen auf bekannte Argumente. Wie ich bereits an früherer Stelle erwähnt habe, sobald jemand behauptet, der HI-Virus sei nicht die Ursache dieser Krankheit, erheben die HIV-Anhänger ihre Stimme und warnen, daß solche Äußerungen die Menschen zu promiskem Verhalten animieren könnten. Die Antwort darauf ist ganz einfach: wiederholte Geschlechtskrankheiten und die damit verbundenen, oft massiven Antibiotikabehandlungen sind auch von erheblicher immunsuppressiver Wirkung. Also brauchen wir auch keinen HIV-Terrorismus, um für Safer Sex zu werben.

Die HIV-Anhänger weisen auch gerne darauf hin, daß synthetische Pharmazeutika und bestimmte chemische Substanzen bereits seit Jahrzehnten im Gebrauch sind, ohne AIDS verursacht zu haben. Nun, wie ich bereits zehn- oder zwölfmal in diesem Buch ausgeführt habe, besteht das sogenannte AIDS-Muster ganz einfach aus Immunsuppression plus opportunistischen Infektionen. Dieses Muster, unter welchen Namen auch immer, hat schon immer und in allen Ländern existiert. Ob man einen Landarbeiter in Guatemala, der an Gewichtsverlust und Kräfteverfall nach wiederholtem Kontakt mit toxischen Pestiziden leidet, als einen AIDS-Fall **bezeichnet**, bedeutet gar nichts. Tatsache ist, daß seine Immunleistung verheerend reduziert ist, und daß sich nun opportunistische Infektionen einstellen.

Es gibt bei den HIV-Forschern eine recht hübsche Vorstellung, nach der die Art von Immunsuppression, die sie entdeckt haben, etwas Einzigartiges ist. Ich fürchte, wenn überhaupt etwas durch ihre Arbeiten in den letzten sieben Jahren bewiesen worden ist, dann ist es die Tatsache, daß sie über die Art von Immunsuppression, die HIV angeblich verursacht, »**spekulieren** – zerstörte T-Lymphozyten und Makrophagen usw. (Amn. des Verlags: Der französische Entdecker des HIV, Luc Montagnier, hat kürzlich [Der Spiegel, Nr. 27 v. 2. Juli 1990] die These aufgestellt, »der AIDS-Erreger sei wahrscheinlich kein Einzeltäter, sondern bedürfe der Mitarbeit kleiner Bakterien, die sich an der Zelloberfläche ansammeln«. Rückzugsstrategie?).

Diese Krankheitsprozesse spiegeln sich ohnehin in den Folgen von Unterernährung und Hunger wieder und sind in vielen Fällen von diesen nicht zu unterscheiden. Hinzu kommt, daß die Immunreaktionen des Menschen etwas wesentlich Umfassenderes sind als die Funktion der T-Lymphozyten.

In jüngster Zeit war viel von AIDS bei Kindern zu hören. Wie AIDS-Fälle, die durch Transfusionen hervorgerufen worden sind, ist dies auch eine emotionale Art und Weise, die verheerenden Wirkungen von AIDS zu »beweisen.« Die Kindersterblichkeitsrate ist aber schon seit einiger Zeit in den Vereinigten Staaten im Ansteigen begriffen gewesen. Im folgenden Anhang gehe ich unter anderem auch auf den Zusammenhang zwischen der DPT-Impfung und dem plötzichen Kindstod ein. Aufgrund ihres unterentwickelten Immunsystems sind Säuglinge sehr anfällig für Infektionen. Tranfusionen in diesem Alter öffnen Tür und Tor für multiple Infektionen durch viele Erreger. Unter der Rubrik eines positiven HIV-Tests ist es sehr einfach, das, **woran auch immer** das Kind leiden mag, als AIDS zu bezeichnen.

Als die ersten Leute, die auf die Spur von AIDS angesetzt wurden, aus ihren Büros hinausgingen, hatten sie die Köpfe voll mit der HIV-Doktrin und den Fragen, die sie den Homosexuellen und Fixern stellen wollten, um zu ihren Statistiken zu kommen. Aber bei all ihren Bemühungen ist niemand rausgegangen und hat die Leute aus der Szene ausfindig gemacht, die wirklich **beschreiben** könnten, was dort alles vorgegangen ist. Sie haben keine Ereignisse vor Ort recherchiert, keine Hinweise zu Ende verfolgt, nichts über die verunreinigten und verschnittenen Drogen und Medikamente in Erfahrung gebracht, den Gesundheitszustand der betroffenen Kreise nicht an der Basis recherchiert. Dabei gibt es eine Menge intelligente Leute, die sehr viel mehr Wissenwertes über die Lebensweise der Schwulen zu sagen hätten, als die Epidemiologen in ihren High-Tech Labors.

Es gibt so vieles, was aufgrund der aseptischen Einstellung dieser Art von wissenschaftlicher Arbeit unentdeckt bleibt.

Hier ist zum Beispiel noch eine weitere Fußnote über Drogen und Medikamente in der Schwulenszene. PharmChem Labs, in Menio Park, Kalifornien berichtet, daß Strychnin, ein tödliches Gift, in den Siebzigerjahren in Amphetamine und MDA verschnitten wurde. Es wurde bewußt in sehr kleinen Mengen als anregende Komponente in jene illegal hergestellten Präparate verschnitten, die auf dem Drogenmarkt verkauft wurden. Es braucht nicht besonders erwähnt zu werden, daß eine längere Einnahme von Speed, das mit Strychnin verschnitten wurde, eine außerordentliche gesundheitsschädliche Wirkung entfalten, und die Immunleistung des Organismus in mehrfacher Hinsicht herabsetzen würde. Natürlich würden Ärzte, die nichts von diesem Gift in den einschlägigen Szenen wüßten, bei ihren Patienten mit Schwäche und Kräfteverfall nicht danach fahnden.

Aber Speed war nicht nur in den Schwulenszenen von San Francisco, New York und LA im Schwange, sondern wurde überhaupt in sehr großen Mengen in jenen Städten konsumiert. Der Zustand des Ausgebranntseins (»speed burnout«), welcher sich nach mehr oder wenigem langem Mißbrauch einstellt, ist durch Schwund und Kräfteverfall gekennzeichnet, ganz gleich, wer das Opfer ist. Unter der heterosexuellen Bevölkerungsgruppe würde die Diagnose aber nicht AIDS lauten, da sich hier noch keine medizinische Reflexdiagnose herausgebildet hat, die alle möglichen AIDS-ähnlichen Symptome bei Heterosexuellen sofort als AIDS diagnostiert; bei Homosexuellen hingegen reicht in vielen Fällen alles, was nur irgendwie vage AIDS-ähnlich ist, um die Diagnose zu stellen.

Die Geschichte von Strychnin findet jedoch keinen Eingang in den derzeitigen Wissensstand über AIDS. Nein, die Wissenschaftler die vor Ort arbeiten, haben ihre fertigen Fragebögen, sie marschieren in eine andere Richtung. Sie nehmen nicht zur Kenntnis, daß Angehörige der Gay-Szene (Homosexuelle) von Los Angeles nach langem und schwerem Gebrauch von *crystal meth*, das ein Schuß gegen ihr Immunsystem war, gestorben sind. Sie glauben, das Kondom sei das einzige Schutzmittel für sie und finden den Gebrauch von großen Mengen *crystal meth* in Ordnung. (Anm.: *crystal meth* ist wohl eine methylalkoholhaltige Substanz, ähnlich den Poppers, die als Sexstimulanz gebraucht wird).

Nach dem unrühmlichen Versagen der AIDS-Forschung in allen ihren Aspekten bestünde die intelligenteste Lösung vielleicht darin, die in die NIH fließenden Mittel anderen, nützlicheren Bestimmungen zukommen zu lassen, die Organisation aufzulösen, die Gebäude abzureißen und Gras darüber wachsen zu lassen. Wir könnten doch noch einmal einen neuen Anfang machen, vielleicht mit der Prämisse, daß die staatlichen Gesundheitsbehörden der Gesundheit der Allgemeinheit dienen sollten und daß bessere Gesundheit für alle nicht unbedingt mit dem Massenabsatz von immer neuen Pharmazeutika einhergehen muß. Diese bessere Gesundheit, die wir alle wollen, hat auch nicht immer etwas mit der Vergabe von Nobelpreisen und anderen hohen Ehrungen zu tun. Die Wissenschaftler, die der Öffentlichkeit so leidenschaftlich etwas verkaufen, wären doch für eine Stellung im Verkauf oder im Außendienst hervorragend geeignet. Diejenigen, die sich gerne eher im Stillen an einer nutzlosen und unehrlichen Forschung beteiligen, könnten zum Beispiel Reden für Politiker schreiben. Aber im öffentlichen Gesundheitswesen haben solche Leute nichts zu suchen.

Fangen wir noch einmal mit neuen, unverbrauchten, unvoreingenommenen Leuten an, nach dem Motto: »Wir sind Niemandem und Nichts verpflichtet, außer der wirklichen Verbesserung der Volksgesundheit. Das ist alles. Wer eigennützig handelt, kann gehen. Alles ist möglich, alles ist erlaubt, solange es funktioniert und so lange die Nebenwirkungen **wirklich** so gering wie möglich sind. Niemand muß mit Fahnen schwenken oder den Halbgott im Weiß markieren, der den heldenhaften Kampf mit den Killerviren austrägt. Keine Theatralik, dafür eine unbegrenzte Erforschung von allem, was Gesundheit zu erhalten, verbessern oder wiederherzustellen vermag.«

Aber stellen Sie sich einmal vor, wieviel sich ändern müßte, um eine Revolution dieser Art herbeizuführen. Nun verstehen Sie aber auch, warum die größte Verbraucherbewegung in den Vereinigten Staaten im Gesundheitsbereich anzutreffen ist.

ANHÄNGE 1 – 7

ANHANG 1

Impfungen und Immunsuppression

Seit Jahren hat eine Vielzahl von Kritikern, zum Teil Vertreter sogenannter Außenseitermethoden, auf die Problematik der Impfungen hingewiesen. Die immunsuppressive Wirkung von Impfungen bei Personen, deren Immunsystem bereits geschwächt ist, wird allgemein anerkannt.[1] Von Zeit zu Zeit sind auch Berichte aufgetaucht über Impfstoffe, die im Verlauf des Herstellungsprozesses durch andere, von außen kommende Viren oder Bakterien verunreinigt worden sind.

Der herrschenden medizinischen Lehrmeinung zufolge sind unerwünschte Reaktionen auf Impfungen eine Seltenheit und der überwältigende Erfolg, den man zu allen Zeiten und in allen Fällen mit Impfungen erzielt hat, ist niemals (offiziell) in Frage gestellt worden.

Ein kritischer Blick auf die jüngste Geschichte der Impfungen ergibt jedoch ein Bild, das nicht mehr so ungetrübt ist. Tatsächlich erhebt sich eine Reihe von sehr beunruhigenden Fragen über das, was Impfungen im menschlichen Organismus bewirken bzw. nicht bewirken. Im folgenden zitiere ich einfach einige Auszüge verschiedener Autoren zu diesem Thema. Wie Sie sehen werden, erscheint die Zweckmäßigkeit der Impfungen in einem anderen Licht.

»Die zusammengefaßte Sterblichkeitsrate von Scharlach, Diphtherie, Keuchhusten und Masern bei Kindern unter fünfzehn Jahren zeigt, daß fast 90% des Gesamtrückgangs dieser Krankheit zwischen 1860 und 1965 vor der Einführung der Antibiotika und der Massenimpfungen stattgefunden hat. Diesen Rückgang kann man zum Teil auf die besseren Wohnbedingungen und auf einen Abnahme der Virulenz der Erreger zurückführen, doch der wichtigste Faktor ist die bessere Abwehrlage des Wirts aufgrund besserer Ernährung.«

(Ivan Illich, *Medical Nemesis*, Bantam Books, 1977).

»Die wichtigsten Beweise für ... die Wirksamkeit von Impfungen liegen eigentlich in der jüngeren Vergangenheit, in der Zeit, in der die gefürchteten Kinderlähmungepidemien der Vierziger- und Fünfzigerjahre in den Industrieländern nie mehr aufgetreten sind und Masern,

Mumps und Röteln, die noch vor einer Generation zu den häufigsten Kinderkrankheiten zählten, nun seit der Einführung der dreifachen MMR-Impfung wesentlich seltener geworden sind, zumindestens in ihrer klassischen, akuten Form.

Die Art und Weise, in der die Impfungen diese Veränderungen bewirkt haben, ist uns jedoch nicht annähernd so bekannt, wie die meisten Menschen allgemein annehmen würden. Es gibt eine beunruhigende Möglichkeit, daß Impfungen auf einem anderen Wege als auf dem einer echten Immunisierung wirken könnten, denn wir haben inzwischen gesehen, daß die betreffenden Krankheiten nach wie vor auch in gründlich geimpften Anteilen der Bevölkerung ausbrechen, und daß die beobachteten Unterschiede zwischen Geimpften und Nichtgeimpften hinsichtlich Auftreten und Schwere der Krankheit in der Regel wesentlich weniger signifikant waren, als man erwartet hätte, und in manchen Fällen überhaupt kaum ins Gewicht fielen.

Bei einem Ausbruch von Keuchhusten, der kürzlich in Großbritannien gemeldet wurde, hat eine relativ große Zahl von Kindern die Krankheit bekommen, die voll geimpft waren; die Zahl der ernsten Komplikationen und der Todesfälle konnten nur geringfügig gesenkt werden (5). Bei einem anderen Ausbruch von Keuchhusten ist bei 46 von 85 vollständig geimpften Kindern die Krankheit zum Ausbruch gekommen (6).

Im Jahr 1977 wurden an der University of California in Los Angeles 34 neue Fälle von Masern gemeldet, in einer Bevölkerungsgruppe, deren Immunität nach gründlichen serologischen Untersuchungen bei 91% hätte liegen sollen (7). Im Jahr 1981 wurden innerhalb eines Zeitraums von einigen Monaten weitere 20 Fälle von Masern in Pecos, New Mexico gemeldet. Von den Betroffenen hatten 75% alle Impfungen erhalten, und zum Teil erst vor kurzer Zeit (8). Eine Studie von Schulkindern in einer gründlich geimpften städtischen Gemeinde ergab, daß etwa 15% dieser Kinder für Röteln anfällig waren, eine Zahl, die fast identisch ist mit dem Wert vor der Einführung der Impfungen (9).

Obwohl das Auftreten der typischen akuten Masern in den Vereinigten Staaten etwa 400.000 jährlichen Fällen in den frühen Sechzigerjahren auf etwa 30.000 Fälle zwischen 1974-1976 stark zurückgegangen ist, hat sich an der Sterblichkeitsrate nicht geändert (10); derzeit kommt die Krankheit am häufigsten bei Jugendlichen und jungen Erwachsenen vor, und eine jüngste Studie hat gezeigt, daß das Risiko einer Lungenentzündung oder von nachweisbaren Leberstörungen deutlich angestiegen ist, nämlich um jeweils 3% und 2% (11).«

Dr. med. Richard Moskowitz, *The Case Against Immunization*, 1983, American Institute of Homeopathy.

Literatur dieses Abschnittes:

(5) Steward, G., Vaccination Against Whooping Cough: Efficiency vs. Risks, *Lancet*, 1977, S. 234.
(6) *Medical Tribune*, 10. Januar 1979, S. 1.
(7) Cherry, J., The New Epidemiology of Measles and Rubella, *Hospital Practice*, Juli 1980, S. 52-54.
(8) Unveröffentlichte Angaben von der Gesundheitsbehörde des Bundesstaates New Mexiko (private Mitteilung).
(9) Lawless, M., et al., Rubella Susceptibility in Sixth-Graders, *Pediatrics* 65: 1086-1089, Juni, 1980.
(10) Cherry, siehe oben, S. 49
(11) *Infectious Diseases*, Januar 1982, S. 21.

Amn. des Verlags: Die beste kritische Dokumentation zu diesem Thema ist kürzlich in deutscher Sprache erschienen: F. und S. Delarue, Impfungen, der unglaubliche Irrtum, München 1990 (Hirthammer Verlag). Mit einem statistischen Anhang über Epidemieverläufe und Impfungen in Deutschland von Dr. med. Gerhard Buchwald.

»Von allen berichteten Fällen von Keuchhusten zwischen den Jahren 1979 und 1984 bei Kindern über 7 Monaten – das heißt bei Kindern, die alt genug waren, die ersten DPT-Impfungen (Diphtherie, Pertussis, Tetanus) bekommen zu haben – entfielen 41% dieser Keuchhustenfälle auf Kinder, die drei oder mehr Impfungen erhalten hatten und 22% auf Kinder, die ein oder zwei Impfungen erhalten hatten.«

»Von den Kindern unter sieben Monaten, die an Keuchhusten erkrankt waren, waren 34% ein- bis dreimal geimpft worden ...
... Die einzigen Angaben über Nebenwirkungen der DPT-Impfung in den Vereinigten Staaten, eine vom FDA finanzierte Studie an der University of California, Los Angeles, macht die folgenden Angaben: ein Kind von 350 wird an Konvulsionen leiden; bei einem Kind von 180 wird es zum Auftreten von hohen Schreien kommen; und bei einem Kind von 66 tritt Fieber von 40,5 C° und mehr auf.«[2]

Jennifer Hyman, *Democrat and Chronicle*, Rochester, New York, Sonderbeilage über DPT, April 1987.

»Im Jahr 1979 wurde eine Studie im Auftrag der Food and Drug Administration (FDA) an der University of California, Los Angeles, durchgeführt. Diese Studie, deren Ergebnisse inzwischen durch andere Studien gestützt werden, schätzte die Zahl der Säuglinge, die jährlich als direkte Folge der DPT-Impfungen sterben auf ungefähr 1000. Diese Todesfälle fallen unter der Rubrik SIDS (Sudden Infant Death Syndrome) – Krippentod zu deutsch – und machen etwa 10 bis 15% aller SIDS-Todesfälle aus, die jährlich in Amerika verzeichnet werden (insgesamt zwischen 8.000 und 10.000, je nachdem welche Statistiken verwendet werden).«

Leon Chaitow, Vaccination and Immunization, C.W. Daniel Company Limited, Saffron Walden, Essex, England, 1987.

»Ein Ministerialdirektor des Gesunheitsministeriums, Dr. med. Edward Brandt Jr., sagte vor dem Komitee des U.S. Senats für Labor and Human Resources aus, ... er schätzte die Zahl der akuten, neurologischen Reaktionen, die jährlich bei Kindern in den Vereinigten Staaten innerhalb von 48 Stunden nach einer DPT-Impfung auftreten auf 35.000. Dabei traten 9000 Fälle von Konvulsionen auf, 9000 Fälle von Kollaps und 17.000 Fälle von anhaltendem, hohen Schreien auf.«

Harris Coulter, Barbara Loe Fischer, *DPT: A Shot in the Dark,* New York 1985, Warner Books.

»Während 70 bis 80% der englischen Kinder im Jahr 1970-71 gegen Keuchhusten geimpft waren, liegt der Prozentsatz gegenwärtig bei 39%. Das Komitee prognostiziert, daß die nächste Keuchhustenepidemie wahrscheinlich noch schwerer verlaufen wird als diejenige von 1974/75. Sie erklären jedoch nicht, warum es 1970/71 bei einem sehr hohen Prozentsatz von geimpften Kindern zu mehr als 33.000 Fällen von Keuchhusten kam, mit 41 tödlich verlaufenden Fällen, während es bei der Epidemie der Jahre 1974/75 – bei einer deutlich abnehmenden Impfungsrate – nur 25.000 Fälle mit 25 Todesfälle zu verzeichnen gab.«

Wolfgang Ehrengut, *Lancet*, 18. Februar 1978, Seite 370.

» ... Bei einer Studie mit 1232 Kindern in Denver, Colorado stellten Barker und Pichichero fest, daß nur 7% der Kindern nach einer DPT-Impfung frei von unerwünschten Nebenreaktionen waren. Zu diesen Reaktionen gehörten Pyrexie (53%), akute Verhaltensänderungen (82%), anhaltendes, hohes Schreien (13%), und Teilnahmslosigkeit, Appetitlosigkeit und Erbrechen. Bei 71% der Kinder, die ihre zweiten DPT-Spritzen bekamen, traten zwei oder mehrere dieser Reaktionen auf.«

Lancet, 28. Mai 1983, Seite 1217.

»Veröffentlichungen der Weltgesundheitorganisation haben einen stetigen Rückgang von Diphtherie in den meisten europäischen Ländern ergeben, einschließlich der Länder, in denen keine Impfungen stattgefunden haben. Dieser Rückgang hatte bereits lange vor der Einführung der Impfung eingesetzt. Es gibt gewiß keine Garantie dafür, daß die Impfung ein Kind vor der Krankheit auch wirklich schützt; seit der Einführung der Diphtherie-Impfung in Großbritanien sind in der Tat 30.000 Fälle von Diphtherie bei geimpften Kindern registriert worden.«

Leon Chaitow, *Vaccination and Immunization,* Seite 58.

»Die Impfung gegen Keuchhusten ist in die Kontroverse geraten, da die Medien ausführlich über die Nebenwirkungen berichtet haben. Als Gegenargument wird angeführt, daß der wirksame Schutz, den die Impfung bringt, die möglichen Nebenwirkungen bei weitem aufwiegt ... betrachtet man jedoch die jährlichen Todesfälle pro Million Kinder im Zeitraum zwischen 1900 und den Siebzigerjahren, wird es ersichtlich, daß es seit dem Höhepunkt der Krankheit im Jahr 1905 mit knappen 900 Todesfällen pro Million Kinder einen anhaltenden und starken Rückgang gegeben hat. Bis zur Einführung der Massenimpfung Mitte der Fünfzigerjahre war die Sterblichkeitsrate bereits um 80% zurückgegangen. Seit dieser Zeit ist die Sterblichkeitsrate weiter abgefallen, wenn auch langsamer als zuvor. Der stärkste Rückgang fand jedoch in jener Zeit statt, als es noch keine Impfung gab, also ist es nicht richtig, den Rückgang dieser Krankheit auf die Impfung zurückzuführen.«

Leon Chaitow, *Vaccination and Immunization,* Seite 58.

» ... die Impfung gegen die Schweinegrippe (swine-flu) war einer ihrer (CDC) größten Fehlgriffe.

Das ganze begann im Jahr 1976, als CDC-Wissenschaftler einen Virus bei einer Grippewelle in Fort Dix, New Jersey, feststellten, der dem Schweinegrippe-Virus ähnelte, welcher im Jahr 1918 das Leben von 500.000 Amerikanern forderte. Sofort leiteten die Behörden ein 100-Millionen Dollar Programm zu Immunisierung der gesamten amerikanischen Bevölkerung ein. Die prognostizierte Epidemie fand jedoch nie statt, doch erlitten 532 Menschen partielle Lähmungen als Folge der Impfung. Es wurden insgesamt 32 Todesfälle gezählt.«

U.S. News and World Report, Joseph Carey, 14. Oktober 1985, Seite 70, »How Medical Sleuths Track Killer Diseases.«

„Trotz der Fälle, in denen die Pockenimpfung keinen Schutz vor der Krankheit gewährt hat, und trotz der eklatanten Nebenwirkungen der Impfverfahren fahren die Anhänger der Impfung fort, ihr Vorgehen zu rechtfertigen, indem sie auf den Rückgang der Krankheit hinweisen, welche während der ganzen Periode der Pflichtimpfungen zu verzeichnen gewesen ist. Wenn der Rückgang der Krankheit tatsächlich in einem Zusammenhang mit der Impfung stünde, könnte man alles andere außer Acht lassen, und die Vorteile des seltenen Auftretens der Krankheit würden die gelegentlichen Mängel des Impfverfahrens aufwiegen und für eine Fortsetzung der Impfung sprechen. Der Rückgang der Pocken kann jedoch nicht auf die Impfung zurückgeführt werden. Tatsache ist, daß ein Rückgang in allen Teilen Europas zu verzeichnen war, auch in den Ländern, in denen keine Impfung durchgeführt wurde.«

Leon Chaitow, *Vaccination and Immunization,* Seite 6-7.

»Seit 1780 kommen Pocken wie Typhus immer seltener in England vor. Man nimmt größtenteils Abstand von den Impfungen, denn seit der großen Pockenepidemie von 1871-72, die nach umfassenden Impfmaßnahmen aufgetreten war, stellen viele Menschen den Wert der Impfung in Frage.[3]

W. Scott Webb, *A Century of Vaccination,* Swan Sonnenschein, 1898.

Am 8. Mai 1985 haben 155 Mitgliederstaaten die Befunde der WHO Global Commission for the Certification of Smallpox Eradication einstimmig angenommen:
1. »Die weltweite Beseitigung der Pocken kann als abgeschlossen gelten.
2. »Es gibt keine Beweise für eine Rückkehr der Pocken als epidemische Krankheit.«

»Bei diesem Vorfall (Kyoto, Japan, 1948) – dem schwersten seiner Art – hat eine toxische Charge von Alaunpräzipitat (APT, alum-precipated toxoid) Erkrankungen bei über 600 Säuglingen und nicht weniger als 68 Todesfälle ausgelöst.

»Am 20. und 22. Oktober 1948 erhielt eine große Anzahl von Säuglingen und Kindern in der japanischen Stadt Kyoto ihre erste APT-Injektion. Am 4. und 5. November bekamen 15.561 Säuglinge und Kinder im Alter zwischen mehreren Monaten bis zu dreizehn Jahren ihre zweite Dosis. Ein bis zwei Tage später waren 606 Kinder erkrankt. Von diesen Kindern starben 9 an akuter diphtheritischer Lähmung innerhalb von sieben bis vierzehn Tagen, während 59 Kinder an Spätlähmungen innerhalb von vier bis sieben Wochen verstarben.«

Sir Graham Wilson, *Hazards of Immunization.*

»Es kann jedoch aufgrund von Herstellungsfehlern nach Anwendung dieses sogenannten abgetöteten Impfstoffs (Tollwut) zu Zwischenfällen kommen. Ein sehr ersnter Zwischenfall dieser Art ereignete sich im Jahr 1960 in Fortaleza, Ceara, Brasilien. Nicht weniger als 18 von 66 Personen, die mit dem carbolisierten Tollwut-Impfstoff von Fermi geimpft wurden, erkrankten an Enzephalomyelitis und verstarben.«

Sir Graham Wilson, *Hazards of Immunization.*

»Anläßlich einer Pressekonferenz in Washington am 24. Juli 1942 berichtete der Kriegsminister, daß 28.585 Fälle von Gelbsucht in der amerikanischen Armee zwischen dem 1. und 4. Juli nach einer Gelbfieberimpfung festgestellt wurden, und daß 62 dieser Fälle zum Tode führten.«

Wilson, *Hazards of Immunization.*

Der größte Versuch, welcher weltweit unternommen wurde (in Südindien durchgeführt), um den Wert der BCG-Tuberkuloseschutzimpfung zu dokumentieren, kam zu dem erstaunlichen Schluß, »daß die Impfung keinerlei Schutz gegen die bazillären Formen der Tuberkulose bietet.« Diese Studie, als »außerordentlich umfassend und gründlich« bezeichnet, wurde im Jahr 1968 von der Indian Council of Medical Research (ICMR) eingeleitet und genoß die Unterstützung der Weltgesundheitsorganisation (WHO) und der U.S. Centers for Disease Control in Atlanta, Georgia.

Das Auftreten von neuen Erkrankungsfällen war geringfügig (jedoch statistisch unbedeutend) höher in der BCG-geimpften Gruppe gegenüber der Kontrollgruppe, ein Befund, der zu dem Schluß führte, daß die Schutzwirkung durch die BCG-Impfung »gleich Null« war.

New Scientist, 15. November 1979, zitiert von Hans Ruesch in: *Nackte Herrscherin,* München 1982, F. Hirthammer Verlag.

»Zwischen dem 10. Dezember 1929 und 30. April 1930 erhielten 251 aus einer Gruppe von 412 in Lübeck geborenen Säuglingen drei orale Gaben eines BCG-Impfstoffs während der ersten zehn Tage ihres Lebens. Von diesen 251 Säuglingen starben 72 an Tuberkulose. Die meisten Todesfälle ereigneten sich in den darauffolgenden zwei bis fünf Monaten, alle jedoch innerhalb eines Jahres. Weitere 135 Säuglinge litten an klinisch diagnostierter Tuberkulose, sind jedoch schließlich wieder genesen; 44 Säuglinge waren Tuberkulin-positiv, sind jedoch nicht erkrankt. Keines der nichtgeimpften Säuglinge, die im gleichen Zeitraum geboren wurden, erkrankte in dieser Art und keines starb an Tuberkulose während der folgenden drei Jahre.«

Wilson, *Hazards of Immunization.*

»Wir haben einen kontrollierten Doppelblindversuch mit einer Zufallsauswahl von 2295 Personen mit hohem Erkrankungsrisiko durchgeführt, um die Wirkungsamkeit des 14-wertigen Pneumococcal capsular polysaccharide-Impfstoffs zu überprüfen ... 71 Fälle von diagnostizierter oder wahrscheinlicher Pneumokokken-Pneumonie oder Pneumokokken-Bronchitis traten bei 63 der Patienten auf (27 Personen hatten ein Plazebo und 36 die Impfung erhalten) ... Wir konnten keinerlei prophylaktische Wirkung der Pneumokokkenimpfung bei Pneumonie oder Bronchitis in dieser Personengruppe feststellen.«

New England Journal of Medicine, 20. November 1986, S.1318, Michael Simberkoff et al.

Im Frühjahr 1955 begann Cutter Labs ihren standardisierten Impfstoff zu vermarkten. Dieser war infiziert, und es kam zu 200 Fällen von Kinderlähmung unter den Geimpften. Von dieser Gruppe starben 11 Personen, während Lähmungen bei 100 Kindern auftraten. J.R.

»Aber bereits in der Zeit bevor Salk seinen Impfstoff entwickelte, konnte man einen ständigen Rückgang von Kinderlähmung feststellen; die 39 Fälle pro 100.000 Personen, die man 1942 verzeichnet hat, nahmen von Jahr zu Jahr ab, und betrugen schließlich nur noch 15 Fälle im Jahr 1952 ... diese Angaben stammen von M. Beddowe Baylay, dem englischen Chirurgen und Medizinhistoriker.«

Hans Ruesch, *Slaughter of the Innocent,* Civitas Publishers, Switzerland, and Swain, New York, 1983.

»Die Aussagen und Implikationen einer Vielzahl von veröffentlichten Artikeln und Berichten haben sowohl die breite Öffentlichkeit als auch Fachkreise zu der Ansicht geleitet, daß der starke Abfall von Fällen (und Todesfällen) von Kinderlähmung im Jahr 1955 im Vergleich zu 1954 auf die Einführung des Salk-Vakzins zurückzuführen ist ... Daß dies jedoch eine irrige Annahme ist, ergibt sich aus den folgenden Überlegungen. Zum einen war die Zahl der geimpften Kinder zu klein, um für den Rückgang in Frage zu kommen. Zum anderen war ein starker Rückgang bereits vor Einführung der Impfung und vor ihrer möglichen Wirksamkeit zu verzeichnen gewesen und entsprach der

Abnahme der Fälle, die unmittelbar nach der Einführung der Impfung als Erfolg dieser Maßnahme gemeldet wurde.«

Dr. Herbert Ratner, *Child and Family*, 1980, Band 19, Nummer 4, »Story of the Salk Vaccine (Part 2).«

»Bislang ist es so gut wie unmöglich gewesen, einen Einblick in das Ausmaß der Immunisierungskatastrophe des Jahres 1955 in den Vereinigten Staaten zu bekommen. Man kann mit Sicherheit davon ausgehen, daß die offiziell genannte Zahl von 200 Krankheitsfällen, die direkt oder indirekt durch die (Kinderlähmungs-) Impfung hervorgerufen wurden, einen absoluten Mindestwert darstellt ... Es läßt sich kaum abschätzen, wieviele der 1359 (Kinderlähmungs-) Fälle unter geimpften Personen als ein Versagen der Impfung zu betrachten sind und wieviele Personen durch den Impfstoff infiziert wurden. Eine gewissenhafte Studie des epidemiologischen Verlaufs von Kinderlähmung in den Vereinigten Staaten wirft jedoch einige ernsthafte Fragen auf. In zahlreichen Bundesstaaten traten typische, frühe Epidemien zusammen mit den Impfungen im Frühjahr 1955 auf ... Die Zwischenfälle und Komplikationen, die im Zusammenhang mit dem Impfmaßnahmen im Jahr 1955 auftraten, lassen sich ausschließlich auf Fehler oder das Versagen eines einzigen Herstellers zurückführen.«

Dr. Herbert Ratner, *Child and Family*, 1980, Band 19, Nummer 4, »Story of the Salk Vaccine (Part 2).«

»An dieser Stelle wollen wir lediglich darauf hinweisen, daß die meisten der großen Epidemien (von Kinderlähmung) in diesem Land seit der Einführung des Salk-Vakzins nach dessen Masseneinsatz aufgetreten sind und durch ein ungewöhnlich frühes jahreszeitliches Einsetzen gekennzeichnet waren. Ich denke zum Beispiel an die Epidemie in Massachusetts im Jahr 1955, die Epidemie in Chicago im Jahr 1956 und an die Epidemie in Des Moines 1959, um nur einige zu nennen.«

Dr. Herbert Ratner, *Child and Family*, 1980, Band 19, Nummer 4.

»Der Lebendimpfstoff (Sabin) gegen Kinderlähmug ist seit dem Jahr 1972 die wichtigste Ursache von Fällen von paralytischer Poliomyelitis in den Vereinigten Staaten gewesen. Um das weitere Auftreten solcher Fälle zu vermeiden, sollte die routinemäßige Anwendung des Lebendimpfstoffs eingestellt werden.«

Jonas Salk, *Science*, 4. März 1977, Seit 845.

»Nach Angaben von Behörden der U.S. Regierung erkranken 41% der gegen Masern geimpften Personen dennoch an dieser Krankheit.«[4]

Dr. Anthony Morris, John Chriss, B.G. Young, Occurrence of Measles in Previously Vaccinated Individuals, 1979; vorgelegt anläßlich einer Veranstaltung der American Society for Microbiology in Fort Detrick, Maryland, 27. April 1979.

»Vor der Einführung der Masernimpfung hatten schätzungsweise 85% der Erwachsenen sich eine lebenslange, natürliche Immunität gegen die Krankheit erworben. Aufgrund der Impfmaßnahmen erwerben die große Mehrzahl von Frauen jedoch keine natürliche Immunität (oder lebenslangen Schutz).«

Aus Dr. Robert Mendelsohn's *Let's Live*, Dezember 1983, zitiert von Carolyn Reuben im *LA Weekly*, 28. Juni, 1985.

Der Einsatz von KMV (killed measles vaccine, Vakzin aus abgetöteten Masernerregern) hat offensichtlich eine anomale Immunreaktion in Gang gesetzt, die nicht nur den Kindern keinen Schutz vor Masern gewährte, sondern ihnen vielmehr sogar eine erhöhte Empfänglichkeit bescherte.«

JAMA, 22. August, 1980, Band 244, Seite 804, Vincent Fulginiti und Ray Helfer. Die Autoren machen darauf aufmerksam, daß Kinder, die mit einem solchen falschen Impfschutz versehen sind, »häufig an einer schweren, atypischen Form von Masern erkranken. Diese atypischen Masern sind durch Fieber, Kopfschmerzen ... und einen vielfältigen Hautausschlag gekennzeichnet ... der aus einer Mischung von Makula, Papeln, Bläschen und Pusteln bestehen kann ... «

Ergänzung des Verlags: Der Homöopath Georges Vithoulkas zeigt in seinem Buch »Die wissenschaftliche Homöopathie« (Burgdorf Verlag) die verheerenden Folgen der Unterdrückung von Infektionskrankheiten auf. Mit Unterdrückung meint er, daß eine Impfung ohne Berücksichtigung der individuellen Gegebenheiten einen Prozeß auslöst, der zu diesem Zeitpunkt wahrscheinlich nicht von selbst in Gang gekommen wäre. Eine (klassisch) homöopathische Behandlung der Kinderkrankheiten vermindert deren Gefahren und stärkt den Organismus insgesamt. Außerdem lassen sich gefährliche Krankheiten wie Keuchhusten zur Not auch schulmedizinisch mit Antibiotika behandeln! Grundsätzlich kann man sagen, daß geimpfte Kinder generell eine stärkere Anfälligkeit für Infektionskrankheiten aufweisen. Sie müssen sogar nach erfolgter Impfung die Kinderkrankheiten unter Umständen in anderer Form durchmachen – was viel gefährlicher ist.

* * *

Die Auszüge aus der vorhandenen Fachliteratur, die ich in diesem Kapitel zitiert habe, mögen ausreichen, um die Notwendigkeit einer gründlichen Überprüfung der gängigen Impfpraxis aufzuzeigen. Es besteht kein Zweifel, daß Impfungen Krankheiten hervorrufen, nach denen so gut wie niemand forscht und über die fast niemand spricht, ganz zu schweigen von den Krankheiten, die aufgrund einer nicht zustandegekommenen Immunität auftreten.

Einen bestimmten Anteil dieser Art von Krankheit kann man als immunsuppressiv im weitesten Sinne des Wortes bezeichnen, und ein Teil davon sicher auch im engeren Sinne (Reduzierung der T-Lymphozyten, usw.).

Bei der Fahndung nach ungewöhnlichen Krankheiten und Immunsuppression sind Impfungen eines der Bereiche, die durch die Maschen des Netzes fallen. Das ist ein höchst bedauerlicher Umstand, denn wir wissen mit Sicherheit zu wenig über die Wirkung von Impfungen auf das Immunsystem. Man kann nicht einfach sagen, »Impfungen sind eine einfache Sache; sie regen das Immunsystem an und verleihen Immunität gegen spezifische Krankheitserreger.«

Das ist der Werbetext, aber es ist offensichtlich, daß die Wirkung von Impfstoffen oft eine andere ist. Sie agieren mit einem bestimmten Teil des Immunsystems, doch mit welcher langfristigen Wirkung haben wir es hierbei zu tun? Warum bekommen Kinder, die gegen Masern geimpft worden sind, eine Empfänglichkeit für eine andere, schwere, atypische Form von Masern? Kommt diese virulente Form der Krankheit von innen heraus, aufgrund einer Reaktivierung (oder Veränderung) des Virus durch den Impfstoff zustande, der latent im Körper verbleibt (sonst wäre ja kein »Impfschutz« mehr vorhanden)?

Das nachfolgende ist ein technisches Merkblatt, das vom Office of Technology Assessment des U.S. Kongresses im November 1980 herausgeben wurde. Es trägt den Titel »Compensation for Vaccine-Related Injuries« (Entschädigung für Körperverletzungen durch Impfungen), und enthält eine Liste von berichteten Reaktionen auf bestimmte Lebendimpfstoffe (die Seiten 42-43 zitiere ich vollständig).

Bekannte Reaktion	Wahrscheinliche Reaktion	Mögliche Reaktion
Masern		
Fieber Ausschlag Konvulsionen (primäre, febrile)	Enzephalitis Enzephalopathie Subakute Sklerosierung Panenzephalitis (SSPE) Reye-Syndrom	Andere neurologische Störungen Guillain-Barré Syndrom Querschnittsmyelitis Ataxie Lähmung der Kranialnerven Mißgeburten
Mumps		
● Kein Eintrag ●	Parotitis	Enzephalitis, aseptische Meningitis Einseitige Taubheit von Nerven Allergische Reaktionen Hautausschläge Juckreiz Blutfleckenkrankheit Reye-Syndrom Taubheit und andere neurologische Störungen Mißgeburten
Röteln		
Lymphadenopathie Fieber Hautausschläge Arthralgie Arthritis Periphere Neuritis	Mißgeburten	Thrombozytopenie Enzephalitis, aseptische Meningitis andere neurologische Störungen Querschnittsmyelitis Guillain-Barré Syndrom Halbseitenlähmung Ataxie Konvulsionen
Kinderlähmung		
Paralytische Poliomyelitis	Mißgeburten	Reye-Syndrom

Bekannte Reaktionen	*Wahrscheinliche Reaktion*	*Mögliche Reaktion*
Pocken		
Lokale Infektion (Pusteln) Regionale Lymphadeno-pathie Fieber »Toxische« Eruptionen Dissemination und Impfekzem	Enzephalitis Enzephalopathie	Querschnittsmyelitis Halbseitenlähmung Reye-Syndrom Guillain-Barré Syndrom Mißgeburten
DPT-Impfung **Diphterie, Tetanus, Pertussis**		
Lokale Schwellung Sterile Abszesse Fieber Konvulsionen	Enzephalopathie Enzephalitis Anhaltendes Schreien	Reye-Syndrom Guillain-Barré Syndrom Periphere Neuritis
Tetanus Toxoid und Tetanus-Diphtherie Toxoide **(T, DT, & Td) Erwachsene**		
Hypersensibilität Lokale Reaktionen Fieber Konvulsionen (febrile)	● Kein Eintrag ●	Enzephalitis, aseptische Meningitis andere neurologische Stö-rungen periphere Neuropathie Lähmungen der Kranial-nerven (Neuritis)
Inaktivierte Poliovakzin (IPV)		
● kein Eintrag ●	● kein Eintrag ●	Allergische Reaktionen Guillain-Barré Syndrom Mißgeburten (neurogene Tumore)
Influenza		
Lokale Reaktionen Fieber, Krankheitsgefühl Guillain-Barré Syndrom Allergische Reaktionen	● kein Eintrag ●	Periphere Neuropathie Neuritis

Aufgrund verschiedener analytischer Methoden stimmen die offiziellen Berichte über Impfreaktionen oft nicht mit den inoffiziellen Schätzungen überein. Wenn Impfreaktionen als eine kleine Anzahl von möglichen Auswirkungen definiert werden, die innerhalb von 72 Stunden nach einer Impfung auftreten, werden die Zahlen niedriger liegen. Es gibt jedoch auch Ärzte wie Dr. med. G.T. Steward von der University of Glasgow, die durch gründlichste Recherchen, einschließlich Krankenhausbesuchen und Gesprächen mit den Eltern geimpfter Kinder herausgefunden haben, daß Reaktionen, auch schwere, bis hin zu Gehirnschäden (d.h. durch die DPT-Impfung) übersehen bzw. nicht als Impfschäden berichtet werden, und stattdessen fäschlicherweise anderen Ursachen zugeschrieben werden. J.R.

Anmerkung des Verlags: In der Bundesrepublik Deutschland haben von 1972-1987 insgesamt 8328 Menschen Anträge wegen Impfschäden eingereicht, von denen 2431 anerkannt wurden. In der DDR wurden von 1946 bis 1976 2093 Anträge eingereicht, von denen 1902 anerkannt wurden (93%). Aus: Anhang für die deutsche Ausgabe, Impfschäden in Deutschland, von Dr. med. Gerhard Buchwald, in: F. u. S. Delarue, *Impfungen, der unglaubliche Irrtum,* München 1990, F. Hirthammer Verlag.

Fußnoten

1. Dies ist besonders in der Dritten Welt der Fall, wo große Bevölkerungsteile unterernährt sind. Dies kann aber auch für Personen gelten, deren Immunleistung durch Medikamente geschädigt ist.
2. Alle diese Reaktionen weisen auf mögliche Gehirnschäden hin.
3. Ein anderer englischer Arzt, Dr. Charles Creighton, berichtet von 30.742 Fällen von Pocken, die 1871 in Bayern aufgetreten waren, wobei 29.429 Erkrankte zuvor geimpft worden waren.
4. Die Autoren haben die Aufzeichnungen über 29.795 Fälle von Masern untersucht, die den CDC um das Jahr 1978 gemeldet wurden. Von dieser Gruppe waren 7.230 Personen gegen Masern geimpft worden. Siehe *Public Scrutiny,* August 1979.

ANHANG 2

Die ersten fünf AIDS-Fälle

Der folgende Text ist der erste Bericht über AIDS-Fälle, welche in einer CDC-Veröffentlichung über Krankheit und Todesursachen (5. Juni 1981) aufgelistet wurden. Zu diesem Zeitpunkt wurden diese fünf Männer jedoch noch nicht als AIDS-Patienten bezeichnet, denn dies geschah zu einem späteren Zeitpunkt.

Pneumocystis-carinii-Pneumonie in Los Angeles

Im Zeitraum zwischen Oktober 1980 und Mai 1981 wurden fünf junge Männer, alle aktive Homosexuelle, wegen *Pneumocystis-carinii-Pneumonie*, welche durch eine Biopsie bestätigt wurde, in drei verschiedenen Krankenhäusern in Los Angeles, Kalifornien, behandelt. Zwei dieser Patienten verstarben. Alle fünf Patienten hatten oder litten noch an Zytomegalievirus-Infektionen (CMV) und an Candida-Infektionen der Schleimhaut, was durch Laborbefunde bestätigt wurde. Es folgen nun die Fallgeschichten dieser Patienten.

1. Patient: Ein zuvor gesunder, 33-jähriger Mann erkrankte im März 1981 an einer Pneumocystis-carinii-Pneumonie und an Candidiasis der Mundschleimhaut im Gefolge eines zwei Monate andauernden Fiebers, welches mit erhöhten Leberenzymwerten, Leukopenie und CMV-Virämie einhergegangen war. Im Oktober 1980 betrug der durch Komplementbindung festgestellte CMV Titer 256; im Mai 1981 war dieser Wert auf 32 abgefallen. Der Zustand des Patienten verfiel trotz wiederholten Behandlungen mit Trimethodprim-Sulfamethoxazole (TMP/SMX), Pentamidine und Acyoclovir. Der Patient starb am 3. Mai, und bei der Autopsie wurde eine remanente Pneumocystis-carinii und eine CMV-Pneumonie festgestellt, jedoch keine Anzeichen für eine Tumorbildung.

2. Patient: Im April 1980 trat eine Pneumocystis-carinii-Pneumonie bei einem zuvor gesunden 30-jährigen Mann auf. Vorangegangen waren tägliches Fieber über einen Zeitraum von fünf Monaten, erhöhte Leberwerte, CMV-Virämie und Serokonversion, d.h. einen

Titer von 16 während der akuten Phase und einen Titer von 282 bei den Antikomplement-Immunofluoreszenz-Tests. Der Patient wies außerdem noch eine Leukopenie und eine Candidiasis der Schleimhaut auf. Seine Pneumonie sprach auf die intravenöse Verabreichung von TMP/SMX an, den letzten Berichten zufolge tritt das Fieber jedoch immer noch täglich auf.

3. Patient: Der 30-jährige befand sich bis Januar 1981 bei guter Gesundheit, als eine Candidiasis der Speiseröhre und der Mundhöhle auftrat, die auf eine Behandlung mit Amphotericin B ansprach. Er wurde im Februar 1981 Pneumocystis-carinii-Pneumonie ins Krankenhaus eingeliefert, die auf orale Gaben von TMP/SMX ansprach. Nachdem die Pneumonie diagnostiziert worden war, trat die Candidiasis der Speiseröhre wieder auf und er erhielt nochmals Amphotericin B. Der im März 1981 durch Komplementbindung festgestellte CMV-Titer betrug 8. Eine Probeexzision von Speiseröhrengewebe war CMV-positiv.

4. Patient: Bei einem 29-jährigen Mann trat eine Pneumocystis-carinii-Pneumonie im Februar 1981 auf. Vor drei Jahren hatte er an der Hodgkin-Krankheit gelitten, diese konnte jedoch allein durch Strahlungstherapie erfolgreich behandelt werden. Nach intravenöser Verabreichung von TMP/SMX und Kortikosteroiden besserte sich sein Zustand jedoch nicht und er verstarb im März. Die Autopsie ergab keinerlei Hinweise auf die Hodgkin-Krankheit, doch konnten Pneumoncystis-carinii und CMV im Lungengewebe nachgewiesen werden.

5. Patient: Ein zuvor gesunder, 36-jähriger Mann mit einer im September 1980 klinisch diagnostizierten CMV-Infektion kam im April 1981 aufgrund von Fieber, Atemnot und Husten, welche vier Monate lang bestanden hatten, in ärztliche Behandlung. Bei der Aufnahme wurde eine Pneumocystis-carinii-Pneumonie, orale Candidiasis und eine CMV-Retinitis festgestellt. Der durch Komplementbindung gemessene CMV-Titer betrug im April 1981 128. Der Patient ist zweimal für kurze Zeit mit TMP/SMX behandelt worden. Die Behandlungsdauer mußte aufgrund einer durch Sulfonamide verursachten Neutropenie eingeschränkt werden. Die Candidiasis wird mit lokalen Nystatin-Anwendungen behandelt.

Die Diagnose Pneumocystis-carinii-Pneumonie wurde bei allen Patienten vor ihrem Tod durch die Entnahme von Gewebsproben aus der Lunge bestätigt. Die Patienten kannten einander nicht und hatten auch keine gemeinsamen Kontakte oder Kenntnisse von Sexualpartnern, die an ähnlichen Krankheiten litten. Diese fünf Patienten hatten auch keine vergleichbare Vorgeschichte hinsichtlich Geschlechtskrankheiten. Bei vier von ihnen fanden sich serologische Hinweise auf eine frühere Hepatitis B-Infektion, jedoch keinen aktuellen Hinweis auf Hepatitis B-Antigene. Zwei der fünf Patienten gaben an, häufige homosexuelle Kontakte mit verschiedenen Partnern zu haben. Alle fünf hatten Mißbrauch von Inhalationsmitteln betrieben, und ein Patient hat auch über Mißbrauch von anderen Medikamenten berichtet. Bei drei Patienten war die Zahl der thymus-abhängigen Lymphozyten stark herabgesetzt und die proliferativen Reaktionen *in vitro* auf Mitogene und Antigene ebenfalls stark herabgesetzt. Bei den zwei anderen Patienten wurden keine Untersuchungen der Lymphozyten durchgeführt.

Dieser Bericht stammt von Dr. med. M.S. Gottlieb, Dr. med. H.M. Schanker, Dr. med. P.T. Fan, Dr. med. A. Saxon, und J.D. Weisman von der Abteilung für klinische Immunologie-Allergie, Medizinische Abteilung, University of California in Los Angeles; Dr. med. I. Pozalski, Cedars-Mt. Sinai Hospital, Los Angeles; Abteilung Field Services, Epidemiology Program Office, CDC.

Anmerkung: Die *Pneumocystis-carinii-Pneumonie* kommt in den Vereinigten Staaten fast ausschließlich bei Patienten mit schwerer Immunsuppression vor (1). Das Auftreten einer Pneumocystis-carinii-Pneumonie bei diesen zuvor gesunden Personen ohne offensichtliche zugrundeliegende klinische Immundefizienz ist in der Tat ungewöhnlich. Die Tatsache, daß alle diese Patienten Homosexuelle waren, legt die Vermutung einer Verbindung zwischen einem bestimmten Aspekt der homosexuellen Lebensweise oder einer durch sexuelle Kontakte übertragenen Krankheit und dem Auftreten von Pneumocystis-carinii-Pneumonie bei dieser Bevölkerungsgruppe nahe. Alle fünf in diesem Bericht beschriebenen Patienten hatten eine durch Laborbefunde bestätigte CMV-Krankheit oder eine CMV-Ausscheidung innerhalb von fünf Monaten nach der Diagnose der Pneumocystis-carinii-Pneumonie. Die Tatsache, daß CMV-Infektion vorübergehende Anomalien bei gesunden Wirten hinsichtlich der zellulären Immunfunktionen *in vitro* hervorrufen, konnte bewiesen werden (2,3). Obwohl alle drei getesteten Patienten anomale zelluläre Immunfunktionen aufwiesen, konnte kein eindeutiger Schluß über die Rolle der CMV-Infektion bei diesen fünf Fällen gezogen werden, aufgrund des Mangels an veröffentlichtem Material über die zelluläre Immunfunktion bei gesunden Homosexuellen mit und ohne CMV-Antikörper. Im Bericht 1 hatten sieben (3,6 %) von 194 Patienten mit Pneumocystosis ebenfalls CMV-

Infektionen; 40 Personen dieser Gruppe (21%) hatten mindestens eine andere, gleichzeitig bestehende, wichtige Infektion (1). Von einem häufigen Auftreten von CMV-Infektionen bei Homosexuellen wurde in jüngster Zeit berichtet: bei 179 (94%) von 190 Männern, die sich als ausschließlich homosexuell bezeichneten, wurden Antikörper gegen CMV im Serum festgestellt, während bei 14 Personen dieser Gruppe (7,4%) eine CMV-Virurie festgestellt wurde; die Kontrollwerte bei 101 Personen des gleichen Alters, die sich als ausschließlich heterosexuell bezeichneten, lagen bei 54% CMV-Seropositiv und bei 0% für CMV-Virämie (4). In einer anderen Studie mit 64 männlichen Teilnehmern konnten bei vier Personen (6,3%) CMV im Samen, jedoch nicht im Urin nachgewiesen werden. Zwei der vier Personen hatten kurz zuvor homosexuelle Kontakte gehabt. Diese Befunde weisen nicht nur darauf hin, daß die Virusausscheidung möglicherweise leichter in der Samenflüßigkeit als im Urin festzustellen ist, sondern auch auf die Samenflüßigkeit als wichtigen Träger der CMV-Infektion (5).

Alle die oben angeführten Beobachtungen legen die Möglichkeit einer Dysfunktion der zellulären Immunleistung nahe, die mit einem gemeinsamen Faktor zusammenhängt, welche zum Auftreten von opportunistischen Infektionen wie Pneumocystis-carinii-Pneumonie und Candidiasis prädisponiert. Obwohl die Rolle der CMV-Infektion bei der Pathogenese von Pneumocystosis unbekannt bleibt, muß die Möglichkeit einer Pneumocystis-carinii-Infektion bei der Differentialdiagnose von vormals gesunden Homosexuellen mit Atemnot und einer Pneumonie gründlich in Erwägung gezogen werden.

Literaturangaben

1. P.D. Walzer, D.P. Perl, D.J. Krogstadt, P.G. Rawson, M.G. Schulz, Pneumocystis-carinii-Pneumonie in den Vereinigten Staaten. Epidemiologic, diagnostic and clinical features. Annals of Internal Medicine 1974; 80:83-93.
2. C.R. Rinaldo Jr., P.H. Black, M.S. Hirsch. Interaction of cytomegalovirus with leucocytes from patients with mononucleosis due to cytomegalovirus. Journal of Infectious Disease 1977; 136:667-78.
3. C.R. Rinaldo Jr., W.P. Carney, B.S. Richter, P.H. Black, M.S. Hirsch. Mechanisms of immunosuppression in cytomegaloviral mononucleosis. Journal of Infectious Disease 1980; 141:488-95.
4. W.L. Drew, L. Mintz, R.C. Miner, M. Sands, B. Ketterer. Prevalence of cytomegalovirus infection in homosexual men. Journal of Infectious Disease 1981; 143: 188-92.
5. D.J. Lang, J.F. Kummer. Cytomegalovirus in Semen: observations in selected populations. Journal of Infectious Disease 1975, 132:472-3.

Im sogenannten *Morbidity and Mortality Report* der CDC vom 28. August 1981 vermelden die CDC, daß weitere Fälle von Pneumocystis-carinii-Pneumonie und Kaposi-Sarkom in den Vereinigten Staaten diagnostiziert wurden. In allen diesen 26 Fällen, zu denen auch die ersten fünf gehören, handelt es sich wörtlich um »zuvor gesunde Homosexuelle ...« Dies entspricht nicht der Wahrheit.

Im darauf folgenden Absatz dieses Berichts finden wir folgende Aussage: »Das Auftreten von Pneumocystis-carinii-Pneumonie bei Patienten, die keine Immunsuppression aufgrund zugrundeliegender Krankheiten oder medikamentöser Therapie aufweisen ist ebenfalls höchst ungewöhnlich.«

Diese Aussage ist irreführend und unvollständig. Pneumocystis-carinii-Pneumonien sind zum Beispiel bei Kindern aufgetreten, die an starker Unterernährung leiden. Richtig müßte die Aussage lauten: Eine Pneumocystis-carinii-Pneumonie kann bei Patienten mit ausgeprägter Immunsuppression **aus jeder erdenklicher Ursache auftreten**.

Aber an diesem Punkt waren die Würfel schon gefallen. Die staatlichen Gesundheitsbehörden begannen nach einer zugrundeliegenden Ursache für die Fälle von Pneumocystis carinii zu suchen. Sie gingen davon aus, daß es eine bestimmte Ursache gab, und daß diese in allen Fällen die gleiche war. Die Vorstellung, nach der die Summationswirkung verschiedener chemischer Substanzen und Krankheiten (Geschlechtskrankheiten) den geeigneten Boden für das Auftreten einer Pneumocystis-carinii- Pneumonie bilden könnte, wurde schließlich verworfen. Stattdessen entschied man sich für eine Lösung, die einen einzigen auslösenden Faktor in allen Fällen postulierte, nämlich den HI-Virus. Diese Entscheidung könnte sich sehr wohl als die größte Fehlentscheidung in der Geschichte der Medizin erweisen.

Bei den fünf Homosexuellen, die zwischen Oktober 1980 und Mai 1981 in Krankenhäuser in Los Angeles aufgenommen und wegen Pneumocystis-carinii-Pneumonie behandelt worden waren, spricht der abschließende CDC-Bericht von einem bestimmten Ausmaß an Geschlechtskrankheiten in ihrer jeweiligen Vorgeschichte. Wiederholte Geschlechtskrankheiten, besonders im Verbund mit massiver Antibiotika-Therapie, haben eine erhebliche immunsuppressive Wirkung, und die meisten AIDS-Patienten haben eine Vielzahl solcher Krankheiten durchgemacht.

Alle diese Patienten in Los Angeles hatten von den in der Schwulenszene häufig konsumierten nitrithaltigen Inhalationspräparaten ausgiebig Gebrauch gemacht.

Der erste Patient hatte eine Leukopenie (ungenügende Produktion weißer Blutzellen), eine Immunstörung, die als Nebenwirkung von starken Medikamenten, welche gegen Gonorrhoe oder Gicht eingesetzt werden, auftreten kann. Der Bericht gibt keine Auskunft, ob Medikamente dieser Art bei diesem Patienten früher verordnet wurden oder nicht. Im Krankenhaus wurde der Patient unter anderem auch mit TMP/SMX, Pentamidin und Acyclovir behandelt. Als Nebenwirkungen ruft TMP/SMX Arzneimittelfieber sowie unerwünschte Reaktionen des Nervensystems und des Knochenmarks hervor, bei denen das Medikament dann abgesetzt werden muß. In der herkömmlichen Dosierung führt es in etwa 25% der Fälle zu toxischer Leber- und Nierenbelastung. Acyclovir wird bei Herpes verordnet. In einigen seltenen Fällen hat dieses Medikament zerebrale Ödeme, plötzliche Anfälle und auch Todesfälle verursacht.

Vor der Aufnahme ins Krankenhaus hatte der zweite Patient »zwei Monate lang Fieber gehabt, zusammen mit erhöhten Leberenzymwerten,« so der CDC *Morbidity and Mortality Report* vom Juni 1981. Hinter diesem Befund können Dinge wie Hepatitis, Heroinsucht oder Alkoholismus stehen. Auf jeden Fall kann man davon ausgehen, daß Fieber über einen Zeitraum von zwei Monaten eine schwächende Wirkung auf das Immunsystem gehabt hat. Offensichtlich wurde kein Versuch unternommen, die Ursache dieses Fiebers zu ergründen, außer dem, das Vorhandensein eines neuen Virus vorzuschlagen.

Der zweite Patient hatte sogar fünf Monate lang an Fieber gelitten, ehe es zur Pneumocystis-carinii-Pneumonie gekommen war. Das ist sicher eine ungewöhnlich lange Zeit und weist mit Sicherheit auf ein erschöpftes Immunsystem hin. Auch bei diesem Patienten waren die Lebenenzymwerte erhöht. War dieser Mann ein Alkoholiker? Der CDC-Bericht schweigt sich hierzu aus. Wie bei den anderen Personen dieser Gruppe, fand sich auch hier eine vorangegangene (oder aktuelle) CMV-Infektion. Zu den Symptomen, die der Zytomegalievirus hervorrufen kann, gehören Lungenentzündung und Blindheit, und es gibt einige Wissenschaftler, die die Möglichkeit erwägen, daß dieser Virus ebensogut wie der HI-Virus als die Ursache von AIDS angesehen werden könnte.

Der zweite Patient wies auch eine Leukopenie auf und wurde mit TMP/SMX behandelt.

Abgesehen von ihrem Konsum von nitrithaltigen Inhalationsmitteln und der Vorgeschichte mit CMV-Infektionen, hatten die Patienten 3, 4 und 5 toxische und nebenwirkungsträchtige Behandlungen durchgemacht, so zum Beispiel mit Medikamenten wie Kortikosteroide (vermindert die Zahl der B- und T-Lymphozyten im Blut) und TMP/SMX (gegen letztere zeigte der 5. Patient eine heftige Reaktion), wie auch in einem Fall eine Strahlungstherapie (gegen die Hodgkin-Krankheit).

Erstaunlicherweise bezeichnete der CDC-Bericht diese Patienten jedoch als »zuvor gesund.« Ich bin inzwischen zu der Ansicht gekommen, daß es sich bei diesem »zuvor gesund« um einen medizinischen Fachbegriff handelt, der so viel bedeutet wie »zuvor noch am Leben.«

Die Implikationen sind klar. Die Annahme Nummer eins lautet: Es werden keine multikausalen Szenarios zur Erklärung der Pneumocystis-carinii-Pneumonie und der anderen Infektionen akzeptiert.

Annahme 2: Die zugrundeliegende Ursache für Kaposi-Sarkom und die Pneumocystis-carinii-Pneumonie (zwei völlig verschiedene Krankheiten) ist in jedem Fall die gleiche.

Annahme 3: Diese zugrundeliegende Ursache ist ein Erreger.

Annahme 4: Bei diesem Erreger fällt die Wahl auf HIV (ab dem Jahr 1984, drei Jahre später).

Tatsache ist jedoch, und dies wird durch spätere klinische Befunde in allen Einzelheiten deutlich, daß sich ein erhebliches Ausmaß von Immunsuppression, das durch eine Vielzahl von **chemischen** Substanzen hervorgerufen wird, sich bei vielen AIDS-Patienten findet.

Bei all den Befragungen und Untersuchungen, die man an AIDS-Patienten durchgeführt hat, sind die eklatanten Vorgeschichten mit massiven Behandlungen mit und dem Mißbrauch von nebenwirkungsträchtigen Medikamenten nie ernsthaft in Erwägung gezogen worden als ein Vorspiel zu jenem multiplen Infektionsdesaster, das als AIDS bezeichnet wird.

Nirgendwo wird es klarer, wie unerwünscht eine solche Information ist, als in den obersten Etagen der Forschung, wo Robert Gallo, der führende AIDS-Forscher in den Vereinigten Staaten, in seinem Labor am National Cancer Institute arbeitet. Mit der Leidenschaft eines stolzen Besitzers schützt Gallo »seinen« (patentierten) HI-Virus vor den Behauptungen, der Virus könne mit anderen Faktoren im Leben und in der Vorgeschichte eines Patienten zusammenwirken, um Krankheit hervorzurufen. »Keine Kofaktoren,« wiederholt Gallo in gebetsmühlenartiger Manier; um AIDS zu bekommen, reicht allein der Virus aus.

Dieses Beharren trägt zu den Ängsten einer breiten Öffentlichkeit erheblich bei, die die Befürchtung hegt, der Virus könne jeden von uns aus dem Nichts befallen und damit AIDS als eine Infektionskrankheit sehen, die wahllos zuschlägt.

Man kann nur Mutmaßungen darüber anstellen, warum Gallo und die Elite der AIDS-Forscher so wenig Notwendigkeit sehen, die Vorgeschichte der Patienten gründlich zu erforschen – und dies in Anbetracht der Tatsache, daß es noch nicht gelungen ist, HIV als Ursache von AIDS oder irgendeiner Krankheit zu beweisen. Die Ansätze einer solchen Hintergrundforschung sind von der obersten Etage der AIDS-Forschung aus im Keim erstickt worden, dort, wo die riesigen Forschungsgelder zusammenfließen, dort, von wo aus die HIV-Doktrin an die Presse, an das Weiße Haus, an die Universitäten und die staatlichen Gesundheitsbehörden heruntergereicht wird.

ANHANG 3

Revision der CDC-Falldefinition zur Überwachung des erworbenen Immundefizienz-Syndroms (1987)

Einführung

Die folgende überarbeitete Definition zu Überwachung des erworbenen Immundefizienzsyndroms (AIDS) wurde von den CDC in Zusammenarbeit mit Spezialisten des öffentlichen Gesundheitswesens und klinischen Spezialisten erstellt. Der sogenannte Council of State and Territorial Epidemiologists (CSTE) hat diese überarbeitete Definition für die nationale Meldung von AIDS-Fällen offiziell empfohlen. Diese überarbeitete Definition dient den folgenden Zielen: a) der wirkungsvolleren Diagnostizierung des schweren Krankheitsgeschehens, das mit der Infektion mit dem HI-Virus (einschließlich HIV-1 und HIV-2) einhergeht; b) der Vereinfachung der Meldung von AIDS-Fällen; c) der Steigerung der Sensitivität und Spezifizität der Definition durch verstärkte diagnostische Anwendung der Laborbeweise für eine HIV-Infektion; und d) der Übereinstimmung mit der gegenwärtigen diagnostischen Praxis, welche in manche Fällen eine präsumptive Diagnose einschließt, d.h. ohne bestätigende Laborbefunde, und der Übereinstimmung mit der Diagnose der AIDS-Indikatorenkrankheiten (d.h. Pneumocystis-carinii-Pneumonie, Kaposi-Sarkom).

Die neue Definition ist in drei Teile geteilt, welche jeweils vom Status der Laborbefunde hinsichtlich einer HIV-Infektion (d.h. HIV-Antikörper) abhängen. Die wichtigsten vorgeschlagenen Veränderungen beziehen sich auf Patienten mit Laborbefunden, die auf eine HIV-Infektion hinweisen. Hierzu gehören: a) die Miteinbeziehung der HIV-Enzephalopathie, das HIV-Wasting-Syndrom (Kräfteverfall mit starker Abmagerung) sowie eine breitere Palette von spezifischen AIDS-Indikatorenkrankheiten, welche präsumptiv diagnostiziert werden (Abschnitt II.A); b) die Miteinbeziehung von AIDS-Patienten, deren Indikatorenkrankheiten präsumptiv diagnostiziert werden (Abschnitt II.B); und c) die Eliminierug von Ausnahmen aufgrund von anderen Ursachen von Immundefizienz (Abschnitt I.A).

Die Anwendung der Definition bei Kindern weicht in zweierlei Hinsicht von der Anwendung bei Erwachsenen ab. Zum einen werden bei Kindern multiple oder wiederkehrende schwere bakterielle Infektionen und lymphoide interstitielle Pneumonie/pulmonäre lymphoide Hyperplasie als Indikatoren von AIDS gewertet, jedoch nicht bei Erwachsenen. Zum zweiten werden bei Kindern unter 15 Monaten, deren Mütter in Verdacht stehen, zu einer geburtsnahen Zeit eine HIV-Infektion zu haben, die Laborkriterien für eine HIV-Infektion strenger ausgelegt, da die Anwesenheit von HIV-Antikörpern beim Kind für sich als Beweis einer HIV-Infektion nicht ausreichend ist, aufgrund des Vorhandenseins von passiv erworbenen Antikörpern innerhalb von 15 Monaten nach der Geburt.

Die neue Definition tritt sofort in Kraft. Die staatlichen und kommunalen Gesundheitsbehörden werden aufgefordert, die neue Definition sofort bei den Patienten, die ihnen gemeldet werden, anzuwenden. Der Beginn für die Meldung von Fällen, die der neuen Definition entsprechen, ist auf den 1. September 1987 festgesetzt. Ab diesem Zeitpunkt stehen veränderte Computer-Software und Meldeformulare bereit, die auf die veränderte Definition abgestimmt sind. Eine nachträgliche Anwendung der neuen Definition auf Patienten, die den Gesundheitsbehörden bereits gemeldet wurden, wird von dem CSTE empfohlen. Es folgt die neue Definition:

DIE NEUE, VERÄNDERTE DEFINITION VON AIDS-FÄLLEN FÜR ÜBERWACHUNGSZWECKE AUS DEM JAHR 1987

Für nationale Meldezwecke wird ein AIDS-Fall als ein Krankheitsfall definiert, der durch eine oder mehrere der folgenden »Indikatorenkrankheiten« gekennzeichnet ist, je nach dem weiter unten ausgeführten Status der Laborbefunde für eine HIV-Infektion, wie unten ausgeführt.

I. Das Fehlen von Laborbefunden, die auf eine HIV-Infektion hinweisen

Wenn keine Laboruntersuchungen durchgeführt wurden oder diese keine schlüssigen Resultate ergeben haben (siehe Ergänzung I) und der Patient keine andere Ursache von Immundefizienz aufweist, wie sie im nachfolgenden Abschnitt I.A aufgelistet wird, dann weist jede im Abschnitt B aufgelistete Krankheit auf AIDS hin, wenn diese durch

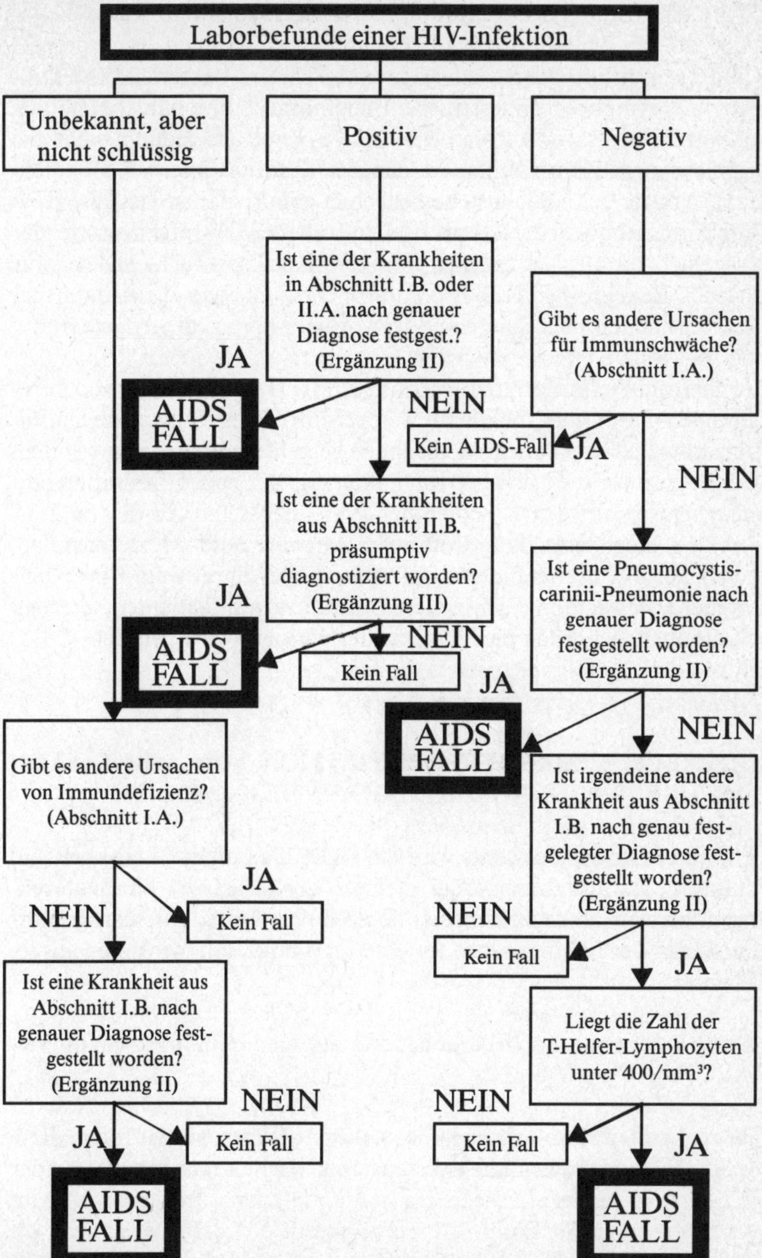
Laborbefunde einer HIV-Infektion
Unbekannt, aber nicht schlüssig
Positiv
Negativ
Ist eine der Krankheiten in Abschnitt I.B. oder II.A. nach genauer Diagnose festgest.? (Ergänzung II)
JA
AIDS FALL
NEIN
Gibt es andere Ursachen für Immunschwäche? (Abschnitt I.A.)
Kein AIDS-Fall
JA
NEIN
Ist eine der Krankheiten aus Abschnitt II.B. präsumptiv diagnostiziert worden? (Ergänzung III)
JA
AIDS FALL
NEIN
Kein Fall
Ist eine Pneumocystis-carinii-Pneumonie nach genauer Diagnose festgestellt worden? (Ergänzung II)
JA
AIDS FALL
NEIN
Gibt es andere Ursachen von Immundefizienz? (Abschnitt I.A.)
JA
NEIN
Kein Fall
Ist irgendeine andere Krankheit aus Abschnitt I.B. nach genau festgelegter Diagnose festgestellt worden? (Ergänzung II)
NEIN
Kein Fall
JA
Ist eine Krankheit aus Abschnitt I.B. nach genauer Diagnose festgestellt worden? (Ergänzung II)
NEIN
Kein Fall
JA
AIDS FALL
Liegt die Zahl der T-Helfer-Lymphozyten unter 400/mm³?
NEIN
Kein Fall
JA
AIDS FALL

eine genau festgelegte Methode diagnostiziert worden ist (siehe Ergänzung II).

A. Ursachen von Immunodefizienz, welche Krankheiten als AIDS-Indikatorenkrankheiten in Abwesenheit von Laborbefunden, die für eine HIV-Infektion sprechen, ausschließen.

1. Hochdosierte oder systemische Langzeit-Kortikosteroid Therapie oder andere immunsuppressive/zytotoxische Therapieformen in einem Zeitraum von weniger als drei Monaten, oder dem Zeitraum von drei Monaten entsprechend vor dem Einsetzen der Indikatorenkrankheit.

2. Die Diagnose jeder der folgenden Krankheiten im Zeitraum von weniger als drei Monaten oder diesem Zeitraum entsprechend nach der Diagnose der Indikatorenkrankheit: Hodgkin-Krankheit, Nicht-Hodgkin-Lymphom (außer primäres Gehirn-Lymphom), Lymphozytenleukämie, multiple Myelomata, jede andere Krebsform des lymphoretukulären oder histiozytären Gewebes oder angioimmunoblastische Lymphadenopathie.

3. Ein genetisches (kongenitales) Immundefizienzsyndrom oder ein erworbenes Immundefizienzsyndrom, welches für eine HIV-Infektion atypisch ist, wie zum Beispiel ein solches Syndrom, das mit Hypogammaglobulinämie einhergeht.

B. Indikatorenkrankheiten mit genau festgelegter Diagnose (siehe Ergänzung II)

1. Candidiasis der Speiseröhre, der Luftröhre, der Bronchien oder der Lungen.

2. Kryptokokkose, extrapulmonäre.

3. Kryptosporiodosis mit Durchfall, welcher länger als einen Monat anhält.

4. Eine Cytomegalie-Virus-Erkrankung, welche andere Organe außer der Leber, der Milz oder die Lymphknoten betrifft, bei einem Patienten, der älter als ein Monat ist.

5. Eine Herpes-simplex Infektion, welche ein mukokutanes Geschwür hervorruft, das länger als ein Monat andauert; oder eine Bronchitis, Pneumonitis oder Oesophagitis beliebiger Krankheitsdauer bei einem Patienten, der älter als ein Monat ist.

6. Kaposi-Sarkom bei einem Patienten unter 60 Jahren.

7. Lymphomata des Gehirns (primäres Lymphom) bei einem Patienten unter 60 Jahren.

8. Lymphoide interstitielle Pneumonie und/oder pulmonäre lymphoide Hyperplasie (LIP/PLH Komplex) bei Kindern unter 13 Jahren.

9. Disseminierter Mykobakterium avium-Komplex (an anderen Körperstellen als den Lungen, die Haut, den zervikalen oder hiliären Lymphnoten oder an diesen genannten Stellen und gleichzeitig zusätzlich an anderen Körperstellen).

10. Pneumocystis carinii-Pneumonie.

11. Progressive multifokale Leukoenzephalopathie.

12. Toxoplasmose des Gehirns bei bei einem Patienten älter als 1 Monat.

II. Vorliegen von Laborbefunden, die auf eine HIV-Infektion hinweisen

Unabhängig vom Vorhandensein anderer Ursachen von Immundefizienz (I.A) gestattet beim Vorliegen von Laborbefunden, die auf eine HIV-Infektion hinweisen (siehe Ergänzung I dieses Anhang-Kapitels), jede oben (I.B) oder unten (II.A oder II.B) aufgelistete Krankheit die Diagnosestellung AIDS.

A. Indikatorenkrankheiten mit genau festgelegter Diagnosestellung (siehe Ergänzung II)

1. Bakterielle multiple oder wiederkehrende Infektionen (jede Kombination von wenigstens zwei dieser Infektionen innerhalb des Zeitraums von zwei Jahren), der folgenden Arten bei einem Kind unter 13 Jahren: Septikämie, Pneumonie, Meningitis, Knochen- oder Gelenkinfektionen, Abszesse eines inneren Organs oder einer Körperhöhle (außer Otitis media oder oberflächliche Abszesse der Haut oder der Schleimhäute), die durch Hämophilus, Streptokokken (einschließlich Pneumokokkus) oder anderen eitererzeugenden Bakterien hervorgerufen werden.

2. Disseminierte Kokzidioidomykose (an anderen Körperstellen als den Lungen, den zervikalen oder hiliären Lymphnoten oder an diesen und zusätzlich anderen Körperstellen).

3. HIV-Enzephalopathie (auch als »HIV-Demenz«, »AIDS-Demenz« oder durch »HIV verursachte subakute Enzephalitis« bezeichnet) (siehe Ergänzung II für eine Beschreibung).

4. Disseminierte Histoplasmose (an allen Körperstellen mit Ausnahme der Lungen, der zervikalen oder hiliären Lymphnoten oder an diesen und zusätzlich anderen Körperstellen).

5. Isosporiasis mit Durchfall für die Dauer von mehr als einem Monat.

6. Kaposi-Sarkom bei Patienten jeglichen Alters.

7. Lymphomata des Gehirns (primäre) in jedem Alter.

8. Andere Nicht-Hodgkin Lymphomata des B-Zellen- oder unbekannten immunologischen Phänotyps und der folgenden histologischen Formen: a. Kleine, ungespaltene Lymphomata (entweder vom Burkittschen oder nicht-Burkittschen Typus) (siehe Ergänzung IV für gleichbedeutende Begriffe und numerische Kennzahlen, die bei der sogenannten International Classification of Diseases, Ninth Revision, Clinical Modification, verwendet werden); b. Immunoblastische Sarkomata (gleichbedeutend mit jeder der folgenden Formen, jedoch nicht notwendigerweise in jeder Kombination: immunoblastische Lymphomata, großzellige Lymphomata, diffuse histiozytäre Lymphomata, diffuse undifferenzierte Lymphomata, oder hochgradige Lymphomata) (siehe Ergänzung IV für gleichbedeutende Begriffe und numerische Kennzahlen, die bei der sogenannten International Classification of Diseases, Ninth Revision, Clinical Modification, verwendet werden).

Anmerkung: Ausgenommen sind Lymphomata der T-Zellen immunologischen Phänotyps oder solche, deren histologischer Typus nicht mit den Bezeichnungen »lymphozytär«, »lymphoblastisch«, kleinspaltig (small cleaved) oder »plasmazytoid lymphozytär« beschreiben werden.

9. Jede disseminierte mykobakterielle Krankheit, die durch Mykobakterien hervorgerufen wird, mit Ausnahme von Mykobakterium tuberkulosis (an allen Körperstellen mit Ausnahme der Lungen, der zervikalen oder hiliären Lymphnoten oder an diesen und zusätzlich an anderen Körperstellen).

10. Extrapulmonäre, durch Mykobakterium tuberkulosis hervorgerufene Krankheiten (an mindestens einer weiteren Stelle außerhalb der Lungen, unabhängig von gleichzeitiger pulmonärer Beteiligung).

11. Wiederholte, durch Salmonellen (nicht-typhoid) hervorgerufene Septikämie.

12. HIV-Wasting-Syndrom (Abmagerung, Kräfteverfall, »Slim Disease«) (siehe Ergänzung II für eine Beschreibung desselben).

B. Indikatorenkrankheiten, welche präsumptiv diagnostiziert werden (mit anderen Methoden als jenen, die in der Ergänzung II angegeben werden).

Aufgrund der Schwere der AIDS-Indikatorenkrankheiten ist es im allgemeinen wichtig, diese anhand genau festgelegter diagnostischer Verfahren zu diagnostizieren, besonders dann, wenn die angezeigte Therapie mit schweren Nebenwirkungen verbunden wäre oder wenn eine definitive Diagnose für die Rechtfertigung einer antiretroviralen Therapie erforderlich wäre. Dennoch gibt es Situationen, in denen der Zustand des Patienten die Durchführung definitiver Testverfahren nicht zuläßt. In anderen Situationen kann eine präsumptive Diagnose auf der Grundlage von charakteristischen klinischen Anomalien und von der Norm abweichenden Laborbefunden als gängige klinische Praxis gelten. Richtlinien für eine präsumptive Diagnosestellung werden in der Ergänzung III vorgeschlagen.

1. Candidiasis der Speiseröhre.
2. Zytomegalievirus-Retinitis mit Sehverlust.
3. Kaposi-Sarkom.
4. Lymphoide interstitielle Pneumonie und/oder pulmonäre lymphoide Hyperplasie (LIP/PLH Komplex) bei einem Kind unter 13 Jahren.
5. Disseminierte mykobakterielle Krankheit (säure-echte Bazilli von einer durch Kultur nicht zu identifizierenden Art) (mit Beteiligung außerhalb der Lunge, der Haut, der zervikalen oder hiliären Lymphknoten oder von diesen genannten Körperstellen und mindestens einer weiteren).
6. Pneumocystis-carinii-Pneumonie.
7. Toxoplasmose des Gehirns bei einem Patienten, der älter als ein Monat ist.

III. Bei Vorliegen von Laborbefunden, die gegen eine HIV-Infektion sprechen

Beim Vorliegen von Laborbefunden, die gegen eine HIV-Infektion sprechen (siehe Ergänzung I), ist die Diagnose AIDS für Überwachungszwecke auszuschließen, mit Ausnahme der Fälle, in denen:

A. alle anderen Ursachen von Immunosuppression, die oben im Abschnitt I.A aufgeführt sind, ausgeschlossen werden können; UND

B: der Patient entweder:

1. an einer durch genau festgelegte Methoden diagnostizierten Pneumocystis-carinii-Pneumonie leidet (siehe Ergänzung II); ODER

2a. an einer der anderen, im obigen Abschnitt I.B aufgelisteten Indikatorenkrankheiten leidet, welche durch genau festgelegte Methoden diagnostiziert worden sind (siehe Ergänzung II); UND beim Vorliegen

2b. einer T-Lymphozyten/CD4 Lymphozytenzählung von weniger als 400/mm3.

Ein Bericht der Council of State and Territorial Epidemiologists; AIDS Program, Center for Infectious Diseases, CDC.

KOMMENTAR

Die Überwachung von schweren Krankheiten, die mit der HIV-Infektion einhergehen, bleibt ein wesentlicher, wenn nicht der einzige Indikator der HIV-Epidemie. Die Anzahl der AIDS-Fälle und die Verteilung der Fälle anhand von demographischen, geographischen und Risikoverhaltens-Variablen sind die ältesten Indikatoren der Epidemie, welche im Jahr 1981 einsetzte und für die uns Material vorliegt, das bis zum Jahr 1978 zurückreicht. Die ursprüngliche Krankheitsdefinition für Überwachungszwecke, welche auf dem damaligem Wissensstand beruhte, lieferte uns wertvolle epidemiologische Daten über die schwere Fälle der HIV-Krankheit. Um zu einem vernünftigen prognostischen Wert für Fälle einer zugrundeliegende Immundefizienz, welche durch einen damals noch unbekannten Faktor hervorgerufen wurden, zu gelangen, beschränkten sich die Indikatoren von AIDS in der alten Falldefinition auf besondere opportunistische Krankheiten, welche durch zuverlässige Methoden bei Patienten diagnostiziert werden konnten, die keine bekannte, spezifische Ursachen für Immundefizienz aufwiesen. Nach der Entdeckung des HIV als Ursache von AIDS und der Verfügbarkeit von hochsensiblen, spezifischen HIV-Antikörper-Testverfahren, konnte das Spektrum der Manifestationen der HIV-Infektion besser definiert und ein Klassifizierungssystem der HIV-Infektion erstellt werden. (2-5) Es stellte sich heraus, daß einige der progressiven, schweren und sogar zum Tode führenden Zustände (d.h. Enzephalopathie, Wasting-Syndrom), die eine erhebliche Anzahl von Patienten betreffen, nicht von der epidemiologischen Überwachung erfaßt wurden, da sie in der AIDS-Falldefinition keine Aufnahme gefunden hatten. Für Meldezwecke hat die Revision nun die meisten jener schweren, nicht-infektiösen, nicht-kanzerösen HIV-bezogenen Zustände aufgenommen, welche in den von den CDC erstellten klinischen Klassifikationssystemen der HIV-Infektion bei Erwachsenen und Kindern aufgelistet sind. (4,5)

Eine weitere Einschränkung der alten Definition bestand in der präsumptiven Diagnose (d.h. ohne Bestätigung durch Methoden, die von der alten Definition vorgeschrieben wurden) von AIDS-Indikatorenkrankheiten bei etwa 10%-15% der Personen, bei denen diese Krankheiten diagnostiziert wurden. Dadurch entfielen ein ansehnlicher Teil von AIDS-Fällen für Meldezwecke. (6,7) Da dieser Anteil jedoch möglicherweise zunimmt, wäre der Nutzen der alten Definition als Werkzeug zur Erfassung und Überwachung von Trends eingeschränkt worden. Die neue Falldefinition läßt die Meldung dieser klinisch diagnostizierten Fälle zu, solange Laborbefunde vorliegen, die auf eine HIV-Infektion hinweisen.

Die Effektivität der Revision hängt davon ab, in welchem Ausmaß die HIV-Antikörpertests zur Anwendung gelangen. **Ungefähr ein Drittel der AIDS-Patienten in den Vereinigten Staaten sind aus New York City oder San Francisco, von wo weniger als 7% der AIDS-Fälle mit HIV-Antikörpertestbefunden gemeldet wurden, im Vergleich zu 60% aus anderen Teilen des Landes.** Die Auswirkung der neuen Definition auf die Anzahl der gemeldeten AIDS-Fälle wird auch von dem Anteil der AIDS-Patienten abhängen, bei denen die Indikatorenkrankheiten präsumptiv diagnostiziert werden, anstatt durch genau festgelegte diagnostische Verfahren. Die Anwendung der Kriterien für eine präsumptive Diagnose ist geographischen Schwankungen unterworfen und ist häufiger in bestimmten ländlichen Gegenden und in städtischen Gebieten mit einem hohen Anteil von AIDS-Patienten.

Um Mißverständnissen vorzubeugen hinsichtlich dessen, was den Gesundheitsbehörden gemeldet werden sollte, ist der Begriff »AIDS« nur bei Zuständen anzuwenden, die der Überwachungsdefinition entsprechen. Diese Definition dient allein der Bereitstellung von zuverlässigen statistischen Daten für die Zwecke der öffentlichen Gesundheit. Bei der Diagnose von schweren Krankheiten, die durch eine HIV-Infektion hervorgerufen wurden, können sich Kliniker im Fall von individuellen Patienten nicht allein auf diese Definition stützen, denn es liegen möglicherweise auch andere Befunde und Informationen vor, die eine genauere Diagnose gestatten könnten. So können zum Beispiel Patienten, die nach dieser Definition aufgrund eines negativen HIV-Antikörpertests nicht zu melden sind, oder Patienten, die bei positivem Testergebnis an einer opportunistischen Krankheit leiden, die nicht als eine AIDS-Indikatorenkrankheit aufgelistet ist, dennoch als an einer schweren HIV-Krankheit leidend diagnostiziert werden in Anbetracht anderer klinischer Merkmale einer HIV-Infektion, bei Vorliegen von charakteristischen Laborbefunden, oder einer Vorgeschichte, die auf einen Kontakt mit dem HI-Virus hinweist.

In umgekehrter Weise kann die AIDS-Definition für Überwachungszwecke in seltenen Fällen dazu führen, daß andere, nicht infizierte Patienten als schwere HIV-Krankheitsfälle eingestuft werden, und zwar zum Beispiel dann, wenn der HIV-Antikörpertest negativ ist, aber die Patienten eine AIDS-Indikatorenkrankheit haben mit Krankheiten in der Vorgeschichte, die nichts mit einer HIV-Infektion zu tun haben, wie eine Kryptokokken-Meningitis.

Die diagnostischen Kriterien, die in der Definition von AIDS-Fällen für Überwachungszwecke Eingang gefunden haben, dürfen nicht als Standard einer guten medizinischen Praxis angesehen werden. Die Definition akzeptiert präsumptive Diagnosen, denn ihre Auslassung hieße einen erheblichen Teil des durch HIV-Infektion verursachten Krankheitsgeschehens außer acht zu lassen. In ähnlicher Weise akezptiert diese veränderte Definition die Resultate eines reaktiven Tests für Reihenuntersuchungen auf HIV-Antikörper ohne Bestätigung durch einen zweiten Test, jedoch in Verbindung mit einer Indikatorenkrankheit, als einen Befund, der im hohen Maße auf eine echte HIV-Erkrankung hinweist. Für die Zwecke der nationalen, epidemiologischen Überwachung ist der winzige Prozentsatz der Patienten mit AIDS-Indikatorenkrankheiten, deren Reihenuntersuchungsergebnisse falsch positiv sind, von geringer Bedeutung. Für den individuellen Patienten jedoch, ist die richtige Diagnose von entscheidender Bedeutung. Daher wird der Einsatz von ergänzenden Testverfahren ausdrücklich empfohlen. Eine vermehrte diagnostische Anwendung der HIV-Antikörpertests könnte die Qualität der medizinischen Betreuung erhöhen, die Funktion der neuen Definition verbessern und auch bei der Beratung zur Verhinderung der HIV-Übertragung eine Hilfestellung leisten.

Literaturangaben

1. World Health Organization. Acquired immunodeficiency syndrome (AIDS): WHO/CDC case definitions for AIDS. WHO Weekly Epidemiological Records 1986; 61: 69-72.
2. H.W. Haverkos, M.S. Gottlieb, J.Y. Killen, R. Edelman. Classification of HTLV-III/LAV-related diseases (Brief). Journal of Infectious Disease 1985; 152: 1095.
3. R.R. Redfield, D.C. Wright, E.C. Tramont. The Walter Reed staging classification of HTLV-III infection. New England Journal of Medicine 1986; 314: 131-2.
4. CDC. Classification system for human T-lymphotropic virus type III/lymphadenopathy-associated virus infections. MMWR 1986; 35: 334-9.
5. CDC. Classification system for human immunodeficiency virus (HIV) infection in children under 13 years of age. MMWR 1987; 36: 225-30, 235.
6. A.M. Hardy, E.T. Starcher, W.M. Morgan, et al. Review of death certificates to assess completeness of AIDS case reporting. Public Health Report 1987; 102(4): 386-91.
7. E.T. Starcher, J.K. Biel, R. Rivera-Castano, J.M. Day, S.G. Hopkins, J.W. Miller. The impact of presumptively diagnosed infections and cancers on national reporting of AIDS (Abract). Washington, DC: III International Conference on AIDS, 1-5 Juni 1987.

ERGÄNZUNG I
Laborbefunde, die für oder gegen eine HIV-Infektion sprechen

1. Laborbefunde, die für eine HIV-Infektion sprechen:
Beim Vorliegen einer Krankheit, die mit der Definition von AIDS übereinstimmt, in Verbindung mit:

a. einer Serumprobe eines Patienten im Alter von 15 Monaten oder älter oder eines Kindes unter 15 Monaten, dessen Mutter nicht im Verdacht steht, während der geburtsnahen Zeit eine HIV-Infektion gehabt zu haben, welches bei der Untersuchung mit Hilfe eines Tests zur Reihenuntersuchung (d.h. enzyme-linked immunosorbent assay = ELISA) eine wiederholte Reaktion auf HIV-Antikörper aufweist, vorausgesetzt daß nachfolgende HIV-Antikörper Tests (d.h. Western Blot, immunofluoreszenz assay), wenn diese durchgeführt werden sollten, positiv sind; ODER in Verbindung mit

b. einer Serumprobe eines Kindes unter 15 Monaten, bei dessen Mutter wahrscheinlich eine HIV-Infektion während der geburtsnahen Periode bestanden hat, welches bei der Untersuchung mit Hilfe eines Tests zur Reihenuntersuchung (d.h. ELISA) eine wiederholte Reaktion auf HIV-Antikörper aufweist, in Verbindung mit erhöhten Serum-Immunoglobulinwerten und beim Vorliegen einer der folgenden abnormen immunologischen Testwerte: reduzierte Gesamtleukozytenzählung, herabgesetzte Zahl der T-Lymphozyten (CD4), oder herabgesetztes CD4/CD8 (Helfer-, Suppressorzellen) Verhältnis, vorausgesetzt, daß nachfolgende Antikörpertests (d.h. Western Blot, immunofluoreszenz assay), wenn diese durchgeführt werden sollten, positiv sind; ODER in Verbindung mit

c. einem positiven HIV-Serum Antigen Test; ODER

d. einer positiven HIV-Kultur, welche sowohl durch den Nachweis von RNS-abhängigen DNS-Polymerasen bestätigt wird, als auch durch einen spezifischen HIV-Antigentest oder einer in situ Hybridisation unter Verwendung einer Nukleinsäureprobe; ODER in Verbindung mit

e. einem positiven Befund bei jedem anderen hochspezifischen HIV-Test (d.h. eine Nukleinsäureprobe von Lymphozyten aus dem peripheren Blut).

2. Gegen eine Infektion spricht:
Ein nicht-reaktiver HIV Serum-Antikörpertest zur Reihenuntersuchung (d.h. ELISA), ohne reaktives oder positives Resultat eines jeden anderen Tests zum Nachweis einer HIV-Infektion (d.h. Antikörper-

Antigen, Kultur), sollten weitere Tests letzterer Art durchgeführt worden sein.

3. Befunde, die weder für noch gegen eine Infektion sprechen

a. Ein wiederholt reaktiver HIV-Antikörpertest zur Reihenuntersuchung (d.h. ELISA), gefolgt von einem negativen oder nicht aussagekräftigen Ergänzungstest (d.h. Western Blot, immunofluorescence assay) ohne positive HIV-Kultur oder Serum Antigen Test, sollten diese durchgeführt worden sein; ODER

b. Eine Serumprobe eines Kindes unter 15 Monaten, von dessen Mutter angenommen wird, daß sie eine HIV-Infektion während der geburtsnahen Periode hatte, welches wiederholt reaktiv auf einen HIV-Antikörpertest zur Reihenuntersuchung und sogar positiv bei einem Ergänzungstest, ohne zusätzliche Befunde für Immundefizienz wie oben unter 1.b beschrieben und ohne einen positive HIV-Kultur oder Serum Antigen Test, wenn letztere durchgeführt worden sein sollten.

Ergänzung II
Genau festgelegte diagnostische Verfahren für AIDS-Indikatorenkrankheiten.

1. Cryptosporidiosis
2. Zytomegalievirus
3. Isosporiasis
4. Kaposi-Sarkom
5. Lymphomata
6. Lymphoide Pneumonie oder Hyperplasie
7. Pneumocystis-carinii-Pneumonie
8. Progressive multifokale Leukoenzephalopathie
9. Toxoplasmose

Mikroskopischer Nachweis (histologisch oder zytologisch).

10. Candidiasis

Inspektion durch Endoskopie, Autopsie oder mikroskopischen Nachweis (histologisch oder zytologisch) an einer Probe, die direkt den betroffenen Geweben entnommen wurde (einschließlich Abschabungen von der Schleimhautoberfläche) und nicht von einer Kultur.

11. Kokzidioidomykose
12. Kryptokokkose
13. Herpes simplex Virus
14. Histoplasmose

Mikroskopischer Nachweis (histologisch oder zytologisch), durch Anlegen einer Kultur oder Nachweis von Antigenen in einer Probe, welche direkt den betroffenen Körpergeweben oder einer entsprechenden Körperflüssigkeit entnommen wurde.

15. Tuberkulose
16. andere Mykobakteriosen
17. Salmonellose
18. Andere bakterielle Infektionen

Kultur.

19. HIV-Enzephalopathiel (Demenz)

Klinische Befunde schwerer kognitiver und/oder motorischer Dysfunktionen, welche die Ausübung des Berufs oder Alltagsaktivitäten behindern; oder das Fehlen von wichtigen Schritten in der Verhaltensentwicklung eines Kindes, welches sich über Wochen bis Monate hinziehen, in Abwesenheit einer anderen Krankheit oder eines anderen Zustands außer einer HIV-Infektion, welche die Befunde erklären könnte.

Zu den Methoden, mit deren Hilfe man das Vorhandensein anderer Krankheiten und Zustände auszuschließen hat, gehören die Untersuchung der Zerebrospinalflüssigkeit sowie eine Darstellung des Gehirns (Computertomographie oder Kernspintomographie), oder eine Autopsie.

20. HIV Wasting Syndrom[2] (Gewichtsverlust und Kräfteverfall)

Beim Vorliegen starker, unfreiwilliger Gewichtsverluste größer als 10% des Grundgewichts des Körpers in Verbindung mit entweder chronischem Durchfall (mindestens zwei lockere Stühle täglich für mehr als 30 Tage oder einer entsprechenden Periode) oder chronische Schwäche und bestätigtes Fieber (länger als 30 Tage, oder einer entsprechenden Periode, intermittierend oder anhaltend) in Abwesenheit einer anderen Krankheit oder eines anderen Zustandes außer einer HIV-Infektion, welche diese Befunde erklären könnte (d.h. Krebs, Tuberkulose, Cryptosporidiosis oder andere, spezifische Formen von Enteritis).

Ergänzung III
Vorgeschlagene Richtlinien für eine präsumptive Diagnose von AIDS-Indikatorenkrankheiten.

Candidiasis der Speiseröhre
a. kürzlich einsetzende retrosternale Schmerzen beim Schlucken; UND
b. orale Candidiasis. Diese wird diagnostiziert anhand des gut sichtbaren Erscheinens von weißen Flecken oder Plaques auf einer erythematösen Grundlage oder durch das mikroskopische Auftreten von Myzelienfilamenten in einer nicht-kultivierten Probe, welche der Mundschleimhaut entnommen wurde.

Retinitus durch Zytomegalievirus
Bei ophthalmoskopischen Serienuntersuchungen ist ein charakteristisches Bild zu sehen (d.h. einzelstehende weiße Flecken auf der Retina mit festumrissenen Rändern, welche sich zentrifugal, im Verlauf von Blutgefäßen ausbreiten. Dieser Prozeß schreitet über mehrere Monate fort und geht häufig mit retinaler Vaskulitis, Blutungen und Nekrose einher).

Mykobakteriosen
Mikroskopie einer Probe des Stuhls, von Körperflüßigkeiten, welche normalerweise steril sind, oder einer Gewebsprobe, welche jedoch nicht den Lungen, der Haut oder den zervikalen oder hiliären Lymhknoten entnommen ist, welche säurefeste Bazillen einer Art aufweist, welche nicht durch das Anlegen einer Kultur identifiziert werden kann.

Kaposi-Sarkom
Das charakteristische Bild von erythematösen oder veilchenfarbigen, plaquesartigen Läsionen der Haut oder der Schleimhaut. (Anmerkung: eine präsumptive Diagnose des Kaposi- Sarkoms sollte durch Kliniker, die nur wenige Fälle gesehen haben, nicht gestellt werden.)

Lymphoide interstitielle Pneumonie
Die Röntgenuntersuchung des Brustraums zeigt bilaterale retikulonoduläre interstitielle pulmonäre Infiltrate über einen Zeitraum von zwei Monaten hinaus oder für eine entsprechende Periode bei gleichzeitigem Fehlen eines Erregers und Erfolglosigkeit der Antibiotikatherapie.

Pneumoncystis-carinii-Pneumonie
a. eine Vorgeschichte mit Atemnot bei Anstrengung und kürzliches Einsetzen eines Hustens ohne Auswurf (innerhalb der letzten drei Monate); UND
b. die Röntgenuntersuchung des Brustraums zeigt diffuse, bilaterale interstitielle Infiltrate oder eine Gallium-Abtastung ergibt eine diffuse, bilaterale pulmonäre Erkrankung; UND
c. eine Analyse des arteriellen Blutgases ergibt einen arteriellen Druck von weniger als 70 mm Hg oder eine niedrige respiratorische Diffusionskapazität (unter 80% der zu erwartenden Werte), oder eine Zunahme des alveolar-arteriellen Sauerstoffspannungsgradienten; UND
d. das Fehlen von Hinweisen auf eine bakterielle Pneumonie.

Toxoplasmose des Gehirns
a. kürzliches Einsetzen fokaler, neurologischer Anomalien welche bei interkranialen Krankheiten oder herabgesetztem Bewußtsein anzutreffen sind; UND
b. Darstellung des Gehirns mit Hinweis auf eine Läsion mit Wirkung auf das umliegende Gewebe (mit Hilfe von Computertomographie oder Kernspintomographie), oder deren radiographisches Erscheinen durch die Injektion eines Kontrastmittels; UND
c. das Vorhandensein von Serum-Antikörpern gegen Toxoplasmose oder das erfolgreiche Ansprechen einer Toxoplasmosetherapie.

Ergänzung IV
Gleichbedeutende Begriffe und die International Classification of Disease (ICD) Codes for AIDS-Indicative Lymphomas

Die folgenden Begriffe und Kennzahlen bezeichnen Lymphomata, welche bei Patienten mit Antikörperbefunden, die für eine HIV-Infektion sprechen, als AIDS-Indikatoren gelten können (Abschnitt II.A.8 der AIDS-Fall-Definition). Viele dieser Begriffe sind obsolet oder entsprechen einander.

ICD-9-CM (11978)
Kennzahlen:
200.0
Retikulumzellensarkom

Lymphomata (bösartige): histiozytäre (diffuse) Retikulumzellensarkom: pleomorphischer Zelltyp, oder nicht näher gekennzeichnet
200.2
Burkitt-Tumor oder Lymphomata
Bösartige Lymphomata, Lymphomata vom Typ des Burkitt-Tumors

ICDD-O (Oncologic Histologic Types 1976)
Kennzahlen:
9600/3
Bösartige Lymphomata, undifferenzierte Zellart
Nicht-Burkitt, oder ansonsten nicht näher bezeichnet.
9301/3
Bösartige Lymphomata vom Stammzellentypus
Stammzellen Lymphomata.
9612/3
Bösartige Lymphomata, immunoblastischer Typus
Immunoblastische Sarkomata, immunoblastische Lymphomata, oder immunoblastische Lymphosarkomata.
9632/3
Bösartige Lymphomata, zentroblastischer Typus
Diffuse oder nicht näher bezeichnete, oder germinoblastische Sarkomata: diffuse Sarkomata oder nicht näher bezeichnete Sarkomata.
9633/3
Bösartige Lymphomata, follikuläre, zentroblastische Lymphomata, ungeteilte Lymphomata,
andere diffuse oder nicht näher bezeichnete Lymphomata
9640/3
Retikulosarkoma, nicht näher bezeichnete
bösartige Lymphomata, histiozytäre: diffuse oder nicht näher bezeichnete Retikulumzellsarkoma, nicht näher bezeichnete bösartige Lymphomata vom Retikulumzelltyp.
9641/3
Retikulosarkoma, pleomorphischer Zelltyp
bösartige Lymphomata, histiozytärer, pleomorphischer Zelltyp Retikulumzellsarkoma, pleomorphischer Zelltyp.
9750/3
Burkitt-Lymphom oder Burkitt-Tumor
undifferenzierte, bösartige Lymphomata, bösartige Lymphoma vom Typ Burkitt-Tumor, lymphoblastische Lymphomata, vom Typ Burkitt.

Mein Kommentar:
Ich habe die vollständige AIDS-Definition aus dem Jahr 1987 aufgeführt, denn offensichtlich ist diese Definition vielen Ärzten gänzlich unbekannt, und es ist sehr erhellend, wie viele Krankheiten, Infektionen und damit Symptome der zugrundeliegenden Wirkung des HIV-Virus zugeschrieben werden.

Fußnoten

1. Was die HIV-Enzephalopathie und das HIV-Wasting Syndrome anbelangt, so können die hier angeführten diagnostischen Verfahren nicht als genau festgelegte Diagnose gelten, sie reichen jedoch für die Kriterien einer gründlichen Fallerfassung zur Überwachung der Epidemie aus.
2. Ebenda.

ANHANG 4

Amerikanische Unternehmen und AIDS

Im Dezember 1987 haben die Versicherungsgesellschaft Allstate Insurance und das renommierte amerikanische Wirtschaftsblatt *Fortune Magazine* eine Umfrage unter dem oberen Management in 623 Klein-, Mittelstands- und Großbetriebe in den Vereinigten Staaten durchführen lassen.

Die Resultate waren in der Tat beachtenswert. Ganze 2% dieser Betriebe lassen künftige Angestellte einen HIV-Test machen, während 1% der befragten Unternehmen ihre gegenwärtigen Angestellten testen lassen.

Auf der einen Seite gibt es also eine Zurückhaltung, was die Durchführung von Tests anbelangt. Dies hängt sicherlich mit den rechtlichen Konsequenzen zusammen, die sich daraus ergeben könnten – nicht zuletzt jenen, die im Fall von falschen Positivwerten gegeben wären.

Im Rahmen eines Forums, das bereits zu einem früheren Zeitpunkt, im Oktober 1987, von Allstate Insurance abgehalten wurde, gab man folgendes Rundschreiben heraus: »Die Testverfahren, mit denen Antikörper gegen den AIDS-Virus nachgewiesen werden, zeigen lediglich deren Vorhandensein. Aus diesen Tests geht nicht hervor, ob die betreffende Person infiziert ist oder tatsächlich AIDS bekommen wird ... Da diese Tests (Elisa und Western Blot) in der allgemeinen Bevölkerung, und damit in Schichten ohne bekannte Risikofaktoren, zur Anwendung gelangen, nimmt die Wahrscheinlichkeit von falschen Positivresultaten erheblich zu ... Die erste Reaktion auf einen positiven Befund bei einem Antikörpertest kann Auslöser von Selbstmordgedanken und anderen extremen Emotionen sein.«

Nichtsdestotrotz ging aus der Umfrage der 623 Betriebe hervor, daß viele Vertreter des oberen Managements von Testresultaten gerne Gebrauch machen würden, wenn sich ein Modus dafür finden ließe. Sollte ein künftiger Mitarbeiter ein positives HIV-Testergebnis aufweisen, würden 39% der Befragten den Betreffenden nicht einstellen. Lediglich 23% sagten aus, auch solche Personen auf jeden Fall zu beschäftigen.

Unter den im Süden der Vereinigten Staaten angesiedelten Firmen lag der Prozentsatz der Betriebe, die keinen HIV-positiven Mitarbeiter einstellen würden bei 49%, während 55% der Kleinbetriebe das Beschäftigungsverhältnis ablehnen würden.

Wenn es darüberhinaus die Möglichkeit einer allgemeinen Testpflicht gäbe, würden sich 61% dafür aussprechen, die Testergebnisse sowohl dem Arbeinehmer als auch dem Arbeitgeber mitzuteilen. Diese Zahl lag mit 70% wiederum bei den Firmen in den Südstaaten höher als im Norden und stieg bei den Kleinbetrieben auf 78% an.

Zusammenfassend kann man sagen, daß die Unternehmen Tests befürworten würden, wenn diese ohne negative Konsequenzen für sie durchführbar wären, daß sie Test-Positive lieber nicht einstellen und darüberhinaus auch gerne den HIV-Status ihrer Mitarbeiter kennen würden.

Man kann wohl mit Fug und Recht behaupten, daß die meisten Unternehmen einen von der Regierung oder den Bundesstaaten eingeführten Testzwang, ob allgemein oder in bestimmten Gruppen, befürworten und unterstützen würden.

Ein Artikel von Meryl Davis in der Märzausgabe des *Public Relations Journal* aus dem Jahr 1987 schildert einen Ausbruch von allgemeiner Hysterie an einem Telefonamt in New England, als ein Angestellter mit AIDS nach einem gewonnenen Prozeß wegen Benachteiligung im Arbeitsleben wieder an seinen Arbeitsplatz zurückkehrte. Zwei Drittel des Büropersonals legte die Arbeit nieder und kehrte erst nach einem eilig veranstalteten innerbetrieblichen Seminar über AIDS zurück, das von Personal des Massachusetss General Hospital unterstützt wurde.

Auf diese »Anekdote« läßt der Verfasser die Zeilen folgen: »Während die Krankheit AIDS durch das Land zieht, folgt ihr eine zweite Epidemie nach, nämlich die Panik ... von der Krankheit betroffene Arbeitnehmer, die an ihren Arbeitsplatz zurückkehren, stehen oft einer feindseligen Menschengruppe gegenüber, die auch vor Lynchjustiz nicht zurückschreckt.«

Im gleichen Artikel heißt es weiter, daß auch Personen, die im **Verdacht** stehen, an AIDS erkrankt zu sein, in vielen amerikanischen Firmen die Erfahrung machen, daß ihre Mitarbeiter sich weigern, »mit diesen Personen zu arbeiten, sie zu berühren, die gleiche Toilette, das gleiche Telefon, oder gar denselben Bleistift zu benützen.«

Es gibt noch keine Liste der Firmen und Unternehmen, in denen es zu Ausbrüchen von Hysterie gekommen ist, sondern lediglich die eine oder andere Anekdote, aber wenn dieser Artikel die verbreitete Einstellung der Arbeitnehmer wiederspiegelt, dann wäre der Wunsch nach HIV-Tests und entsprechender Isolierung oder Entlassung sehr stark – solange **jemand anderes** den Testzwang ein- und durchführen könnte und die Testergebnisse dann den Arbeitgebern überlassen würden.

ANHANG 5

Der Hepatitis-B-Impfstoff

Das folgende ist ein unveröffentlichter Artikel, den ich im September 1987 verfaßt habe. Wie Sie sehen werden, geht der Artikel davon aus, daß HIV der AIDS-Virus ist, daß die Tests zuverlässig sind und daß AIDS als Krankheit als eine festumrissene Entität gelten kann. Innerhalb dieses absurden Szenarios entwickele ich eine Argumentation welche aufzeigen möchte, daß die Versuche, die Unbedenklichkeit des Hepatitis-B-Impfstoffs zu belegen, sich auf lückenhaftes Beweismaterial und teilweise auf ein ausgesprochen schlampiges wissenschaftliches Vorgehen stützen. Hier haben wir ein gut sichtbares Beispiel, wie wissenschaftliche Kreise mit Hilfe von unvollständigem Beweismaterial Zweifel zu zerstreuen versuchen, was von der Fachwelt offensichtlich kritiklos akzeptiert wird.

Vor einem Jahrzehnt wurden 1083 Homosexuelle, die bei guter gesundheitlicher Verfassung waren mit einem experimentellen Impfstoff gegen Hepatitis B geimpft, eine infektiöse Viruskrankheit. Dieser Versuch wurde von einem angesehenen Forschungszentrum, dem New York Blood Center durchgeführt.

Den Berichten des New York Blood Centers zufolge waren die Ergebnisse ausgezeichnet: Es konnte ein fast vollständiger Schutz gegen Hepatitis B erzielt werden, eine Krankheit, die angeblich in Teilen der homosexuellen Bevölkerung in den Vereinigten Staaten zu grassieren begann.

Damals, im Jahr 1978, war das Wort AIDS noch nicht erfunden worden. Erst im Jahr 1984 wurde der Virus von Luc Montagnier und Robert Gallo isoliert und benannt. Als AIDS im Jahr 1979 allmählich ins Licht der Öffentlichkeit rückte und in den frühen Achtzigerjahren immer größere Aufmerksamkeit auf sich zog, wuchs bei vielen Menschen die Angst vor dem Hepatitis-B-Impfstoff.

Der Grund? Der Impfstoff wurde ursprünglich mit dem Blut menschlicher Spender hergestellt, von denen einige später mit AIDS diagnostiziert wurden.

Während der frühen Achtzigerjahre hat man den Personen im

Gesundheitswesen, die dem Risiko an Hepatitis B zu erkranken ausgesetzt waren, geraten, sich mit dem neuen Impfstoff zu schützen, aber die Menschen haben sich scharenweise von dem Produkt abgewandt. Dr. Robert Mendelsohn, der Medizinhäretiker aus Chicago, berichtet, daß die U.S. Veteran's Administration ursprünglich vorhatte, an 90.000 Gaben des Hepatitis-B-Impfstoffs an ihre Angestellten im ganzen Land zu verabreichen. Der Zuspruch war jedoch so gering, daß es bis zum Jahr 1983 nur 30.000 Impfwillige gegeben hatte. Im gleichen Jahr drängte man 1.200 im Gesundheitswesen tätige Personen an der University of Illinois zur Hepatitis-B-Impfung. Lediglich 237 sind dieser Aufforderung nachgekommen.

Im Januar 1983, ein Jahr vor der Entdeckung des AIDS-Virus, warnte Dr. med. John Finkbeiner im *Medical World News*, daß der Hepatitis-B-Impfstoff »möglicherweise mit einem Pathogen kontaminiert ist, der für das erworbene Immundefizienzsyndrom-Epidemie (AIDS) verantwortlich ist.«

Dr. James Chin, Leiter der Abteilung für Infektionskrankheiten bei der bundestaatlichen Gesundheitsbehörde von Kalifornien hat mit den Centers for Disease Control (CDC) Kontakt aufgenommen, um eine Langzeitüberwachung der mit dem Hepatitis B geimpften Personen zu beantragen. Die Implikationen waren vollkommen klar – möglicherweise ist der Impfstoff die Ursache von AIDS.

Es gab jedoch weitere Faktoren, die zur Beunruhigung der Öffentlichkeit beigetragen haben. Alan Cantwell, ein Arzt aus Los Angeles und Autor des Buches »AIDS, the Mystery and the Solution«, erinnert sich, daß »die CDC bei ihrem Bericht über die ersten 26 Fälle von AIDS in den Vereinigten Staaten angegeben hatten, 20 Personen seien aus New York und 6 Personen aus San Francisco und Los Angeles. In diesen drei Städten wurden die umfassendsten frühen Versuche mit dem Hepatitis-B-Impfstoff durchgeführt. Es herrschte auch eine vollkommene Übereinstimmung zwischen den ersten 26 AIDS-Fällen mit dem Profil der Freiwilligen bei den Impfversuchen: männlich, homosexuell, unter 40 Jahre, gebildet, und (meist) weiß.«

Dr. Cantwell fügt hinzu: »AIDS war der erste Fall in der Geschichte der Medizin bei dem es die Ärzte mit einer Krankheit zu tun hatten, die scheinbar spezifisch in einer bestimmten kulturellen Gruppe, d.h. bei Homosexuellen, auftrat.« Ein guter Grund also, nach einem gemeinsamen Faktor in der Umwelt zu forschen – nach einem kontaminierten Impfstoff zum Beispiel.

In der Zwischenzeit, während der frühen Achtzigerjahre, beeilten sich die Wissenschaftler in der ganzen Welt eine Brücke zu schlagen zwischen AIDS in Afrika, einem ausgesprochen heterosexuellen Geschehen, und AIDS in den Vereinigten Staaten. Allmählich trat eine schemenhaftes Szenario hervor: der AIDS-Erreger wurden von einer bestimmten afrikanischen Affenart, den grünen Meerkatzen, auf Menschen in Afrika über. Schließlich wurden Menschen aus Haiti, die in Zentrafrika lebten, wahrscheinlich in Zaire, vom Erreger infiziert. Diese brachten AIDS nach Haiti, wo sich die Krankheit bei den männlichen Bisexuellen ausbreitete und an amerikanische Homosexuelle aus New York und San Francisco weitergegeben wurde. Diese Personen hatten sich in Clubs in Haiti, eines der beliebten Ferienziele der amerikanischen Schwulenszene, bei ihren Urlaubsreisen infiziert.

Es gab natürlich auch Variationen zu diesem Szenario. Jacques Leibowitch, Berater der Weltgesundheitsorganisation, lancierte eine Version, derzufolge die kubanischen Soldaten, die sich in den Siebzigerjahren ihren Weg durch den Dschungel Angolas schlugen, den AIDS-Erreger in dessen Inkubationsphase mit nach Hause nahmen. Einige von diesen Soldaten, die homosexuell waren, befanden sich schließlich unter den kubanischen »Boat People«, denen Präsident Carter die Aufnahme in den Vereinigten Staaten gewährte. Von diesen Personen breitete sich AIDS unter den Homosexuellen Amerikas aus.

Diese Erklärungsmodelle haben dazu beigetragen, die Befürchtungen und Ängste abzubauen, daß das »amerikanische AIDS« im Hepatitis-B-Impfstoff seine Ursache haben könnte.

Die Vorstellung nach der Kubaner eine Schuld für diese Epidemie tragen sollten, klang freilich für manche wie ein Versuch des CIA, falsche Informationsfährten zu legen. Schließlich aber gab es (und gibt es immer noch) keine Beweise dafür, daß der AIDS-Virus tatsächlich von afrikanischen Affen stammt. Es gibt zahlreiche Berichte, die die Vereinigten Staaten als Ursprung der ersten verfizierten AIDS-Fälle angaben.

Schließlich erhoben einige Epidemiologen eine wahrhaft brennende Frage: Wenn AIDS wirklich aus Haiti nach Manhattan gekommen war, warum brach die Krankheit nicht gleichzeitig in New Orleans und Houston aus? Auch aus diesen Städten waren Homosexuelle nach Haiti gereist.

Es gab also trotz der medienwirksamen Spekulationen über afrikanische Affen und den halbwissenschaftlichen Verlautbarungen über den Ursprung von AIDS immer noch guten Grund, über eine mögliche Verbindung zwischen AIDS und dem Hepatitis-B-Impfstoff nachzudenken.

Bis zum Ende des Jahres 1984 hatte der neu entdeckte HI-Virus die

Bühne betreten. Nun konnten die Wissenschaftler die Fragen um den Hepatitis-B-Impfstoff endlich gründlich aufklären. Zuvor hatten die CDC immer wieder pauschal versichert, daß den Homosexuellen, die sich in sehr großer Zahl mit dem Hepatitis-B- Impfstoff impfen ließen, keinerlei Gefahr drohe. Nun, wo die Ursache von AIDS angeblich feststand, war es doch eine ganz einfache Sache, die offenen Fragen zu klären. War der Hepatitis-B- Impfstoff mit dem AIDS-Virus kontaminiert worden? Wurden der HI-Virus an die geimpften Personen weitergegeben? Gab es ein größeres Risiko?

Im Jahr 1984 hat Dr. med. Cladd Stevens vom renommierten New York Blood Center 212 Männer herausgegriffen, die an dem ursprünglichen Versuch mit dem Hepatitis-B-Impfstoff teilgenommen hatten. Sie untersuchte ihre aufeinanderfolgenden Blutproben, welche seit dem Jahr 1978 aufgehoben worden waren und konnte feststellen, daß 85 Personen, das sind beachtliche 40%, inzwischen bei den AIDS-Bluttests positive Befunde aufwiesen.

Bei einem Gespräch, das ich vor kurzem mit Dr. Stevens führen konnte, habe ich nachgefragt, wie viele dieser Personen inzwischen mit dem AIDS-Vollbild diagnostiziert worden sind. Ihre sehr erhellende Antwort lautete: »Das wissen wir nicht. Wir sind gerade dabei, dies herauszufinden. Wir müssen unsere Codenamen mit denen vergleichen, die den CDC als AIDS-Fälle gemeldet worden sind. Diese Listen unterliegen dem Datenschutz – aber ich glaube, daß wir sie jetzt endlich nutzen können zu diesem Zweck.«[1]

Man muß sich vorstellen, daß wir im Jahr 1987 immer noch nicht wissen, wie viele Homosexuelle, die ursprünglich am Hepatitis-B- Impfversuch in New York teilgenommen haben, inzwischen mit AIDS diagnostiziert worden sind. Das ist schon eine Offenbarung. Der schulmedizinischen Lehrweisheit zufolge sind es doch nur ein oder zwei Freiwillige, die inzwischen als AIDS-Fälle diagnostiziert worden sind. In der Tat hatten Anfang 1987 einige Zeitungen, unter anderem auch die *New York Times* Berichte veröffentlicht, in denen es heißt, daß nur ein Teilnehmer des New Yorker Versuchs mit dem Hepatitis-B-Impfstoff inzwischen an AIDS erkrankt sei. Diese Information stammte offensichtlich von einem Interview mit Dr. Stevens. Tatsache ist aber, daß diese ganze Angelegenheit noch lange nicht zu den Akten gelegt werden kann.

Bereits im Februar 1985 waren zwei Briefe im *New England Journal of Medicine* erschienen, aus denen viele im Gesundheitswesen tätigen Personen wohl den Schluß zogen, die Frage einer möglichen Verbindung zwischen AIDS und dem Hepatitis-B- Impfstoff sei inzwischen geklärt worden.

Der erste, von Dr. Stevens und Robert Gallo verfaßte Brief, weist darauf hin, daß beim ursprünglichen Versuch mit dem Hepatitis-B-Impfstoff in New York die Männer der Kontrollgruppe, die ein Plazebo erhalten hatten, in den nächsten vier Jahren den gleichen Anteil an HIV-Testpositiven aufzuweisen hatte (40%) wie die Personen, die geimpft worden waren. Daher könne man sagen, daß der Impfstoff als ebenso harmlos wie der Plazebo gelten könne.

In einer weiteren Passage des Briefes macht Dr. Stevens jedoch eine Aussage, mit welcher der Versuch gründlich disqualifiziert wird. Hierin heißt es wörtlich, daß 30 Personen der Plazebogruppe »eine größere Anzahl von Sexualpartnern hatten, als die Personen, die geimpft wurden.« Mit anderen Worten, bei diesen Personen läge die Wahrscheinlichkeit höher, aufgrund ihres Lebenstils HIV-positiv getestet zu werden, als bei den Personen der geimpften Gruppe. Damit gibt man offen zu, daß die Plazebogruppe keine echte Vergleichsgruppe darstellt. Der ganze Wert der Studie ist damit höchst fragwürdig.

In der gleichen Ausgabe des *New England Journal of Medicine* schreibt Dr. med. Julius Dienstag einen Brief, in dem er ebenfalls die Unbedenklichkeit des Hepatitis-B-Impfstoffs verteidigt. Er verwies auf seine eigene Studie mit 200 Angestellten des Gesundheitswesens, die die Hepatitis-B-Impfung mitgemacht hatten. Nach einem Jahr war **kein einziger** Teilnehmer testpositiv.

Dienstag wollte offensichtlich damit zum Ausdruck bringen, daß die homosexuellen Teilnehmer des ursprünglichen Versuchs mit der Hepatitis-B-Impfung sich aufgrund ihrer Lebensweise und nicht über den Impfstoff mit dem AIDS-Virus infiziert hatten. In derselben Zeit war die Gruppe von Angestellten im Gesundheitswesen, die Dr. Dienstag untersucht hatte und die keiner Risikogruppe angehörte, »virusfrei« geblieben.

Es gibt keinen Zweifel, daß Dienstags Beweismaterial bedeutend ist. Aber damit ist die Frage einer Verbindung zwischen AIDS und dem Hepatitis-B-Impfstoff keineswegs ein für allemal geklärt. Verschiedene Serien des gleichen Impfstoffs können sich im Inhalt unterscheiden und tun dies auch in der Praxis. Die Serie, die den 1083 homosexuellen Teilnehmern des New Yorker Versuchs verabreicht wurde, kann mit dem AIDS-Virus kontaminiert gewesen sein, während die Serie, die die Gruppe von Dr. Dienstag erhalten hat, virusfrei gewesen sein kann. Desweiteren gibt es keinen Hinweis darauf, ob Dr. Dienstag bei seinen Teilnehmern zwischen Heterosexuellen und Homosexuellen unterschieden hat. Wenn es in seiner Gruppe homosexuelle Teilnehmer gegeben haben sollte, erhebt sich die beunruhigende Frage, warum die

Homosexuellen Teilnehmer **des einen** Versuchs HIV-positiv geworden sind, während die homosexuellen Teilnehmer **der anderen** Gruppe davon verschont geblieben sind. Vielleicht handelte es sich wirklich um zwei unterschiedliche Impfstoffserien.

Dr. Cantwell bemerkt hierzu: »Mir ist keine spätere **umfassende** Untersuchung bekannt, welche sich mit den Impfstoffserien auseinandergesetzt hätte, die den Freiwilligen bei den frühen Versuchen mit dem Hepatitis-B-Impfstoff in New York verabreicht wurden. Diese Serien, und zwar **alle**, die noch vorhanden sind, müßten von Personen untersucht werden, die nichts mit den ursprünglichen Versuchen, der Impfstoffforschung oder der Herstellung zu tun haben.«

Experten haben zugegeben, daß Blut von HIV-infizierten Spendern bei der Herstellung des Hepatitis-B-Impfstoffs verwendet worden ist. Natürlich hat man eine Studie durchgeführt, um festzustellen, ob der HIV-Virus tatsächlich seinen Weg in den Impfstoff gefunden hat – oder? Fehlanzeige, nichts dergleichen ist geschehen.

Das Problem besteht auch darin, daß offensichtlich überhaupt nur zwei Serien des Impfstoffs untersucht wurden. Desweiteren wurde die Untersuchen von Personen durchgeführt, die mit früheren Arbeiten über den Hepatitis-B-Impfstoff befaßt waren.

Eine bedeutende Studie, die im *Journal of the American Medical Association* vom 15. August 1986 abgedruckt wurde, behauptet, daß von außen eindringende AIDS-Viren durch die drei Reinigungsschritte bei der Herstellung des Hepatitis-B-Impfstoffs inaktiviert werden würden.

Aus Gesprächen, die ich mit mehreren Virologen, welche Erfahrung bei der Qualitätsüberwachung von Impfstoffen haben führte, ist folgendes hervorgegangen: Die allgemein gültigen Verfahrensweisen zur Inaktivierung von Viren erweisen sich nicht immer als zuverlässig.

Man erinnere sich nur an den bekannten, gut dokumentierten Vorfall mit dem Kinderlähmungimpfstoff aus den Cutter Laboratorien, bei dem geimpfte Kinder durch den Impfstoff dieser Firma Kinderlähmung bekommen haben. Bei der Herstellung des Impfstoffs war das Unternehmen hinsichtlich der Reinigung des Produkts und der Inaktivierung des Poliovirus genau nach staatlichen Vorschriften vorgegangen. Die geimpften Kinder erwiesen sich jedoch als sensibler als es die staatlichen Richtlinien vorgesehen hatten. Die Firma Cutter mußte damals 3 Millionen Dollar an die Geschädigten zahlen.

Man sollte in diesem Zusammenhang auch nicht vergessen, daß bei der Inaktivierung von Viren auch die menschliche Fehlerquote eine Rolle spielt. Wie wir wissen, halten sich Menschen nicht zu allen Zeiten an alle Vorschriften. Die Anzahl von Fehlern, die auch auf diesem Gebiet unterlaufen, sollte nicht unterschätzt werden.

Der HI-Virus kommt in zwei Formen im menschlichen Körper vor. Nach Aussagen einiger Wissenschaftler würde die sogenannte Provirus-Form durch die Standard-Inaktivierungsverfahren überhaupt nicht inaktiviert werden.

Wir könnten es hier mit einem trügerischen Schein zu tun haben. Man beruhigt uns, versichert, daß alles in bester Ordnung ist. Wir wissen doch, daß der Hepatitis-B-Impfstoff unbedenklich ist und mit AIDS nichts zu tun hat. Ja, sicher, es hatte eine gewisse Aufregung gegeben, ganz verständlich, aber das ist alles vorbei. Jetzt ist alles in Ordnung.

Aber ist es wirklich so einfach? Dr. Mathilde Krim, eine führende Forscherin an der American Foundation for AIDS, sagte mir: »Wenn es um die Interessen der Pharmahersteller geht ... ist es sehr schwierig an ihre Bestände (von Impfstoffen) heranzukommen und eine Untersuchung durchzuführen.«

»Meinen Sie, man bräuchte eine Verordnung des Kongresses?«, war meine Frage.

»Selbst das reicht vielleicht nicht aus«, antwortete sie.

Die Wahrung finanzieller Interessen, des guten Rufs von Unternehmen und Einzelpersonen in Wissenschaft und Forschung – dies alles sind natürlich Grundfaktoren, an denen wir nicht vorbeikommen. Wenn darüberhinaus grobe Fehler und Beweislücken bei der Verteidigung eines pharmazeutischen Produkts auf der Hand liegen, muß man sich fragen, wieviel unter der Oberfläche im Argen liegt. Was den Hepatitis-B-Impfstoff anbelangt, haben wir meiner Ansicht nach noch lange keine Klarheit darüber.

ANHANG 6

Eine Anmerkung zu alternativen AIDS-Theorien

Da es eigentlich gar nicht oft genug gesagt werden kann, möchte ich es an dieser Stelle gerne noch einmal tun: es gibt keine Beweise dafür, daß AIDS eine einzelne Krankheits-Entität oder ein Syndrom ist, das durch einen einzigen Faktor, einen einzigen Erreger hervorgerufen wird.

Die meisten alternativen Theorien über die Entstehung von AIDS gehen davon aus, daß es AIDS als solches gibt, daß es eine festumrissene Krankheit ist, daß die weltweiten Berichte über Fälle auf harte Fakten beruhen und daß die HIV-Blutuntersuchungen zuverlässig und sinnvoll sind. Mit anderen Worten übernehmen sie kritiklos die existierenden Mythen über AIDS und ersetzen den HI-Virus durch einen anderen Virus oder ein Bakterium und behaupten, jener Erreger sei die eigentliche Ursache von AIDS.

Wenn man sich diese Theorien anschaut, behaupten sie alle, die riesige Liste von Symptomen erklären zu können, die dem AIDS-Virus zugeschrieben werden.

Wenn wir uns einige dieser »alternativen Erreger« vornehmen, wie der Erreger der bovinen Leukämie, der Syphilis-Erreger Treponema pallidum, die Schweinecholera (African Swine Fever), oder einen Erreger namens STLV-III, der sich bei Affen findet, die in Gefangenschaft gehalten werden, dann sehen wir, daß alle diese Erreger in oder außerhalb von Laboratorien AIDS-Symptome hervorgerufen haben.

Die Schweinecholera hat Lympadenopathie, Kräfteverfall und Abmagerung bei Millionen von Schweinen hervorgerufen. Bei einer CIA-Aktion gegen Kuba wurden dort 1971 über 500.000 Schweine infiziert, die notgeschlachtet werden mußten. Es gibt Hinweise darauf, daß – obwohl der Virus Menschen normalerweise nicht befällt – auch Menschen angesteckt wurden, mit fatalen Folgen. Die Schweincholera, die auch in Brasilien und den USA auftrat, wird auch mit AIDS in Verbindung gebracht.

Im Jahr 1974 hat der bovine Leukämie-Virus am Yerkes Primate Center in Atlanta im Bundesstaat Georgia den Tod zweier Schimpansenjungen verursacht, die eine mit diesem Virus infizierte Milch getrunken hatten. Dabei sind beide Tiere an Pneumocystis-carinii-Pneumonie erkrankt. Bei Affen, die in sogenannten Primaten-Zentren gehalten wurden, hat der STLV-III Virus möglicherweise Störungen des Bluts und des Immunsystems, sowie Abmagerung und Kräfteverfall hervorgerufen.

Und schließlich geht aus einem vom März 1976 datierten Artikel (*Archives of Pathological Medicine*, Band 100, Seite 163, Chandler et al.) hervor, daß bereits im Jahr 1969 **vier** Schimpansen an Pneumocystis-carinii-Pneumonie gestorben sind – das sind ganze fünf Jahre vor dem Zeitpunkt des angeblichen ersten Todesfalls eines Schimpansen an dieser Krankheit. Bei einem dieser Fälle handelte es sich um einen Primaten, der aus experimentellen Gründen 44 Monate vor seinem Tod mit dem *Treponema pallidum*, dem Syphilis-Erreger geimpft worden war.

Man kann die Literatur über Tierversuche aus verschiedenen Blickwinkeln lesen. Was gibt es sonst Neues?

Ich möchte es noch einmal betonen: Wenn man den Versuch unternimmt zu behaupten, daß Immunsuppression, auf deren Grundlage opportunistische Infektionen entstehen sowie Abmagerung und Kräfteverfall, Pneumonien usw. ... wenn man die Behauptung aufstellen will, daß diese ganze Immunsuppression nur eine Ursache hat, nur auf einen Erreger zurückzuführen ist, dann kann dies auf die Dauer nicht gut gehen. Überall auf der Welt finden sich Zustände von Immunsuppression, zusammen mit einer herabgesetzten Funktion der T-Lymphozyten, der Makrophagen und dem Auftreten einer Vielzahl von opportunistischen Infektionen. Das ist doch alles nichts Neues.

Wenn man ein Syndrom so elastisch formuliert, daß man darin mühelos alle Formen von Immunsuppression unterbringt, die jemals beobachtet worden sind, ist das Versagen schon vorprogrammiert. So etwas muß früher oder später scheitern.

Wenn die alternativen Theorien überhaupt etwas beweisen, dann stellen sie die Tatsache noch deutlicher heraus, daß AIDS nichts Einheitliches, nicht eine einzige, festumrissene Krankheit im herkömmlichen Sinne ist.

Wenn dem so ist, ist der Gebrauch der Bezeichnung AIDS nicht nur außerordentlich irreführend, sondern auch schädlich und unheilstiftend, besonders in Verbindung mit der Vorstellung, es handele sich beim sogenannten AIDS um eine stets tödlich verlaufende Krankheit.

Ich habe einmal mit einem Wissenschaftler gesprochen, der mir geradeheraus gesagt hat, daß Kofaktoren wie Alkohol oder Heroin mit

AIDS gar nichts zu tun haben könnten, denn die Menschen würden schon seit jeher trinken und Rauschgift konsumieren. Ganz so, als ob alle Alkoholiker die er kennt, keine multiplen bakteriellen Infektionen hätten, als käme so etwas bei Alkoholikern gar nicht vor. Das ist natürlich purer Unsinn, denn manche schweren Alkoholiker reagieren in eben jener Weise. Die alte umgangsprachliche Bezeichnung »ausgemergelter Alkoholiker oder Fixer ist auch nicht aus der Luft gegriffen. Nicht alle Fixer bleiben auf alle Zeiten »gut erhalten«, nicht wenige magern stark ab und verfallen zusehends.

Ein Arzt sagte mir einmal, die Immunsupression bei AIDS sei doch etwas ganz »anderes«, denn im Gegensatz zu den Leukämie-Fällen zum Beispiel – denen die Chemotherapie zu den Ohren herauskäme, die überhaupt kein Immunsystem mehr hätten und trotzdem keine opportunistische Infektionen bekämen – hätten die AIDS-Patienten Infektionen an jeder erdenklichen Körperstelle.

Tatsache ist aber, daß die Zunahme der Pneumocystis-carinii- Pneumonie Fälle, die im Jahr 1956 in den Vereinigten Staaten eingesetzt hat, zum Teil auch auf jene nicht unerhebliche Zahl von Kindern mit Leukämie zurückzuführen ist, die in Krankenhäusern im ganzen Land chemotherapeutisch behandelt wurden. Diese Kinder erkrankten zunehmend an Pneumocystis-carinii-Pneumonie. Lesen nur einmal die Fachliteratur, fragen Sie die betreffenden Ärzte.

Nichtsdestotrotz bin ich der Ansicht, daß man einigen dieser Erreger, besonders im Fall der Schweinecholera und von Syphilis mit größerer Sorgfalt nachspüren sollte, um das Ausmaß der Schäden, die sie beim Menschen hervorgerufen haben, noch besser zu vestehen.

ANHANG 7

Ein Brief an die Initiative »People with AIDS Coalition« von Michael Callen

Dieser Brief wird mit freundlicher Genehmigung des Autors Michael Callen abgedruckt und ist einer der letzten Ausgaben von *Newsline* entnommen, das im Abonoment bei der PWA Coalition, 263 A West 19th Street, Room 125, New York, NY. 10011, erhältlich ist.
Callen's Brief zitiere wie folgt:

Auf meinen Dezemberartikel mit dem Titel: »Warum ich nicht glaube, daß HIV die Ursache von AIDS ist, und warum ich dies für wichtig halte«, erhielt ich **ein einziges** Antwortschreiben. Der Verfasser jener Zeilen möchte wissen, **was** ich dann für die Ursache von AIDS halte.

Es ist ein wenig kompliziert. Einer der Vorteile, von HIV als Ursache von AIDS überzeugt zu sein, besteht darin, daß es ja eine so einfache Erklärung ist. Man muß nur sagen, da ist ein Killer-Virus im Umlauf, der genau wie im beliebten Computerspiel PAC MAN die T-Lymphozyten auffrißt. Eine so einfache Erklärung paßt natürlich hervorragend in die TV- und videogesättigte amerikanische Bildschirm-Action-Mentalität mit ihrer durchschnittlichen Aufmerksamkeitsspanne von zirka 8 Sekunden.

Nun, ich bin ein Anhänger der multifaktoriellen Theorie. Mit anderen Worten, ich glaube, daß mehrere Faktoren zusammenwirken, um jenen Zustand von Immundefizienz, den wir als AIDS bezeichnen, hervorzubringen. Was die meisten Leute schockiert ist, daß ich nicht der Meinung bin, die Ursachen **(Mehrzahl, wohlgemerkt)** seien notwendigerweise dieselben bei den unterschiedlichen Risikogruppen. Die Ursachen von AIDS können bei einem Homosexuellen in einer Großstadt andere sein, als bei einem Fixer oder einem Bluter, der AIDS bekommt.

Die Unterschiede des AIDS-Bildes in den einzelnen Risikogruppen waren mir immer schon wichtiger erschienen als die Ähnlichkeiten. Es gibt zum Beispiel Abweichung hinsichtlich des durchschnittlichen

Alters zwischen den Gruppen; in bestimmten Risikogruppen tritt das Kaposi-Sarkom so gut wie nie auf (dies bleibt fast ausschließlich auf Homosexuelle beschränkt). Natürlich unterscheiden sich auch die Überlebensquoten zwischen den einzelnen Gruppen. Warum ist die Anzahl der Antikörper-Positiven bei den Blutern, die den Faktor VIII benützen, so hoch, während die tatsächliche Entwicklung zur Krankheit AIDS niedriger als in anderen Risikogruppen ist? Jetzt haben wir auch noch zwei AIDS-Viren, HIV-1 und HIV-2, und man will uns tatsächlich glauben machen, daß zwei Viren, die hinsichtlich ihrer genetischen Zusammensetzung so unterschiedlich sind, daß man sie als verschiedene Viren betrachtet, zur gleichen Zeit aufgetaucht sind und die gleiche Krankheit hervorrufen.

Der stärkste Beweis gegen die Vorstellung eines einzigen und einzigartigen viralen Faktors als Ursache der Krankheit war meiner Ansicht nach die Epidemiologie selbst: Die Art und Weise, in der sich die Krankheit besonders während der ersten drei Jahre ausgebreitet hat.

Wenn ein einziger Virus wirklich die Ursache von AIDS wäre, hätten wir das **gleichzeitige** Auftreten von AIDS in allen Großstädten mit einer nennenswerten Population von Homosexuellen und Fixern. Wenn der HI-Virus wirklich die Ursache von AIDS ist, warum sind dann Homosexuelle aus Cincinnatti und Des Moines, die ihren Urlaub in San Francisco oder New York verbracht haben, nicht bereits in den Jahren 1981 und 1982 an AIDS erkrankt? Warum trat die überwältigende Mehrheit von AIDS Fällen während der ersten Jahre dieser Epidemie fast ausschließlich in New York, San Francisco und Los Angeles auf? Wenn wir die Aktivität und Mobilität der Homosexuellen in den späten Siebziger- und den frühen Achtzigerjahren bedenken, müßte jede durch einen einzigen Virus hervorgerufene Krankheit sich geradezu wellenartig ausgebreitet haben, anstatt sich streng auf drei Städte zu konzentrieren. Man hätte gewiß **weniger** Fälle in Cincinnati im Jahr 1982 erwarten können, nicht aber das **vollständige Fehlen**.

Die Entdeckung von HIV-Antikörpern in den konservierten Blutproben eines Jugendlichen aus St. Louis, der in den Sechzigerjahren gestorben ist, läßt den Schluß zu, daß der HI-Virus schon eine ganze Weile länger unter uns gewesen ist, als man ihn als Krankheitsursache berücksichtigt hatte. Wer HIV als Ursache von AIDS proklamiert, muß also schon erklären können, warum die Epidemie solange mit ihrem Erscheinen gewartet hat.

Und wie sieht es denn mit den Fixern aus? Ehe die HIV-Doktrin zur alleinigen Wahrheit erklärt wurde, haben die Anhänger der multifaktoriellen Theorie darauf verwiesen, daß Fixer wahrscheinlich schon seit Jahren an dem gestorben sind, was wir heute als AIDS bezeichnen. Eine arrogante Ärzteschaft hat dem entgegengehalten, daß ihnen so etwas gewiß nicht entgangen wäre. Aber erst vor kurzem stand die Gesundheitsbehörde der Stadt New York in den Schlagzeilen. Eine erneute Durchsicht von Autopsie-Berichten hat ergeben, daß Tausende von Todesfällen unter Fixern durchaus mit dem zusammenhängen könnten, was wir heute als AIDS bezeichnen. Seitdem die Ärzte jedoch begonnen haben, nach der Pneumocystis-carinii-Pneumonie zu fahnden und jeden Verdachtsmoment dreimal zu überdenken sind sie überrascht, so viele Fälle zu finden. Aber es ist sehr gut möglich, daß diese Krankheit immer schon dagewesen ist (obwohl sie zweifellos häufiger vorkommt als dies früher der Fall war).

Um die Sache stark vereinfacht darzustellen: Ich bin der Ansicht, daß das, was andere oberflächlich als »Kofaktoren« bezeichnen, in Wirklichkeit die Ursachen von AIDS sein könnten. Die immunsuppressiven Faktoren der Umwelt und des Lebenstils, die nach Ansicht mancher Wissenschaftler bestimmte Risikogruppen zu AIDS »prädisponieren«, könnten **für sich** schon ausreichen, um das hervorzubringen, was wir nun als AIDS bezeichnen. Diese Faktoren reichen aus, um das Immunsystem zugrunde zu richten, **ohne** einen Virus zur Erklärung des Zerstörungswerks heranziehen zu müssen.

Die immunsuppressive Wirkung von Opiaten und anderen Drogen, die intravenös gespritzt werden, ist schon lange bekannt. Durch die gemeinsame Benutzung von Nadeln und Spritzbesteck gelangt fremdes Blut in den Organismus; die Wirkung ist eine ähnliche wie bei einer Transplantation körperfremden Gewebes, und der Körper mobilisiert seine Abwehrkräfte gegen die fremden Zellen. Zweifellos enthält das Blut in einer gemeinsam verwendeten Nadel alle infektiösen Erreger, die im Blut eines Fixers vorzufinden sind: der Zytomegalievirus (CMV), verschiedene Hepatitiserreger, den Epstein-Barr Virus, Herpes, verschiedene Bakterien, Pilze und weiß Gott was noch anderes.

Was die Homosexuellen anbelangt, so reagiert der Körper auf Samen und Samenflüssigkeit, die in das Rektum gelangen, mit einer Abwehrreaktion, ganz so wie bei einer Organtransplantation. Der Samen wird als körperfremd identifiziert und der Organismus reagiert in einer Art und Weise darauf, die letztlich das Immunsystem schwächt. Der Konsum von immunsuppressiven Medikamenten und Drogen hat in den späten Siebzigerjahren noch nie dagewesene Ausmaße angenommen. Es gab eine Anzahl von infektiösen Krankheiten, die in der Gruppe der sexuell aktiven, städtischen Homosexuellen epidemische Ausmaße angenommen hatte, wobei die wichtigsten wahrscheinlich Hepatitis und durch den Zytomegalievirus verursachte Krankheiten waren. Es ist auch möglich, sich mehrfach und wiederholt mit dem Zytomegalievirus zu infizieren, wobei man bedenken muß, daß CMV-Infektionen Immunsuppression und Reaktivierungen des Epstein-Barr Virus hervorrufen können.

Was die Empfänger von Bluttransfusionen anbelangt, so muß man zunächst die Frage stellen, welche Krankheit oder welches Trauma diese Transfusion erforderlich gemacht hat. Bluttransfusionen sind **immer** schon eine riskante Sache gewesen, da es so etwas wie ein vollkommen keimfreies Spenderblut nicht gibt. Lange bevor es AIDS gegeben hat, waren Bluttransfusionen immer schon mit einer bestimmten Quote von Todesfällen verbunden. Was wir jetzt als AIDS bei Transfusionsempfängern bezeichnen ist möglicherweise nur ein neuer Name für ein altes Problem.

Die wohl am besten formulierte und früheste Darstellung der multifaktoriellen Hypothese ist in den *Annals of the New York Academy of Sciences*, Band 437 (1984), Seite 177--183, erschienen; die Autoren sind Dr. med. Joseph Sonnabend, Dr. phil. Steven Witkin und Dr. med. David Purtilo; siehe auch in diesem Zusammenhang »The Acquired Immune Deficiency Syndrome und Infections of Homosexual Men«, herausgegen von Dr. med. Pearl Ma und Dr. med. Donald Armstrong (1983), Seite 409-425. Eine hochinteressante Übersicht verschiedener Hypothesen findet sich in *AIDS Research*, Band I (1984), Seite 107-120. So viele der Prognosen, die in diesem Bericht gemacht wurden, haben sich inzwischen bewahrheitet.

Hat Dr. Gallos medienwirksame Verkündung seiner Entdeckung des HIV (böse Zungen behaupten, seiner Entdeckung des LAV1 bei seinen französischen Kollegen) etwa dem Lager der »Multifaktoriellen« den Wind aus den Segeln genommen? Nun, jeder wollte glauben, daß die amerikanische Wissenschaft eine Lösung des Problems finden würde, und die Bürger des Landes wollten eine einfache Erklärung. HIV war genau das richtige, obwohl sich in den grob vereinfachenden Versuchen, eine so komplizierte Krankheit wie AIDS durch die alleinige Wirkung (wie Dr. Gallo insistiert) des HIV zu erklären, gewaltige Lücken auftaten.

Eine neue Krankheit kommt auf verschiedenen Wegen zustande. Natürlich ist die Einführung eines neuen Virus in eine neue Bevölkerungsgruppe ein denkbarer Modus. Ein anderer besteht jedoch in der neuen Konfiguration von alten Elementen. Der Zytomegalievirus zum Beispiel ist schon immer dagewesen. Homosexuelle und homosexuellen Sex hat es auch schon immer gegeben. Aber in den späten Siebzigerjahren hat eine noch nie dagewesene Promiskuität unter Homosexuellen dem Zytomegalievirus zu einer noch nie dagewesenen Verbreitung verholfen. Dank der Kommerzialisierung von Sex durch ein umfassendes Netzwerk von Saunas, Klubs und dergleichen in eben jenen Großstädten, wo es zum Ausbruch von AIDS gekommen ist, haben mehr Männer miteinander Sex gehalbt als jemals zuvor in der Geschichte der Menschheit. Die erste Gruppe von Homosexuellen, die von den CDC untersucht wurde, hatte einen Durchschnitt von 1150 Partnern gehabt. Da haben wir es natürlich auch nicht »dem typischen Homosexuellen« zu tun, sondern mit einem ganz speziellen Anteil der homosexuellen Bevölkerung. Ich möchte nicht sagen, daß Promiskuität etwas **Unmoralisches** ist. Dennoch muß man der Tatsache ins Auge sehen, daß die Wahrscheinlichkeit, sich eine Geschlechtskranheit zuzuziehen, mit der Anzahl der Partner ansteigt. Wer hundert verschiedene Sexualpartner in Des Moines hatte, wird sich dabei wahrscheinlich eine Kopfgrippe eingehandelt haben. Dieselbe Zahl in Manhattan im Jahr 1981, wo so viele Krankheiten epidemische Ausmaße angenommen hatten, würde zweifellos schwerwiegendere gesundheitlichen Konsequenzen gehabt haben.

Vergleiche zwischen AIDS in den Vereinigten Staaten und AIDS in Afrika sind zur Zeit sehr beliebt. Ich sehe jedoch nur die einzige Verbindung. Ein kleiner Anteil von außerordentlich promisken Homosexuellen in den Großstädten der Vereinigten Staaten ist es in unbeabsichtigter Weise gelungen, ein Krankheitsmilieu zu schaffen, das dem der Dritten Welt und der Welt der Fixer entspricht. Mein eigener Fall ist ein gutes Beispiel. Ich bin jetzt Ende 27 und schätze die Zahl meiner Partner auf etwa 3.000. Ich zähle einmal die Krankheiten auf, die ich durchgemacht habe: Hepatitis A und B, Hepatitis non-A, Hepatitis non-B, Shigella, Entamöbe histolytica, Lamblia, Syphilis, Gonorrhö, unspezifische Urethritis, Chlymidia, Kondylome, Zytomegalievirus, Reaktivierungen des Epstein-Barr Virus und schließlich Cryptosporidiosis und AIDS. Die Frage, die sich mir stellte war nicht, warum ich an AIDS erkrankt war, sondern warum ich mich solange aufrecht halten konnte. Ich glaube, wenn man meine persönlichen Angaben und AIDS aus meiner Krankengeschichte herausstriche, würde ein Arzt wahrscheinlich annehmen, er habe es mit einem 65-jährigen Zentralafrikaner zu tun, der sein Leben in den erbärmlichsten Verhältnissen fristen mußte. Wie leicht haben viele meiner Schicksalsgenossen die Zeit, die sie in Wartezimmern verbracht haben, verdrängt.

Das Wort »Promiskuität« ist ein sehr geladenes Wort, eines das von Homophoben am rechten politischen Rand reichlich gebraucht wurde, um die Homosexuellen zu brandmarken. Die Tatsache, daß viele der Anhänger der multifaktoriellen Theorien auch Homosexuelle sind, hat uns keine Pluspunkte eingebracht. Man hat uns trotzdem als Menschen gegeißelt, die an innerer Homophobie und schweren Schuldgefühlen leiden. Obwohl die Verwendung des Wortes vielfach kritisiert wurde (»Was **meint** ihr denn eigentlich damit?), scheint jeder doch **genau** verstanden zu haben, was wir mit »Promiskuität« sagen wollten.

Die politischen Implikationen der multifaktoriellen Hypothese waren natürlich weniger schmackhaft als die der HIV-Theorie. Wenn HIV **wirklich** die Ursache von AIDS ist, hätte die Krankheit genausogut die Population von Hausfrauen in Des Moines befallen können; es hat halt **zufällig** die Homosexuellen als erste erwischt. Demnach wären HIV und AIDS etwas, das **uns geschehen ist** und nicht etwas, wofür wir irgendeine Art von Mitverantwortung tragen.

Ich verwende gerne die Analogie des Rauchers, der jahrelang zwei Packungen Zigaretten geraucht hat und mit 50 Jahren sein Lungenkrebs hat. Ich bin der Ansicht, daß wie der Raucher für seinen Krebs die Homosexuellen einen Teil der Verantwortung für AIDS tragen müssen. Aber niemand platzt in das Krankenzimmer des Rauchers und schreit den Kranken an: »Jetzt haben Sie endlich das, was Sie verdient haben; Sie kriegen keine Behandlung; es gibt kein Geld mehr für die Krebsforschung, denn Sie sind an Ihrer Krankheit selber schuld.« Nein, schließlich leben wir in den Vereinigten Staaten, wo der Kongreß der Tabakindustrie Begünstigung gewährt **und** die Mittel für die Krebsforschung aufstockt. Aber AIDS hat etwas mit Sex zu tun, anstatt mit Tabakkonsum, und da muß man in Amerika zwangsläufig mit irrationalen Reaktionen **rechnen**.

Die Tatsache, daß die Homosexuellen als erste und am schwersten von AIDS betroffen waren, nehmen Homophobe zum Anlaß, der AIDS-Forschung finanzielle Mittel und Initiativen wie PWA (People With AIDS Coalition) ihr Mitgefühl zu verweigern – denn schließlich sind die promisken Homosexuellen selber schuld, wenn sie AIDS bekommen. In einer solchen von der politischen Rechten aufgeheizten Atmosphäre kann jemand wie Buckley allen Ernstes verlangen, den HIV-Status des Einzelnen eintätowieren zu lassen, und diejenigen von uns, die den multifaktoriellen Standpunkt vertreten, müssen erleben, wie man uns scharf angreift oder gar zensiert, wenn wir uns erdreisten, unsere Meinung in der Öffentlichkeit zu vertreten.

Es gibt einen Aspekt, wo die Analogie mit dem Rauchen nicht mehr zutrifft, und zwar was die Warnungen auf den Zigarettenpackungen anbelangt. Es gibt wohl keinen Schwulen, der sich in den Siebzigerjahren ausmalen konnte, daß die Auswirkungen wiederholter Geschlechtskrankheiten (plus Antibiotikabehandlung) und diverser Medikamente und Drogen jemals zu etwas so Entsetzlichem wie AIDS führen könnte. Aber auch wenn wir Anhänger der multifaktoriellen Sichtweise recht behalten sollten, sind Schuldzuweisungen und Fragen persönlicher Schuld **völlig** fehl am Platz. Wenn Homosexuelle aber einen Teil der Verantwortung übernehmen, dann ist das etwas ganz anderes. Verantwortung bedeutet auch, daß man selber **etwas tun kann**, um die Situation zu verbessern, wie zum Beispiel Safer Sex praktizieren.

In dieser Hinsicht bietet das multifaktorielle Konzept einen ganz offensichtlichen Vorteil. Denn wenn AIDS das Resultat der wiederholten Einwirkung von immunsupressiven Faktoren ist, dann wäre es unmöglich, AIDS durch einen einzigen sexuellen Kontakt zu bekommen. Im Gegensatz dazu habe ich nie verstehen können, wie diejenigen, die die Ansicht vertreten, man könne durch einen **einzigen** unglücklichen Kontakt mit dem HIV AIDS bekommen und daran sterben, Safer Sex empfehlen können. Ich für mein Teil finde nicht, daß Sex es wert ist, dafür zu sterben. Wenn ich der Meinung wäre, ein einziger Kontakt könne zum Tode führen, würde ich allen empfehlen völlig damit aufzuhören, bis wir die Krankheit heilen können oder ein Impfstoff dafür vorhanden ist. Wenn Sex wirklich das russisches Roulette ist, wie es die HIV-Anhänger behaupten, besteht die einzige ethische solide Empfehlung darin, die Pistole wegzuwerfen und nicht, einfach weniger häufig zu spielen. Ich weiß, daß ich nicht wenige damit vom Kopf stoße, aber ich glaube, daß es ziemlich schwer ist, AIDS zu kriegen, man muß fast dafür **arbeiten**. Es gibt in der Tat vieles, was für die Richtigkeit des multifaktoriellen Modells spricht.

Die Versuche, die amerikanische Bevölkerung vom AIDS-Risiko, das jeden treffen könnte, zu überzeugen, hat sich als eine erfolgreiche Strategie zur Beschaffung von Geldern erwiesen. Man hat dadurch aber auch sehr viel Panik und unnötige Erschütterungen in allen Kreisen unserer Gesellschaft erzeugt. Viele Menschen – die unwahrscheinlichsten Kandidaten für eine Krankheit wie AIDS – leiden an entsetzlichen Ängsten vor der Krankheit. Seelische Qualen dieser Art haben nicht wenige Kurzschlußhandlungen ausgelöst und manchen dazu verleitet, sein eigenes Haus oder das seines Nachbarn in Brand zu stecken.

Die Wahrheit kommt auf seltsamen Wegen ans Licht. Was immer die **wirkliche** Ursache von AIDS ist, wird auch weiterhin AIDS verursachen, unabhängig von der gerade vorherrschenden wissenschaftlichen Lehrmeinung. In unseren Tagen erleben wir den einsetzenden Verfall des vormals unerschütterlichen HIV-Gebäudes. Nicht erst seit Professor Duesberg von der University of California in Berkeley eine verheerende Widerlegung der HIV-Theorie in einer angesehenen medizinischen Fachzeitschrift veröffentlicht hat. Es gibt eine ganze Anzahl von Wissenschaftlern, die privat ihre Zweifel über verschiedene Aspekte der HIV-Theorie artikuliert haben. Und jene vielbeschworene AIDS-Explosion in der heterosexuellen Bevölkerungsgruppe, die Übertragung von Frauen auf Männer, will einfach nicht stattfinden. Jene erstaunlich elastische »Inkubationszeit« kann man auch nicht beliebig ausdehnen, ohne sich der Lächerlichkeit preiszugeben.

Ich gebe zu, daß ein Virus Namens HIV mit Sicherheit im Blut vieler Menschen nachweisbar ist – jedoch nicht bei allen Menschen mit AIDS, wohlgemerkt. Nicht alle Menschen, die HIV-positiv sind, erkranken auch tatsächlich. Ich gebe gerne zu, daß es Indizienbeweise für den HIV gibt. Aber eine Korrelation ist nicht einer Verursachung gleichzusetzen.

Ich bin seit 5 1/2 Jahren erkrankt. Ich möchte nicht sterben. Mein Leben hat den Anspruch auf die bestmögliche wissenschaftliche Forschung, die nach den klassischen Regeln einer objektiven wissenschaftlichen Verfahrensweise zu erfolgen hat. Jenes gewaltige Schweigen auf die Herausforderung Professor Duesbergs ist einfach ein Skandal! Wissenschaftlicher Fortschritt wird nicht durch das diskrete Übergehen unbequemer Kritik erzielt. Wenn Professor Duesberg irrt, müßten seine Behauptungen leicht zu widerlegen sein. Duesbergs vernichtende Abrechnung mit der HIV-Theorie ist lange genug unbeantwortet geblieben. Fordern auch Sie eine offizielle Stellungnahme zu Duesbergs Kritik. Wenn die multifaktorielle Sichtweise die richtige ist, bezahlen wir einen zu hohen Preis wenn wir weiterhin so tun, als ob wir die Ursachen von AIDS kennen.

Seit der Brief von Michael Callen in der Dezemberausgabe von *Newsline* erschienen ist, hat Professor Duesberg vor einer vom amerikanischen Präsidenten eingesetzten AIDS-Kommission ausgesagt. Man begegnete ihm dabei mit einer simplizistischen Kritik und gewährte ihm keine Möglichkeit der Erwiderung. Bei der praktizierten Vorgehensweise kam nicht der leiseste Verdacht auf, diese ganz Übung diene etwa der Wahrheitsfindung. JR

Über den Autor

Jon Rappoport ist ein »investigative reporter« (»Enthüllungsreporter« – einer der Sorte, die Skandale wie Watergate aufdecken). Seine Artikel über Politik, Umweltskandale, Wissenschaft und Kunst erschienen in der *LA Weekly, In These Times, College Woman,* dem *Stern* und vielen anderen Magazinen und Zeitungen in den USA und Europa. Er lebt in Los Angeles.

Fußnoten

Kapitel 2

1. Nach konservativer Schätzung von PharmaChem sind in der zentralen Region von Kalifornien etwa fünfhundert Menschen mit MPTP in Berührung gekommen.
2. Ein *Teil* des Gewichtsverlustes ist auf die Behandlung der Parkinson Krankheit zurückzuführen.

Kapitel 3

1. Das gleiche gilt auch für die lateinamerikanische Bevölkerungsgruppe.
2. *The Advocate*, 26. April 1972

Kapitel 4

1. Für dieses Buch habe ich meist »Lippincott's Drug Facts and Comparisons« (1988) herangezogen.
2. Siehe *Annals of NY Acadamy of Sciences*, Bd. 437, S. 595, 1984

Kapitel 5

1. Siehe zum Beispiel: The Acquired Immunodeficiency Syndrome: Current Status, in: *Yale Journal of Biology and Medicine*, 1982, S. 443, Quagliarello. Diese Arbeit befaßt sich mit Immunschwäche bei Opiumsüchtigen, die auf Drogenkonsum und nicht auf AIDS zurückzuführen ist.
2. Siehe *New York Times*, 21. Dez. 1987, S. 1. Mr. Douglas Dietrich vom New York Medical Center berichtete der Reporterin Gina Kolata: »Ich habe Patienten über den Zeitraum von einem Jahr beobachtet, deren T-Lymphozytenwerte unter 10 lagen und die dennoch in guter Verfassung waren.« Der herrschenden Lehrmeinung zufolge signalisiert ein so offensichtlicher Mangel an Abwehrzellen einen drastischen Krankheitszustand und stellt eines der Hauptsymptome von AIDS dar. Dietrichs Befunde legen den Schluß nahe, daß unser derzeitiges Modell von der spezifischen Art und Weise in der der HI-Virus das Immunsystem angreift eher spekulativer Natur ist.
3. Dieser Brief ist in dem Buch *Death Rush, Poppers und AIDS* von John Lauritsen und Hank Wilson abgedruckt, das bei Pagan Press, New York 1986, erschienen ist. Dieses Werk ist unerläßlich zum Verständnis der gesundheitlichen Schäden, die durch Amylnitrate verursachte werden.
4. Die Mengen pro Person steigerten sich in fantastische Höhe.
5. Ich habe erfahren, daß die Zeitschrift *Advocate* keine Werbung mehr für Poppers enthält.
6. Siehe: »Die ersten fünf AIDS-Fälle« im Anhang. Ebenfalls: »Die Verbreitung des Kaposi Sarkoms unter Homosexuellen«, Friedman-Kien et al., in: *Annals of Internal*

Medicine, Juni 1982, S. 693; »Krankheitssymptome unter Homosexuellen mit AIDS« in: *Sexually Transmitted Diseases*, Oktober-Dezember 1985, Haverkos et al., S. 103; »Nationale Fallstudie von Kaposi Sarkom und Pneumocystis-carinii-Pneumonie bei Homosexuellen: Erster Teil, Epidemologische Ergebnisse«, in: *Annals of Internal Medicine*, August 1983, Jaffe et al., S. 145.

7. Zum Beispiel: »Eine Fallstudie der AIDS-Risikofaktoren in San Francisco« von Andrew Moss. Vorgelegt anläßlich der CDC-Konferenz über AIDS in Atlanta am 15. April 1985.

Kapitel 6

1. Siehe auch die Kommentare von Joan McKenna über Hintergrundprofile in dem Buch *AIDS and Syphilis - The Hidden Link* von Harris L. Coulter, erschienen bei North Atlantic Books, 1987, S. 46-48, z.B.: »...Berichte über Tetrazyklineverordnungen während eines Zeitraums von 5 bis 18 Jahren (bei befragten AIDS-Patienten).«
2. Eine Komponente des Blutes, die viele Antikörper enthält.

Kapitel 7

1. Sie fallen in die Kategorie »andere bakterielle Infektionen.
2. Wir verweisen auf das ausgezeichnete Buch *When Antibiotics Fail* von Marc Lappé, das bei North Atlantic Books, 1986, erschienen ist. Einige der grundlegenden Tatsachen über den Mißbrauch von Antibiotika sind diesem Buch entnommen.

Kapitel 8

1. *Circle of Poison* von David Weir und Mark Shapiro, San Francisco 1981.
2. Bestimmte Formen von TBC werden nun als AIDS-Indikatorenkrankheiten angeführt.
3. Diese und die nachfolgenden Listen sind dem Buch *Fruits of Your Labor, A Guide to Pesticide Hazards for California Field Workers* von Sidney Weinstein, Programm für Berufsrisiken, Universität von Kalifornien, Berkeley 1984, entnommen.
4. Siehe *Western Journal of Medicine*, Dezember 1987, »AIDS, A Global Perspektive» für eine Definition des Frühstadiums von HIV-Erkrankungen.
5. In der Dritten Welt ist Malaria im allgemeinen im Zunehmen begriffen. Von einigen Forschern ist zu hören, daß Malaria auch eine positive Reaktion beim AIDS-Bluttest bewirken kann.
6. Diese Informationen über die in der Dritten Welt erhältlichen Pharmazeutika wurden von vielen Beobachtern zusammengestellt, einschließlich Vertretern von Oxfam, der bekannten europäischen Hungerhilfe-Organisation. Siehe *Bitter Pills* von Diana Melrose, Oxfam Publishers, 1982; und ebenfalls: *Pills, Pesticides und Profits*, herausgegeben von Ruth Norris, North River Press, 1982.
7. Bei schwerer Anämie haben wir es im Grunde genommen mit einer Störung des Immunsystems zu tun, das wie AIDS das Auftreten von opportunistischen Infektionen ermöglicht. Die Auswirkungen lassen sich kaum von AIDS unterscheiden.

8. Ein Politologe von der UCLA hat mir berichtet, wie er Mitte der Siebzigerjahre bei einem Aufenthalt in Zaire den Verkauf von rezeptpflichtigen Pharmazeutika auf Märkten unter freiem Himmel beobachtete, und dies bei Temperaturen um 30 Grad Celsius. Viele dieser Mittel waren ganz offensichtlich verdorben, und ihre Dosierung folgte keinem erkennbaren Schema.
9. Mangelernährung ist weltweit bei weitem die häufigste Ursache für Immunschwäche.

Kapitel 9

1. Bedeutet einfach: »Immunreaktion auf den HI-Virus.«
2. 21. Dezember 1987: »Ärzte weiten Anwendung der AIDS-Medikamente aus.«
3. Das heißt, die Freiwilligen hatten herausbekommen, ob ihnen ein Placebo oder AZT gegeben wurde.
4. Dr. Joseph Sonnabend, ehemaliger Redakteur von *AIDS-Research*, hat vor kurzem eine private Analyse der AZT-Versuche durchgeführt, und kam ebenfalls zu dem Schluß, daß sie mit erheblichen Mängeln behaftet seien.

Kapitel 10

1. T-Zellen-Immundefizienz gilt als vorrangiges AIDS-Symptom.
2. Die Attacke der Makrophagen als Ursache für AIDS ist die neueste spekulative Variante.
3. Siehe *Lancet* vom 24.10.1987: »A Proposed Clinical Case Definition for AIDS in Afrika.«
4. In jüngster Zeit ist zu hören, daß Ausbrüche von Cholera und TBC den »AIDS-Krankheiten« hinzugerechnet werden. Indem man diese Krankheiten und dieses Elend dem HI-Virus zuschreibt, erreicht man vor allen Dingen eine Inflation der AIDS-Fälle und schafft entsprechende Märkte für die Pharmaindustrie.

Kapitel 11

1. Aus zwei Quellen verlautete, daß der Betrag von 6 Millionen US-Dollar in Uganda noch nicht verbucht worden ist.
2. Alle im Gesundheitswesen tätigen Personen mit denen ich in Uganda gesprochen habe, wollten keinesfalls namentlich genannt werden. Die Gründe hierfür scheinen unklar. In manchen Fällen mag es daran gelegen haben, daß die Diagnose AIDS in Uganda als Schande angesehen wird, weswegen die Behörden sich lieber über dieses Thema ausschweigen.
3. »Die Handhabung von Pestiziden in Ost- und dem südlichen Afrika«, 1985 von der US-Behörde für Internationale Entwicklung veröffentlicht, vorgelegt während eines Workshops in Nairobi vom 10. bis 15. März 1985; zusammengestellt und herausgegeben von Janice Jensen, Ann Stroud und Joy Mukanyange.

Kapitel 12

1. Wie bei den Empfängern von Blutkonserven im allgemeinen käme man bei der Zählung der Gesamtzahl der jährlich von Blutern erhaltenen Transfusionen auf einen ähnlich winzigen Prozentsatz von Personen, die schließlich als AIDS-Patienten diagnostiziert werden.
2. Siehe Curran et al., *Science*, Band 229, S. 1352, 1985; Tinker, *Issues in Science and Technology*, Nr. 4, S. 43, 1988.
3. Schneider et al., Seroepidemiology of HIV in Africa, *British Medical Journal*, Sept 27, 1986.
4. Siehe Kapitel 13, Pneumocystis.
5. Siehe Kapitel 31, in dem die Fehlerquoten der HIV-Bluttests analysiert werden.

Kapitel 13

1. *Southern Medical Journal*, Ausgabe vom Dezember 1980, Frederick Cox et al., »Pneumocystis Recognition in Hospitals: Outbreaks or Improved Recognition.«
2. Siehe R.K. Chandra J., *Pediatrics*, Band 81, 1972, S. 1194, für Hintergrundinformation über Unterernährung und Immunkompetenz. Siehe auch seinen Brief an *Current Contents*, Band 30, S. 15 vom 1 Juni 1987. Anfang und Mitte der Siebzigerjahre haben Forscher viele Fälle von Pneumocystis-carinii-Pneumonie bei unterernährten Kindern in Vietnam und Iran festgestellt. Zu jener Zeit wurde die Ansicht geäußert, daß die Pneumocystis-carinii-Pneumonie bei Kindern in der gesamten Dritten Welt leicht übersehen wurde, und daß die Hauptursache Unternährung sei. Siehe *Jama*, März 1975, Band 231, S. 1190, »Mission to Saigon - An Alert for PCP (Pneumocystis-carinii-Pneumonie),« Redman.
3. *The American Journal of Medicine*, Oktober 1972, Band 53, S. 428.
4. Siehe Anmerkung des Autors am Anfang des Buches.

Kapitel 15

1. Einige Quellen behaupten, daß Robert Gallo schon seit geraumer Zeit die Kontrolle darüber ausübt, wer den HI-Virus zu Studien- und Forschungszwecken bekommt.
2. Einige Forscher kommen zu dem Schluß, daß der HI-Virus sich nicht in aktiver und aggressiver Weise redupliziert, sich also nicht im Körper ständig vermehrt.
3. Latenz bezieht sich auf die anfängliche Periode von Monaten oder Jahren, in denen der HIV angeblich im Körper verweilt ohne Schaden zu stiften, um dann später aktiv und virulent zu werden.
4. Bezieht sich auf den Schritt zur Erfüllung der Kochschen Postulate, bei dem man eine Reihe von Tieren mit einem Erreger injiziert, von dem man annimmt, daß dieser eine Krankheit verursacht, um festzustellen, ob alle Symptome sich bei den betreffenden Versuchstieren zeigen.
5. Hinzu kommt, daß viele Affen zuvor bestrahlt werden oder toxische chemische Substanzen bekommen, damit die Mikroben die Tiere auch wirklich infizieren, zwei Maßnahmen, mit denen ihr Immunsystem noch weiter geschwächt wird. Dieses Verfahren wirft ein schräges Licht auf die angeblichen Analogien zu AIDS beim Menschen.

6. Inzwischen ist auch bekanntgeworden, daß Gallos »HIV9-Stamm« eine Kopie der Probe des französischen Forschers Luc Montagnier ist. »Gallo ist schon seit längerem umstritten. Als eigentlicher und einziger Entdecker des AIDS-Virus gilt ... der Franzose Luc Montagnier.« Siehe TAZ v. 23.3.90; Anm. des Verlags.

Kapitel 16

1. Während des Sommers 1987.
2. Duesberg hat verschiedene AIDS-Forscher aufgrund der Tatsache kritisiert, daß sie ihre in der Öffentlichkeit gemachten Aussagen, nicht durch Veröffentlichungen stützen, die wiederum von anderen Wissenschaftlern als Ganzes durchgesehen, weiterverbreitet und auch angefochten werden können.
3. Interview mit Gallo in der Zeitschrift *Spin*, vom Februar 1988, Anthony Liversidge.
4. Siehe Jan Vilcek, *Progress in Medical Virology*, Band 30, 1984, Seite 62: »Interferon wird beim Menschen im Verlauf von vielen Virusinfektionen produziert. Es ist wahrscheinlich, daß die Bildung von Interferon während einer akuten viralen Infektion eine günstige Wirkung entfaltet, da es der Ausbreitung des Virus entgegen wirken und die Heilung fördern kann ... Andererseits konnte gezeigt werden, daß die Verabreichung von Interferon Fieber, Müdigkeit, Krankheitsgefühl und Lymphopenie hervorruft, und es kann als beinahe gesichert gelten, daß ähnliche Symptome, die im Verlauf vieler normaler Virusinfektionen auftreten, zumindest teilweise auf die Produktion des endogenen Interferons zurückzuführen sind.«
Die Vorstellung, nach der die Verordnung von Interferon in jedem Fall hilfreich ist, stößt auf starken Widerspruch. In der Tat sind die von Vilceck erwähnten negativen Symptome, die durch die Verabreichung von Interferon hervorgerufen werden, auch Prä-AIDS Symptome. Dennoch werden weiterhin Studien durchgeführt, bei denen Interferon AIDS-Patienten verabreicht wird.
5. Titer: In der Serologie diejenige Menge eines Antigens bzw. Antikörpers, die noch eine deutlich positive Reaktion zeigt, i.a. bezogen auf den Verdünnungsgrad der zu titrierenden Substanz (Erreichung einer krit. Grenzkonzentration für den limitierenden Reaktionspartner).

Kapitel 17

1. Siehe *Arch. Neuro.* Januar 1987, Band 44, Seite 65, R.W. Price et al.

Kapitel 18

1. Ein Virus, der angeblich mit Leukämie im Zusammenhang steht.
2. Siehe dazu den Artikel in der *Chicago Tribune*, zitiert in *Tageszeitung (TAZ)* vom 23.3.90. Dort wird der Virologe Malcolm Martin von der US-Gesundheitsbehörde NIH zitiert: »Es ist schwierig sich vorzustellen, daß zwei Viren, die in zwei Patienten aus Tausenden und Abertausenden von Viren isoliert wurden, exakt dieselbe genetische Struktur besitzen.« Es stellt sich die Frage, warum dies nicht schon 1985 zu einer Entlarvung Gallos geführt hat. Die TAZ fragt: »Hat die US-Gesundheitsbehörde Gallos Spiel gedeckt?« Der Streit um die Millionengewinne am HIV-Test wirft natür-

lich auch ein merkwürdiges Licht auf die Praxis des NIH und unterstreicht nur die Zweifel an deren Kompetenz, wie Rappoport sie äußert. Anmerkung des Verlags.

Kapitel 24

1. *American Medical News,* 17. Juli 1987, Seite 3.
2. R. J. Smith, *Science,* Band 204, 1287-92.
3. Eine der Krankheiten, die für die Diagnosestellung von AIDS als ausreichend betrachtet werden (nach CDC Definition 1987).
4. Leptospirose, Strongyloides, Tuberkulose und Meningitis könnten nach den neuesten Definitionen alle unter den AIDS- oder Prä-AIDS-Symptomen untergebracht werden.
5. Tuberkulose, eine häufige Krankheit bei Primaten, kann durch Einatmung übertragen werden.
6. Der sogenannte Animal Tower ist ein Gebäude der Abteilung für medizinische Wissenschaften mit vierzehn Stockwerken, von denen viele Räume beherbergen, in denen Tiere zu Forschungszwecken gehalten werden. Hier befinden sich aber auch spezielle humanmedizinische Einrichtungen wie Spezialkliniken und diagnostische Untersuchungsräume.
7. Der häufig zitierte Animal Tower ist ein Teil der University of California School of Medicine. Die Information über den Ausbruch von Q-Fieber stammt aus *Synapse*, der Zeitung der School of Medicine, und von Charles Piller, einem bekannten Autor für wissenschaftliche Themen und Mitarbeiter dieser Zeitung.
8. »Neun Personen bei einer Demonstration für Tierrechte festgenommen,« von Charles Piller, *Synapse,* 30. April 1987.

Kapitel 25

1. Es ist ebenfalls offensichtlich, daß Experimente dieser Art den Militärs Aufschluß über die Machbarkeit von heimlichen Massenimpfungen der Zivilbevölkerung gaben - so zum Beispiel gegen biologische Kampfstoffe durch luftübertragene Impfstoffe, die man über Ballungsräumen versprüht. Unter der gegenwärtigen AIDS-Definition mit der Anmerkung »und andere bakterielle Infektionen«, würde man eine Serratia-Infektion zur Erstellung der Diagnose AIDS heranziehen.
2. Der Einsatz chemischer Waffen im Krieg zwischen Iran und Irak ist inzwischen bestätigt worden.
3. Erreger von viralen Durchfallformen sind auch an Insassen von Haftanstalten in den Vereinigten Staaten getestet worden.
4. Dieser Bericht stammt von James Ridgeway und wurde im *Village Voice* vom 3. Dezember 1985 veröffentlicht.
5. Siehe *Biological Time Bomb*, von Gordon Rattray Taylor, World Publishing, 1968.
6. Die Zählung ergab den Wert 1000.

Kapitel 29

1. Der Pharmahersteller Smith/Kline, hat kürzlich einen neuen Test angekündigt, welcher eine größere Genauigkeit verspricht im Vergleich mit den gegenwärtig angewandten Verfahren.
2. Eine jüngste Studie zeigt, daß es seit der Verbreitung der CDC-Definition von AIDS im Jahr 1987 zu einer 19%igen Zunahme der AIDS-Fälle in San Francisco gekommen ist, die allein auf der erweiterten Definition beruht. *JAMA,* 15. April 1988, Seite 2235.